◎实用中医临床护理丛书

# 中医临証护理
# 实用案例荟萃

主编　胡世平　杨毅华

全国百佳图书出版单位
中国中医药出版社
·北　京·

图书在版编目（CIP）数据

中医临证护理实用案例荟萃 / 胡世平，杨毅华主编 . 北京：中国中医药出版社，2024. 10. --（实用中医临床护理丛书）.

ISBN 978-7-5132-9052-4

Ⅰ . R248

中国国家版本馆 CIP 数据核字第 20245FK632 号

中国中医药出版社出版

北京经济技术开发区科创十三街 31 号院二区 8 号楼

邮政编码　100176

传真　010-64405721

三河市同力彩印有限公司印刷

各地新华书店经销

开本 787 × 1092　1/16　印张 16.75　字数 346 千字

2024 年 10 月第 1 版　2024 年 10 月第 1 次印刷

书号　ISBN 978 – 7 – 5132 – 9052 – 4

定价　69.00 元

网址　www.cptcm.com

**服务热线　010-64405510**

**购书热线　010-89535836**

**维权打假　010-64405753**

**微信服务号　zgzyycbs**

**微商城网址　https://kdt.im/LIdUGr**

**官方微博　http://e.weibo.com/cptcm**

**天猫旗舰店网址　https://zgzyycbs.tmall.com**

如有印装质量问题请与本社出版部联系（010-64405510）

《中医临证护理实用案例荟萃》

# 编 委 会


主　　编　胡世平　杨毅华

副 主 编　郭素云　施兰来　杨雪平　曹齐凤

编　　委　（按姓氏笔画排序）

王小红　古莉燕　叶秀娟　迈　进　朱苏苏

朱建妹　庄碧云　孙　华　芦春红　李玉珠

杨　霞　杨燕妮　吴淑娟　陈　艳　陈　慧

陈涛英　陈彩霞　罗丽华　周佳燕　钟巧燕

桂辉琼　徐　庆　黄金兰　曹炎艳　彭东丹

喻晓龙　曾婷婷　谢福丽　潘俊霞　冀　晨

# 前　言

“三分治、七分护”，中医护理学是一门既古老又年轻的学科，它源于生活，升华于实践，从辅助汤药针石的治疗，到生活起居、一饮一食的调护，无不闪烁着中医学的智慧，是中医药的重要组成部分，是我国几千年来对养生防病和护理实践经验的荟萃与总结。

随着中医药的不断发展，在国家政策的支持下，从学科建设到专科发展，从新入职的护士到中医护理治疗专科护士的培养，从特色技术的应用创新到中医护理门诊的开展，中医护理得到全面发展，服务内涵和外延进一步丰富和拓展，一些新理念、新思维、新模式、新技术不断涌现。这些都是借助中医护理人的智慧与汗水，将各种具体的案例及经验归类、总结、提炼和升华的结果。

中医护理个案是传统中医学经典文献的重要组成部分，对中医学理论和临床经验的传承与发展有着重要意义，能真实、生动地反映中医诊疗护理的实际情况与特色，是护士临床思维过程的表现。对中医护理个案的学习与积累是临床护理培训的重要方法，可以促进护士临床思维与辨证施护能力的提升。

北京中医药大学深圳医院（龙岗）承袭“北中医”之根脉，医者传承有序，成果熠熠生辉。护理团队在中医护理专科发展的道路上充分发挥特色优势，聚力打造特色品牌，全力推进学科建设，深入实施“基础、培育、传承、创新、人文”五步战略，成功获批深圳市中医重点专科培育项目。在坚实的专科建设基础上，北京中医药大学深圳医院（龙岗）的护理团队深入贯彻落实国家关于传承发展中医药事业的理念和方针政策，几易其稿，结合多年临证护理实践和感悟，凝练总结出了这本实用性、专科性强的《中医临证护理实用案例荟萃》。

本书以内科、外科、妇儿、急危重症系统的真实临床典型案例为主体，选取胸痹心痛、不寐、腹痛、便秘、眩晕、中风、腰痛、发热、痹病等40多个病种，每个案例按照案例导入、分析与讨论、按语、知识小锦囊几个板块进行介绍，突出专科及中医护理评估、辨证施护、特色中医护理技术等内容。整体观念和辨证施护是中医护理的核心内容，全书每案都蕴含着中医的智慧与传承，不仅辨证明确，病因病机分析透彻，理法护技丝丝入扣，而且在按语中，更能重点启迪读者领会其施护疑难重症的奥义、思路和方法，授人以渔，以利后学。希望本书提供的案例对广大中医护理工作者在今后的临床实践中有所裨益。

胡世平

2024年8月

# 目录

## 第一章 内科系统中医护理案例

## 第二章　外科系统中医护理案例

## 第三章　妇儿科系统中医护理案例



## 第四章　急危重症系统中医护理案例

# 第一章 内科系统中医护理案例

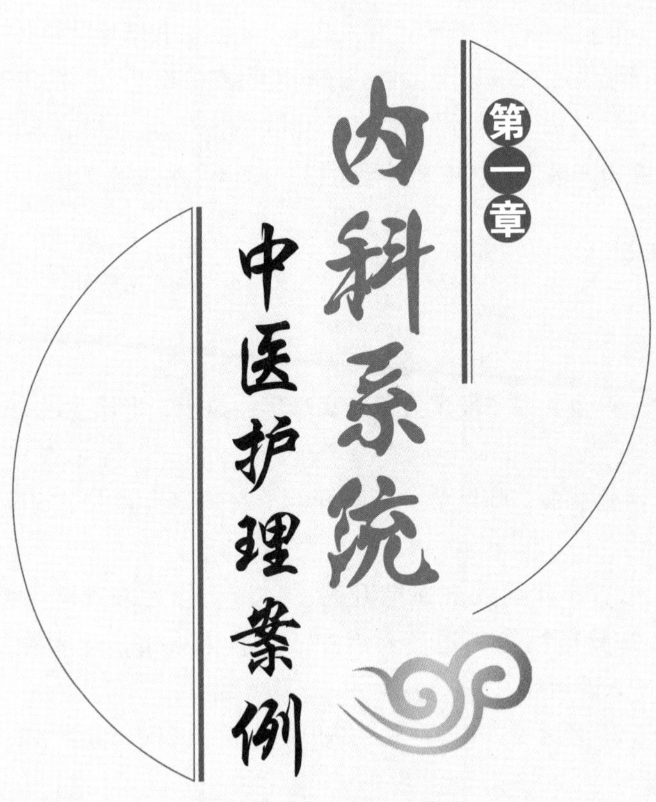

# 案例1　运用平衡火罐改善痰浊中阻型糖尿病患者症状

糖尿病是由于胰岛素分泌绝对或相对不足，以及机体靶组织或靶器官对胰岛素敏感性降低引起的以血糖水平升高，可伴有血脂异常等为特征的代谢性疾病，具有高患病率、高致残率、高病死率、病程长、并发症多的特点。我国是世界上糖尿病患者最多的国家，其中2型糖尿病占90%以上，且糖尿病患病率持续上升，发病年龄日趋年轻化。[1]糖尿病属中医学“消渴”“脾瘅”等范畴，其以阴虚为本，燥热为标。阴津亏损则燥热偏盛，两者又互为因果，阴愈虚则燥热愈盛，燥热愈盛则阴更虚。[2]

## 一、案例导入

### （一）病例简介

代某，女，49岁，因“发现血糖升高半年，口干、多饮、乏力、视物模糊3个月”步行入院。

**既往史：**高脂血症、肺结节、脂肪肝、子宫颈腺囊肿、甲状腺结节。胆结石术后10年。

**现病史：**患者半年前发现血糖升高，门诊就诊后未重视，近3个月自觉口干、多饮、乏力、视物模糊等不适，未治疗，症状未缓解，遂来就诊，门诊空腹血糖13.2mmol/L，予入院治疗。

**入院诊断：**中医诊断：中消——痰浊中阻证。西医诊断：2型糖尿病伴血糖控制不佳。

### （二）病程介绍（表1–1）

**表1–1　病程介绍**

| 住院节点 | 病情及诊治过程 |
|---|---|
| 入院 | 患者步行入院，神志清，精神稍倦，口干，多饮，多尿，小便有泡沫，周身乏力疲倦，视物模糊，偶有腰臀部酸痛不适，久坐后右侧肢体麻木，体温（T）36.5℃，脉搏（P）83次/分，心率（R）20次/分，血压（BP）105/77mmHg。予一级护理，低盐、低脂、糖尿病饮食，监测血压、血糖，完善相关检查。中医治疗以“和中降浊”为治法，中药以“消糖饮”加减，中医外治法以中药熏洗、穴位敷贴调理脏腑功能，中医定向透药、电针、中药热罨包、中药封包疏通经络改善腰臀部酸痛局部症状。西医予降糖（胰岛素泵）等对症治疗 |

续表

| 住院节点 | 病情及诊治过程 |
| --- | --- |
| 住院第 2 天 | 患者腰臀部酸痛好转，口干、多尿、乏力疲倦、视物模糊未见改善，血糖波动在 8.1 ～ 18.3mmol/L，上调胰岛素基础率，予糖尿病饮食指导 |
| 住院第 4 天 | 患者神志清，精神可，腰臀部酸痛、口干、多尿、乏力疲倦、视物模糊稍好转，血糖波动在 8.4 ～ 16.6mmol/L，患者对血糖控制不满意，予平衡火罐及火龙罐治疗，予糖尿病运动指导 |
| 住院第 6 天 | 患者口干、多尿、视物模糊均明显好转，无乏力疲倦、腰臀部酸痛，停皮下胰岛素泵，予甘精胰岛素睡前皮下注射及口服降糖药，血糖波动在 7.0 ～ 11.6mmol/L |
| 出院 | 患者生命体征正常，血糖波动在 6.1 ～ 8.8mmol/L，基本掌握糖尿病相关知识，予办理出院，行出院指导 |
| 出院后 1 个月 | 定期门诊复查，规律用药，血糖控制理想，效果满意 |

## 二、分析与讨论

### （一）专科及中医护理评估（表 1–2）

**表 1–2 专科及中医护理评估表**

| 评估维度 | | 具体内容 |
| --- | --- | --- |
| 专科评估 | 1. 消渴病护理效果评价 16 分 | |
| | 2. BMI27.68kg/$m^2$，超重 | |
| 中医护理评估 | 望诊 | 神：神清，精神稍倦 |
| | | 面色：红润含蓄，肤色正常偏黄 |
| | | 形：形体适中 |
| | | 态：动作灵活协调 |
| | | 舌：舌质暗淡，苔白 |
| | 闻诊 | 声音：言语清晰，呼吸平稳 |
| | | 气味：无异常 |

续表

| 评估维度 | 具体内容 | | |
|---|---|---|---|
| 中医护理评估 | 问诊（十问歌） | 一问寒热 | 无恶寒发热 |
| | | 二问汗 | 无自汗盗汗 |
| | | 三问头身 | 周身乏力疲倦，视物模糊，偶有腰臀部酸痛不适，久坐后右侧肢体麻木 |
| | | 四问便 | 二便调 |
| | | 五问饮食 | 纳可，喜食肥甘厚腻 |
| | | 六问胸腹 | 无心慌胸闷 |
| | | 七问聋 | 无异常 |
| | | 八问渴 | 口干 |
| | | 九问睡眠记忆力 | 眠欠佳 |
| | | 十问疼痛 | 腰臀部酸痛 |
| | 切诊 | 脉：滑 | |

## （二）辨证施护

**1. 护理难点问题**

患者乏力疲倦，加之血糖不稳定。

**2. 辨证思路**

患者饮食失节，多食肥甘厚腻之品，滞胃碍脾，中焦壅滞，气机升降受阻，又久坐少动，脾气呆滞，水谷精微运化失常，化而生痰，为浊为膏，血气失常，患者舌暗淡、苔白、脉滑均为痰浊中阻之征。故该患者的治疗护理应以“化痰降浊，兼以调理中焦脾胃”为主。患者在服用和中降浊之功的“消糖饮”及穴位敷贴、中药熏洗等中医外治法后，其乏力疲倦未好转，血糖调控未达标，因患者中焦受阻，痰浊聚集，气机受阻，且脾主运化，胃主通降，以降为和，故在化痰降浊的同时重点调中焦脾胃，畅通气血经络，以达到阴阳平衡。

**3. 证候施护**

（1）关注：患者血糖波动情况及口干、多尿、疲倦乏力、视物模糊症状有无好转。

（2）平衡火罐疗法：在患者膀胱经、督脉上采用闪罐、揉罐、走罐、抖罐、留罐五步骤。①闪罐：在背部两侧膀胱经分别闪罐 3 个来回。②揉罐：闪罐至火罐温热时，将火罐沿督脉及膀胱经循行处揉背部 3 次。③走罐：使用“天人地三部”走罐法中的人部走罐法，走罐时间 10 ～ 20 分钟，走罐速度 10 ～ 20cm/s，吸罐深度 5 ～ 10mm，先沿中间督脉向上，再两侧膀胱经向下，继之重点以中焦“口”形方案（具体操作方法：双侧肝俞穴至三焦俞穴连线，两侧肝俞穴、两侧三焦俞穴连线，4 线形成“口”形区域），再以“八”形自肩髎穴至大杼穴，沿膀胱经两侧线至胃脘下俞。④抖罐：沿背部两侧膀胱经分别抖罐 3 个来回，重点抖胃脘下俞、脾俞、胃俞。⑤留罐：走罐后，沿患者双侧胃脘下俞、肝俞、脾俞、胃俞、三焦俞留罐，时间 5 ～ 10 分钟。治疗后用热毛巾擦干背部，协助患者穿好衣服。每周 1 次，每次 20 ～ 30 分钟。

（3）生活起居：起居有常，温度、湿度适宜。

（4）饮食指导：进食可燥湿健脾、化痰降浊的食物，如赤小豆、薏苡仁、芡实、山药等。

（5）情志调理：鼓励患者与病友多沟通交流，分散患者对疾病的注意力，根据中医五行理论，指导患者选用宫调式曲目如《春江花月夜》《月儿高》以达到调和心理、调和脾胃之效，在 7:00 ～ 11:00 聆听，每次 20 ～ 30 分钟。

（6）运动指导：指导患者练习八段锦中的第 4 式——调理脾胃须单举，每日 1 次，轻轻拍打足太阴脾经（下肢段）、足阳明胃经（下肢段），每次拍打 15 遍，每日 1 次，促使经络通畅。

### （三）特色中医护理技术简介——平衡火罐疗法

平衡火罐采用闪、摇、抖、振、提等手法，反射性引起中枢神经系统向应激状态转变，同时火罐的温热、负压效应通过神经末梢、毛细血管、皮肤等的综合传递，连续向中枢神经系统反馈，即良性刺激形成网络信息，对交感、副交感神经的兴奋、抑制进行调控，使机体相应地恢复到平衡状态[3]，从而在平衡阴阳、疏通经络、调理脏腑、化痰祛湿的同时能有效调节肌肉的协调性，改善机体疲劳，使气顺血活，五脏安和，疲劳得除，诸症可消。

**1. 平衡火罐疗法适应证**

（1）颈项、腰背酸痛患者。

（2）慢性疲劳综合征患者。

（3）急性胃肠炎等消化系统疾病。

（4）湿热体质的健康人。

（5）肩周炎患者。

（6）肥胖症患者。

（7）失眠、感冒患者。

**2. 平衡火罐疗法禁忌证**

（1）血液病患者、孕妇及部分皮肤病患者。

（2）皮肤破损有瘢痕处。

（3）急性病。

**3. 平衡火罐操作手法（图 1–1 ~ 图 1–6）**

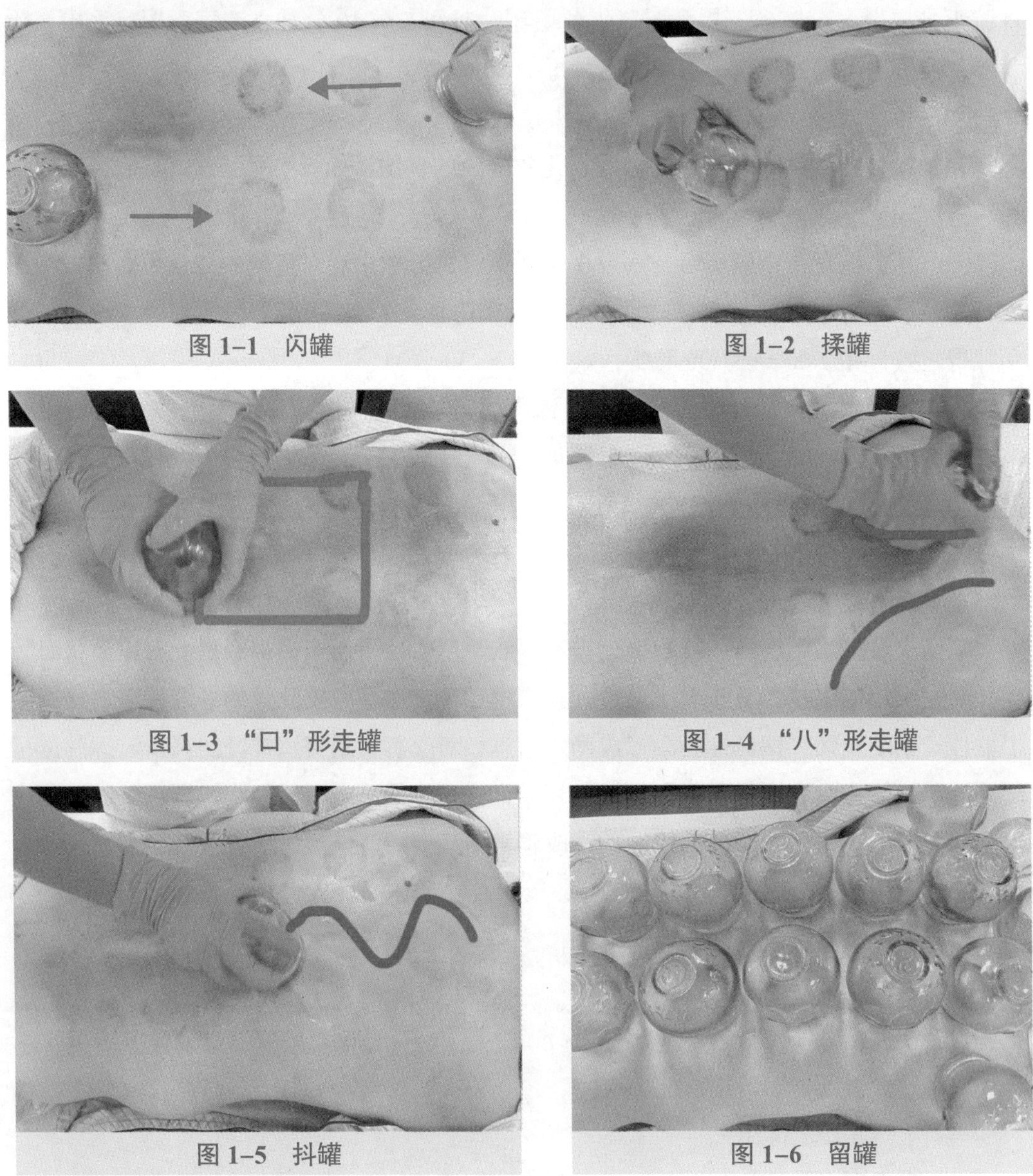

图 1–1　闪罐

图 1–2　揉罐

图 1–3　“口”形走罐

图 1–4　“八”形走罐

图 1–5　抖罐

图 1–6　留罐

**4. 平衡火罐操作注意事项**

（1）治疗前充分评估患者病情、皮肤情况、对疼痛的耐受力及对操作的接受程度，选择合适的治疗方法。

（2）操作部位皮肤要光洁平整，无破损、红肿、硬结等。

（3）动作宜缓慢，循序渐进，配合呼吸，以患者能接受为度，勿摩擦、强拉。

（4）酒精棉球充分拧干，勿在患者身体上方点火，勿一罐长时间使用。

## 三、按语

患者乏力疲倦、血糖不稳定，应整体护理与局部治疗相结合。患者在进行如中药汤剂、饮食、运动等整体调理时，运用中医辨证施护的方法，做好护理评估、血糖监测和中医证候的观察与记录，并实行中医适宜技术针对性治疗，促进患者症状的转归。本例从病机及患者证候出发，选择平衡火罐疗法、穴位敷贴、中药熏洗疗法等具有显著局部治疗作用的中医特色技术，符合该患者的治疗原则。此外，患者被诊断为糖尿病，加之腰臀部酸痛不适，所以存在焦虑不安伴抑郁情绪，应注重其情志调摄，达到情感的宣泄与平衡。

患者经过 9 天的住院治疗，调和脾胃运化功能，疏通经络，加之运动指导，乏力倦怠消失，口干、多尿、视物模糊症状均好转，血糖控制达标，自觉精神状态明显改善。出院后 1 个月随访，患者症状未加重，血糖控制理想，效果满意。

## 【知识小锦囊】

### “天人地三部走罐法”

“天人地三部走罐法”以中医学理论为基础，现代解剖学、生理学、中药药理学知识为指导，通过控制走罐的时间、速度及吸罐力的大小，通过不同的手法组合及不同介质的应用，使走罐的力作用于机体的不同层次，产生不同的临床效果[4]。同一手法因走罐速度和吸罐深度的不同可作用于机体不同的效应层次，从而产生不同的临床效果。

（1）天部走罐法：走罐时间短（5 ～ 10 分钟），走罐速度快（25 ～ 50cm/s），吸罐深度浅（1 ～ 5mm），具有解表祛邪、激发卫气、抗邪外出、宣通卫气之效，适用于病邪在表、病程较短、病势较轻者，临床多用于外感风寒湿邪引起的表证、痹痛等。

（2）人部走罐法：走罐时间较长（10 ～ 20 分钟），走罐速度较慢（10 ～ 20cm/s），吸罐深度较深（5 ～ 10mm），具有激发卫气、调和营卫、祛瘀通脉、透邪外解、营卫双调之效，适用于病邪停留在肌肉筋膜间隙，病位居中，或仅影响六腑功能者，临床多用于多种急慢性软组织损伤性疾病和营卫不调者。

（3）地部走罐法：走罐时间长（20 ～ 30 分钟），走罐速度慢（2 ～ 5cm/s），吸罐深度深（10 ～ 20mm），具有加快气血运行、祛瘀通脉、拔邪外出、调和脏腑、调整营气之效，适用于病邪已累及五脏功能、病位较深者，临床多用于慢性软组织损伤性疾病及经络不通、营血瘀滞所致之脏腑功能失调的病症。

【参考文献】

［1］中华中医药学会糖尿病基层防治专家指导委员会．国家糖尿病基层中医防治管理指南（2022）［J］．中华糖尿病杂志，2023，15（2）：100-117.

［2］缪卫红．2型糖尿病的中医治疗研究进展［J］．实用老年医学，2023，37（2）：116-118，127.

［3］李婧婧，高丛珊，张翠花．平衡火罐疗法干预脑梗死恢复期肩手综合征Ⅰ期的临床观察［J］．中国民间疗法，2021，29（3）：54-56.

［4］陈波，陈泽林，郭义，等．罐疗之走罐研究——天人地三部走罐法［J］．中国针灸，2010，30（9）：777-780.

# 案例 2　平衡火罐疗法在脾胃寒湿型顽固性呃逆呕吐患者中的应用

“呃逆”，中医学称之为“哕”，指胃失和降，气逆上冲，冲于喉间，呃逆连声，声短而频，令人不能自制的疾病。其主要病机为受寒与食积使胃气机逆乱，胃气上逆而发生呃逆；恼怒伤肝，气机不利，以致肝气横逆犯胃，胃失和降而发。[1]西医学认为，呃逆乃膈神经受到某种刺激后兴奋性增强，导致膈肌痉挛所致。若呃逆频繁发生或持续时间超过 48 小时，常规治疗无效时，称为顽固性呃逆。顽固性呃逆发作时通常会影响正常的呼吸运动，严重者影响患者日常生活，造成生理及精神伤害。[2]目前西医治疗该病多使用镇静剂、胃动力药等，但临床运用和治疗效果均有其局限性，疗效一般。[3]

## 一、案例导入

### （一）病例简介

王某，男，56 岁，因“反复间断呃逆 1 个月，再发加重半天”步行入院。

**既往史：**既往有高血压、痛风病史，血压最高达 150/99mmHg，服用非洛地平片、富马酸比索洛尔调节血压。

**现病史：**患者反复间断呃逆 1 个月，进餐后伴腹痛，夜间睡眠差，饮食量少，大便溏，小便正常。半天前，患者呃逆症状加重，呈持续性，程度无法忍受，伴恶心干呕，遂来院治疗。

**入院诊断：**中医诊断：呃逆——脾胃寒湿证。西医诊断：①顽固性呃逆。②胃食管反流（？）。③高血压病 1 级（中危）。④痛风。

### （二）病程介绍（表 1–3）

**表 1–3　病程介绍**

| 住院节点 | 病情及诊治过程 |
| --- | --- |
| 入院 | 患者步行入院，神志清，精神疲倦，呃逆不能自止，呃声短促有力，频率约 20 次 / 分，伴恶心干呕、反酸嗳气，呃不能食，夜寐差。T 36.0℃，P 78 次 / 分，R 20 次 / 分，BP 145/76mmHg。予一级护理，防跌倒、留陪人、告病重。完善相关检查。中医调护：卧床休息，慎起居，避风寒，畅情志，半流质饮食。中医辨证“脾胃寒湿证”，中药以“温脾化湿，降逆止呃”为治法，予吴茱萸汤合附子理中汤加减。中医适宜技术予耳穴压豆、中药热罨包疗法 |

续表

| 住院节点 | 病情及诊治过程 |
|---|---|
| 住院第 2 天 | 患者呃逆及伴随症状未见好转，予口服铝碳酸镁咀嚼片、盐酸甲氧氯普胺促胃肠动力，增加火龙罐疗法。核磁共振、胃肠镜辅助检查结果与本次发病前的检查结果相比，未见明显改变 |
| 住院第 3 天 | 患者呃逆及伴随症状稍有改善，呃逆频率约 15 次 / 分。请中医护理专科小组会诊后，在常规护理的基础上给予中药灌肠、平衡火罐疗法 |
| 住院第 5 天 | 患者呃逆及伴随症状明显改善，呃逆频率约 5 次 / 分 |
| 出院 | 患者呃逆已止，其他伴随症状消失，病情稳定，予出院，嘱注意饮食 |
| 出院后 1 个月 | 电话随访，患者呃逆未再发作，疗效满意 |

## 二、分析与讨论

### （一）专科及中医护理评估（表 1–4）

**表 1–4　专科及中医护理评估表**

| 评估维度 | 具体内容 | | |
|---|---|---|---|
| 专科评估 | 呃逆连声，呃声短促有力，频率约 20 次 / 分 | | |
| 中医护理评估 | 望诊 | 神：神志清，精神疲倦 | |
| | | 面色：少华 | |
| | | 形：发育正常，形体中等 | |
| | | 态：动作灵活协调 | |
| | | 舌：舌暗，苔白腻，边有齿痕 | |
| | 闻诊 | 声音：失语，呼吸浅快 | |
| | | 气味：无异常 | |
| | 问诊（十问歌） | 一问寒热 | 无恶寒发热 |
| | | 二问汗 | 无动则出汗，无自汗盗汗 |
| | | 三问头身 | 无 |
| | | 四问便 | 大便溏，小便可 |
| | | 五问饮食 | 胃纳差，时有反酸呃逆 |
| | | 六问胸腹 | 腹痛间断发作，进食后为甚 |

续表

| 评估维度 | 具体内容 | | |
|---|---|---|---|
| 中医护理评估 | 问诊（十问歌） | 七问聋 | 无异常 |
| | | 八问渴 | 无口干口苦 |
| | | 九问睡眠记忆力 | 眠差 |
| | | 十问疼痛 | 进食后易腹痛 |
| | 切诊 | 脉：弦缓 | |

### （二）辨证施护

**1. 护理难点问题**

顽固性呃逆无法缓解。

**2. 辨证思路**

该患者神志清，精神可，呃逆频频，不能自止，影响睡眠，反酸烧心，恶心干呕，病机为正气亏虚，素体不足，饮食失调，劳倦过度，使脾胃虚弱，日久水湿内聚，故而中焦气机升降失常，胃失和降，致胃气上逆动膈，而发生呃逆、反酸。舌质暗、苔白腻、脉弦缓亦为脾胃寒湿之象。本病病位在脾胃，虚实夹杂。

**3. 证候施护**

（1）关注：患者呃逆发生的时间、频次、原因及伴随症状与饮食的关系。

（2）平衡火罐疗法：选穴膈俞、胃俞、肝俞、足三里、内关、膻中、中脘，将火罐迅速拔上后迅速取下（闪罐），反复进行，以达到调畅全身气机、平衡阴阳、祛除病邪的作用。于神阙上闪罐能打开气道，使脾肾之气上升，脾胃之气下降，从而调通三焦元气，使脐部气血得以运行，经脉畅通。

（3）腹式呼吸训练：每日 3 次，每次 15 分钟，时间分别为卯时 7 点（大肠经）、巳时 11 点（脾经）、酉时 17 点（肾经）。

（4）中药灌肠疗法：将 100mL 的健脾降呃中药汤剂加热至 38 ～ 40℃，保留灌肠，每日 1 次。

（5）生活起居：起居有常，不妄作劳，慎避外邪。注意保暖，胃脘部及脐部可裹以毛巾。

（6）饮食指导：饮食宜温，宜清淡易消化之品，忌生冷食物。推荐食疗方：太子参 15g，茯苓 10g，生姜 5g，麦冬 15g，陈皮 10g，瘦肉 100g，炖汤。

（7）情志调理：与患者多沟通交流，嘱患者调畅情志，切勿大喜、大怒，保持心情平和。根据中医五行理论，指导患者选用宫调式曲目如《梅花三弄》《高山流水》等和角调式曲目如《庄周梦蝶》《列子御风》等，入脾肝二经，以达补气健脾、调达升降、疏肝理气之效，分别于午休和晚上入睡之前聆听，每次 20 ～ 30 分钟。

（8）运动指导：指导患者循手阳明大肠经（上肢段）、足阳明胃经（下肢段）轻轻拍打，每次拍打 15 遍，每日 1 次。

## 三、按语

本例患者呃逆恶心干呕 1 个月而不愈，属顽固性呃逆，中医辨病为呃逆，辨证为脾胃寒湿证。治疗护理过程中谨守胃气上逆之基本病机，不离温脾化湿，降逆止呃之法。另外，对于意识清醒的呃逆患者，呃逆发生后多伴有焦虑、睡眠差、心情低落等症状，因此应注重其情志调摄，达到情感的宣泄与平衡。

本例选用平衡火罐联合腹式呼吸训练，有效地缓解了顽固性呃逆及伴随症状。平衡火罐是在“平衡理论”的指导下，以阴阳学说为基础，以神经传导学说为途径，以自身平衡为核心，以自我修复、自我调节、自我完善为治疗目的的非药物自然疗法。平衡火罐治疗注重根据辨证选穴的原则选取腧穴。其中膈俞、胃俞均为足太阳膀胱经穴位，膈俞为血会，且解剖结构与膈肌相对应，可理气宽胸。胃俞为胃之背俞穴。两穴可平降胃气，解痉止呃。中脘为胃之募穴、八会穴之腑会，具有降逆和胃之效。足三里为足阳明胃经合穴，胃的下合穴，“合治内腑”，且《灵枢・四时气》提到“取三里以下胃气逆”。内关为手厥阴心包经之络穴，通阴维脉，为八脉交会穴之一，具有宽胸理气、和胃止呕之效。膻中，任脉穴，八会穴之气会，可宽胸理气利胸膈。肝俞，足太阳膀胱经穴，肝的背俞穴，可疏肝理气。诸穴配伍，可充分发挥疏肝理气、降逆平胃止呃之效。另外，腹式呼吸是一种有效的呼吸功能锻炼，其通过对于吸、呼时间有意识地延长，观察腹部起伏，以实现有规律的深、缓呼吸运动，使患者机体和精神得到放松，降低交感神经兴奋性，减缓心率和呼吸频率，以有效降低血压，减轻应激反应，缓解疼痛，减轻焦虑。

### 【知识小锦囊】

**1.“肚腹三里留”**

《灵枢・五邪》云：“邪在脾胃，则病肌肉痛。阳气有余，阴气不足，则热中善饥；阳气不足，阴气有余，则寒中肠鸣腹痛；阴阳俱有余，若俱不足，则有寒有热。皆调于三里。”

**2.“三里”是关键**

“三里”是指理上、理中、理下。胃处在肚腹的上部，胃胀、胃脘疼痛的时候就要“理上”，按足三里的时候要同时往上方用力；腹部正中出现不适，就需要“理中”，只需用力往内按即可；小腹在肚腹的下部，小腹上的病痛，需在按住足三里的同时往下方用力，这叫“理下”。

【参考文献】

[1] 景奕瑄，彭小玉，吴琴静，等. 气阴两虚证食管癌患者化疗后顽固性呃逆的护理1例[J]. 护理实践与研究，2022，19（10）：1568-1570.

[2] 赵潞潞，胡蓉，刘敏. 隔姜艾灸联合足三里穴位注射治疗脾胃虚寒型顽固性呃逆疗效观察[J]. 西部中医药，2023，36（7）：113-116.

[3] 杨星星，秦晓光，杨小芳，等. 近5年中医药治疗顽固性呃逆的研究概况[J]. 中医研究，2022，35（1）：76-79.

# 案例3　基于经络诊察运用虎符铜砭刮痧辅助治疗外感高热

外感高热为中医内科临床常见的急症之一，多以邪实为主，是正邪剧烈相争的表现。它发病急骤，初起即可表现出恶寒高热、无汗烦渴、咽痛咳嗽、大便干结等证候；病因多样，包括风寒、风热、暑湿、秋燥、湿热、温毒以及疫疠之邪；病机复杂，变化迅速，可沿卫气营血或三焦等途径迅速传变入里，需要及时有效的治疗，以防止疾病传变深入，变生他证。中医治疗外感高热将辨证论治与辨病论治有机地结合起来，急则治其标，治疗应以急祛邪气为主，采用多种治法，给邪气以去路，从而使体温快速下降。

## 一、案例导入

### （一）病例简介

李某，男，54岁，因“咳嗽3天，发热2天”入院。

**既往史：**无。

**现病史：**患者于3天前无明显诱因开始出现明显咳嗽咳痰，咳黄痰，无发热恶寒，自行服用化痰止咳药物，咳嗽未见缓解，2天前出现发热恶寒，全身酸痛，至我院发热门诊就诊，首次入院。

**入院诊断：**中医诊断：发热——邪入少阳证。西医诊断：社区获得性肺炎（非重症）。

### （二）病程介绍（表1–5）

**表1–5　病程介绍**

| 住院节点 | 病情及诊治过程 |
|---|---|
| 入院 | 患者入院，神清，精神一般，有发热恶寒，咳嗽咳痰明显，咳黄痰，全身肌肉酸痛，稍头痛，无汗，纳眠一般，小便黄，大便干结，近期体重无明显异常。T 39.7℃，P 120次/分，R 24次/分，BP 135/85mmHg。予一级护理，清淡饮食，留陪人，防跌倒，监测体温，完善相关检查。中医治疗以解表退热为治法，中药以桂枝汤加附子加减，中医外治法予中药热罨包、耳穴压豆、中药熏洗、雷火灸调理脏腑功能。西医予补充能量、降低体温等对症治疗 |
| 住院第2天 | 患者体温起伏不定，最高体温39.3℃，恶寒症状稍好转，咳嗽、咳痰、全身酸痛未见改善，增加中药熏洗治疗。辅助检查结果：C反应蛋白（CRP）118mg/L，白细胞计数 $15.97\times10^9$/L |

续表

| 住院节点 | 病情及诊治过程 |
| --- | --- |
| 住院第 3 天 | 患者神志清，精神尚可，体温起伏不定，最高体温 39.0℃，全身酸痛、咳嗽咳痰未见明显改善。请中医特色护理专科小组会诊，增加虎符铜砭刮痧疗法，并行个性化中医调护 |
| 住院第 4 天 | 患者体温下降，最高体温 38.5℃，略感乏力，咳嗽、咳痰减轻 |
| 出院 | 患者生命体征平稳，病情稳定出院 |

## 二、分析与讨论

### （一）专科及中医护理评估（表 1–6）

**表 1–6　专科及中医护理评估表**

| 评估维度 | 具体内容 | | |
| --- | --- | --- | --- |
| 专科评估 | 1. Braden 压疮风险评分 23 分 | | |
| | 2. Morse 跌倒风险评分 45 分，高风险 | | |
| | 3. 基本日常生活活动能力（BADL）评分 100 分 | | |
| 中医护理评估 | 望诊 | 望神：精神一般 | |
| | | 面色：红 | |
| | | 形：发育正常，形体适中 | |
| | | 态：行走乏力，无异常动作 | |
| | | 舌：舌暗红，苔黄 | |
| | 闻诊 | 声音：言语清晰，呼吸平稳，咳嗽咳痰 | |
| | | 气味：无异常 | |
| | 问诊（十问歌） | 一问寒热 | 恶寒发热 |
| | | 二问汗 | 汗出 |
| | | 三问头身 | 头痛 |
| | | 四问便 | 大便干结，小便黄 |
| | | 五问饮食 | 纳一般 |
| | | 六问胸腹 | 无心慌胸闷 |
| | | 七问聋 | 无异常 |

续表

| 评估维度 | 具体内容 | | |
|---|---|---|---|
| 中医护理评估 | 问诊（十问歌） | 八问渴 | 无口干口苦 |
| | | 九问睡眠记忆力 | 眠一般，记忆力正常 |
| | | 十问疼痛 | 全身酸痛 |
| | 切诊 | 脉：细数 | |

### （二）辨证施护

**1. 护理难点问题**

持续高热。

**2. 辨证思路**

本例患者因感受外邪而起，起病较急，病程较短，高热，伴有恶寒、头身疼痛、咳嗽咳痰、大便干结、舌暗红、苔黄、脉细数等症。经四诊合参，该患者辨证当属于“发热”之邪入少阳的范畴。邪气结于肌表，阳气被郁，肌肤失温，故恶寒发热；阳气被郁，不能温煦肌表，故出现头痛、四肢酸软乏力；舌、脉均为风寒袭表之象。本病病位在肺，病性属实。

**3. 证候施护**

（1）关注：患者恶寒、发热、汗出、咳嗽、咳痰及头身疼痛情况。

（2）虎符铜砭刮痧疗法：上肢取穴云门、中府、侠白、尺泽、孔最、列缺、太渊、鱼际、少商等，使用虎符铜砭刮痧板在对应穴位上进行刮动。首刮四穴：大椎、大杼、膏肓、神堂。先阳后阴，先上后下，先左后右，先躯干后四肢。每天早晚刮痧各 1 次，每次刮肺经，沿手臂桡侧从上到下，不少于 20 遍，时间约 10 分钟，轻柔均匀，微微倾斜，以局部发红为度。双侧肺经操作。

（3）中药热罨包敷脐疗法：将装有干姜、小茴香、厚朴、莱菔子、白术的热罨包加热后外敷脐部，配合滚、推、搓、揉等手法来回熨烫，力度均匀，以达到行气降逆、健脾和胃的目的。每日 1 次，每次 15 ～ 20 分钟。

（4）生活起居：起居有常，畅情志，慎起居，慎避外邪。

（5）饮食指导：进食和解少阳、清热化痰的食物。推荐食疗方：佛手瘦肉汤、山药百合陈皮粥。

（6）情志调理：与患者多沟通交流。根据中医五行理论，指导患者选用宫调式曲目如《无锡景》《沧海一声笑》等和徵调式曲目如《洞庭秋思》《渔歌》等，入肺脾二经以达补肺健脾、调达升降、安神定志之效。分别于午休和晚上入睡之前聆听，每次 20 ～ 30 分钟。

（7）运动指导：指导患者循双手太阴肺经（内侧），督脉 + 膀胱经（上段）轻轻拍打，每次拍打 15 遍，每日 1 次，促使经络通畅，旺盛气血。

### （三）特色中医护理技术简介——虎符铜砭刮痧疗法

虎符铜砭刮痧疗法是以中医基础理论为指导，结合西医学相关理论，通过特制的刮痧器具和相应的手法，蘸取一定的介质，在体表进行反复刮动、摩擦，刺激相应的腧穴、经络或患处，使皮肤局部出现红色粟粒状，或暗红色出血点等“出痧”变化的一种中医外治手法，该手法可起到活血行气、化瘀通络、祛湿排毒等作用。[1] 其中，刮痧后体表所出现的细沙样改变、暗红色出血点称为“痧象”。而由于采用了虎符铜砭来进行操作，因而称为“虎符铜砭刮痧法”。虎符铜砭刮痧包含整体论、通论、肝胆论、四井排毒论等八大理论，以“以通为补、以通为泻、以通为治、以通为健”为治疗原则。[2]

**1. 虎符铜砭刮痧疗法适应证**

（1）内科疾病：普通感冒、肺炎、消化不良、痛风、高血压等。

（2）骨科疾病：颈椎病、肩周炎、腰肌劳损、各类扭伤、强直性脊柱炎及各类退行性病变等。

（3）乳腺疾病：乳腺炎症、增生等。

（4）各类疑难杂症：肿瘤甚至骨转移等。

（5）五官科疾病：牙痛、耳鸣、急慢性鼻炎等。

（6）神经系统疾病：中风后遗症等。

**2. 虎符铜砭刮痧疗法禁忌证**

（1）饱腹或者饥饿，不宜刮痧。

（2）醉酒者禁刮。

（3）怀孕者及哺乳期者慎刮。

（4）糖尿病坏疽慎刮。

（5）石门穴、乳头、阴部禁刮。

（6）长期下焦不通，如便秘者，慎刮腹部穴位，以防气逆上行，而致心肺功能衰竭。

**3. 虎符铜砭刮痧操作手法**

（1）认识铜砭（图 1–7）

（2）基本刮痧手法（图 1–8 ～图 1–11）

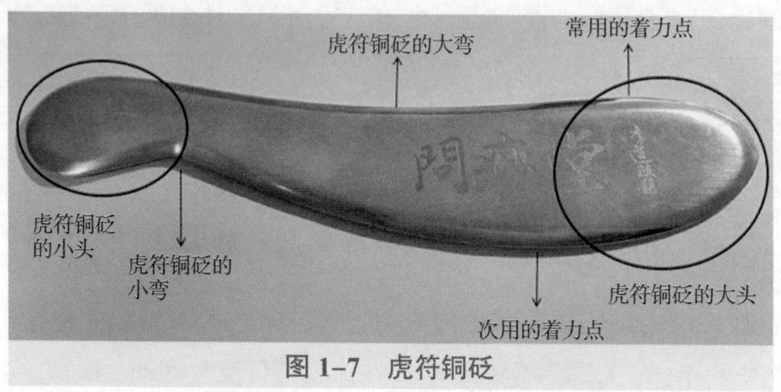


图 1-7　虎符铜砭

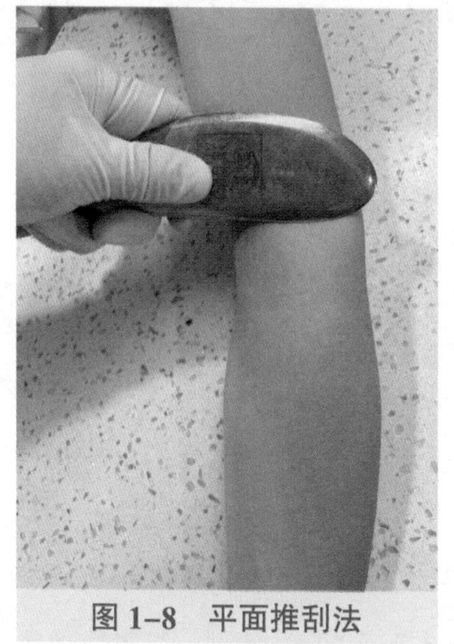

图 1-8　平面推刮法

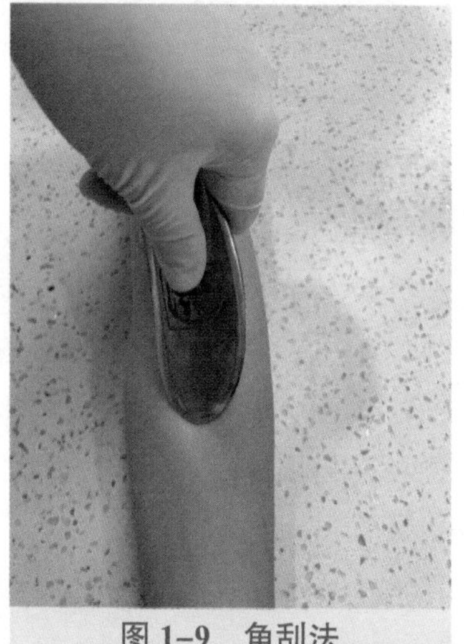

图 1-9　角刮法

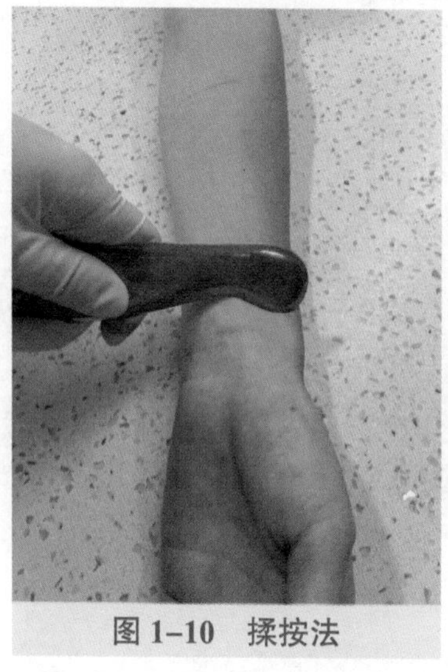

图 1-10　揉按法

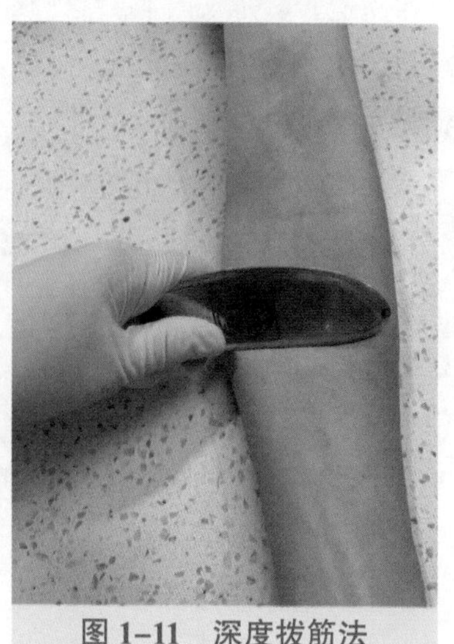

图 1-11　深度拨筋法

**4. 虎符铜砭刮痧操作注意事项**

（1）刮痧前后 24 小时内不能喝酒。

（2）刮全背均要辟谷（禁食）24 小时，只能喝温开水或红糖水。糖尿病和癌症患者不需要辟谷，也不能喝红糖水。

（3）刮痧后，被刮的部位 4 小时内不宜洗澡，避免吹风。

（4）心肺功能差及年老体弱者，首刮肺经、心包经、心经以稳定上焦。

（5）晕刮急救，先让被刮者躺平，头部垫高，房间通风，点按（刮）内关穴或极泉穴，待被刮者冷汗冒出或腹泻或呕吐即复安全。

## 三、按语

本例患者感受外邪，表邪未解，发热症状反复，迁延不愈，中医辨病为表证，辨证为邪入少阳证，故患者的治疗护理以和解少阳、清热化痰为主，健脾和胃为辅。

虎符铜砭刮痧疗法治疗外感发热具有起效快、即时退热、效果稳定的优势。虎符铜砭刮痧疗法与其他刮痧疗法不同的是：该疗法尤重补泻，以调气为首，以“通”为核心，善于以通为治，以通为补，以通为泻；操作手法上强调“徐而和”，相比于传统刮痧疗法，局部的渗透作用及行气活血的力量更深更强，可激发卫表阳气，推陈出新，增强扶正祛邪、排毒、解表清热的作用，促进体温降低及临床症状的改善。

## 【知识小锦囊】

**1.“治表独取太阴”**

《灵枢·经脉》云:“经络者，所以能决死生，处百病，调虚实，不可不通。”保持肺经通畅，既是防病的关键，也是治病的核心。由于肺经内联肺脏，下接大肠，外通鼻窍，故保持肺经的通畅可以改善肺脏的呼吸功能，也能够促进大肠的传导排泄糟粕的功能。

**2.“取太阴”是关键**

“太阴”是指足太阴脾经和手太阴肺经，肺脾的生理功能在表证治疗中具有重要的作用。肺脏娇嫩，易受外邪侵袭，中医称肺脏为“相傅之官”，有宰相之能。经脉气血是按“肺大胃脾心小膀，肾包焦胆肝还肺”的顺序不断运行的，它们分别与寅卯辰巳午未申酉戌亥子丑的时辰相对应。太阴肺、脾偏行肌表，能促进机体发汗，使表邪由汗出而解。

## 【参考文献】

［1］王淑荣，崔晗，段志宇，等. 铜砭刮痧联合激痛点推拿在老年肩周炎中的应用

效果［J］. 中国老年学杂志，2023，43（9）：2139–2142.

［2］贺涟漪，廖若夷，蔡喆燚，等. 虎符铜砭刮痧治疗脑卒中后肩手综合征Ⅰ期的临床观察及对血清 BK、ET–1 的影响［J］. 湖南中医药大学报，2023，43（1）：148–152.

# 案例4　痰浊壅肺型重症肺炎患者康复的个案护理

重症肺炎是临床常见的危急重症之一，临床常表现高热、咳嗽咳痰、呼吸困难等，多伴有脓毒血症、急性呼吸衰竭、多脏器功能衰竭等多种并发症，具有发病急、进展快、并发症多、病死率高等特点。重症肺炎病死率仍高达23%～47%，是重症监护病房（ICU）患者死亡的主要原因。[1]重症肺炎属中医内科学“肺胀”“喘证”范畴，中医学认为此病是本虚标实之证，本虚在于正气虚弱，肺卫不固，标实体现为感受风、热、毒等邪气，邪气入里，致使痰热瘀毒阻肺。[2]其病变主要累及肺、脾、肾三脏，终末期亦可累及于心，引起心阳不足、水饮泛上等证候，甚者可发生喘脱等危候。[3]

## 一、案例导入

### （一）病例简介

林某，女，73岁，因“因反复发热咳嗽1周”平车入院。

**既往史**：脑梗死、高血压病史。

**现病史**：患者于1周前无明显诱因出现发热，最高体温40℃，咳嗽，伴黄白稠痰，口干口苦。

**入院诊断**：中医诊断：发热——痰浊壅肺证。西医诊断：①重症肺炎Ⅰ型呼吸衰竭。②脑梗死后遗症。③高血压病2级（很高危）。

### （二）病程介绍（表1–7）

**表1–7　病程介绍**

| 住院节点 | 病情及诊治过程 |
| --- | --- |
| 入院 | 患者平车入院，神志清，精神差，咳嗽气促，咳黄白稠痰，口干口苦。T 37.7℃，P 74次/分，R 25次/分，BP 134/77mmHg，血氧饱和度97%。予一级护理，告病重，低盐低脂饮食，留陪人，防跌倒，监测血压，高流量加压给氧，完善相关检查。中医以“清热化痰、活血化瘀治其标，益气养阴、培土生金治其本”为治法，中药以小青龙汤合三子养亲汤加减，中医外治法以温通刮痧、腹部雷火灸为主，指导患者进行肺康复锻炼 |
| 住院第3天 | 患者气促较前减轻，改中流量吸氧，咳嗽缓解不明显，仍咳黄白稠痰，继续予肺康复锻炼、温通刮痧、腹部雷火灸 |

续表

| 住院节点 | 病情及诊治过程 |
|---|---|
| 住院第 6 天 | 患者咳嗽气促明显缓解，呼吸平顺，改低流量吸氧，痰液白黏，可下床活动。继续予肺康复锻炼、温通刮痧、腹部雷火灸 |
| 出院 | 患者病情稳定，步行出院，嘱出院后门诊随诊，居家肺康复锻炼 |
| 出院后半个月 | 对患者随访，无明显咳嗽咳痰，坚持居家肺康复锻炼，治疗护理效果满意 |

## 二、分析与讨论

### （一）专科及中医护理评估（表 1–8）

**表 1–8　专科及中医护理评估表**

<table>
<tr><th>评估维度</th><th colspan="3">具体内容</th></tr>
<tr><td rowspan="5">专科评估</td><td colspan="3">1. 中医证候积分 6 分</td></tr>
<tr><td colspan="3">2. 匹兹堡睡眠质量指数（PSQI）评分 17 分，睡眠质量差</td></tr>
<tr><td colspan="3">3. Morse 跌倒风险评分 75 分，高风险</td></tr>
<tr><td colspan="3">4. Wexner 便秘评分 4 分</td></tr>
<tr><td colspan="3">5. 基本日常生活活动能力（BADL）评分 15 分，重度</td></tr>
<tr><td rowspan="13">中医护理评估</td><td rowspan="5">望诊</td><td colspan="2">神：少神，精神疲倦</td></tr>
<tr><td colspan="2">面色：少华</td></tr>
<tr><td colspan="2">形：体形偏胖</td></tr>
<tr><td colspan="2">态：发育正常，营养中等，卧床，行走乏力</td></tr>
<tr><td colspan="2">舌：舌暗淡，苔白腻，舌下络脉迂曲</td></tr>
<tr><td rowspan="2">闻诊</td><td colspan="2">声音：言语低微，双肺过清音</td></tr>
<tr><td colspan="2">气味：无异常</td></tr>
<tr><td rowspan="6">问诊<br>（十问歌）</td><td>一问寒热</td><td>畏寒，得加衣被</td></tr>
<tr><td>二问汗</td><td>动则汗出</td></tr>
<tr><td>三问头身</td><td>无头晕头痛</td></tr>
<tr><td>四问便</td><td>大便 2 天未解，小便黄，尿频</td></tr>
<tr><td>五问饮食</td><td>胃纳差，口干口苦</td></tr>
<tr><td>六问胸腹</td><td>咳嗽，咳黄白痰，呼吸促</td></tr>
</table>

续表

| 评估维度 | 具体内容 | | |
|---|---|---|---|
| 中医护理评估 | 问诊（十问歌） | 七问聋 | 无异常 |
| | | 八问渴 | 口渴欲饮 |
| | | 九问睡眠记忆力 | 眠差，记忆力正常 |
| | | 十问旧病 | 脑梗死，高血压 |
| | 切诊 | 脉：弦细 | |

## （二）辨证施护

**1. 护理难点问题**

患者气促咳嗽咳痰明显，生活难以自理。

**2. 辨证思路**

患者为老年女性，肺气不足，同时外感邪气侵袭肺部，邪气入里化热，伤及肺气及肺阴，形成肺热痰液阻滞，肺脏宣发肃降失调，故患者发热、咳嗽咳痰；舌暗淡、苔白腻、脉弦细，均为肺气不足，痰浊壅肺之征象。本病病位主要在肺、肾两脏，与脾、肝有密切关系。故该患者的治疗护理以“温肺化痰”为主，兼以固护脾胃。肺司呼吸，肺气以清肃下降为顺。大肠为腑，腑以通为用，其气以通降为贵。肺与大肠气化相通，故肺气降则大肠之气亦降，大肠通畅则肺气亦宣通。泻下通里、排便并排出气体，可使肠道气压下降，对肠道组织和功能的恢复有利，同时可减轻肺部排泄气机的负担，间接改善微循环和肺功能，促进病灶清除。所以外治法采用腹部雷火灸温阳通络、健护脾胃，温通刮痧膀胱经以热引邪、补气益中、祛湿散寒；同时内服温阳散寒的小青龙汤合三子养亲汤。正如清代集外治法之大成，被后人誉为“外治之宗”的吴尚先在《理瀹骈文》中写道的：“外治之理即内治之理，外治之药亦即内治之药，所异者，法耳……虽治在外，无殊治在内也……所以与内治并行，而能补内治之不及者，此也。”因此，采用内外同治，“清热化痰、活血化瘀治其标，益气养阴、培土生金治其本”达到标本兼治。

**3. 证候施护**

（1）关注：气促、咳嗽咳痰情况。

（2）温通刮痧疗法：将艾炷插入固元罐中固定，点燃艾炷，将刮痧杯的杯口贴近皮肤，对穴位进行艾灸，大椎穴开穴 3 ～ 5 分钟打开毛孔。采用单边刮法、平推法、点拨法、揉刮法、滚刮法等手法对经络、穴位进行刮痧，直至局部皮肤潮红。重点取穴大椎、肺俞、定喘、脾俞、肾俞、大肠俞，每次 20 分钟，每 3 日 1 次。

（3）雷火灸疗法：摆阵法腹部雷火灸，重点选穴巨阙、上脘、中脘、神阙、建里、下脘、水分穴，每次 20 ～ 30 分钟，每日 1 次。

（4）生活起居：起居有常，不妄作劳，慎避外邪。

（5）饮食指导：痰量多者可服用薏米杏仁粥。

（6）情志调理：选择具有怡悦情志、疏肝解郁的音乐，如《光明行》《春天来了》《雨打芭蕉》等。喘脱者，应及时稳定情绪，缓解畏惧恐慌心理。

（7）运动指导：指导进行呼吸功能锻炼，改善肺功能，如吹气球，每天吹 5～6 次，每次 10 ～ 20 下；指导患者顺时针按摩腹部，每日 3 次，每次 5 ～ 10 分钟，以刺激肠蠕动。

## 三、按语

本例患者气促咳嗽咳痰，迁延不愈，并伴有脾胃功能失调症状，严重影响其生活质量。其中医辨病为喘证，辨证为痰浊壅肺证。故患者的治疗护理原则为清热化痰、活血化瘀治其标，益气养阴、培土生金治其本。

患者有痰实表现，但非急性起病时的肺壅气逆，因此不宜再宣肺祛痰、平喘利气，而应益气健脾，培土生金，温补肺肾，敛精纳气固本，否则一味祛邪则正气越发难复。本案从病机及患者证候出发，选择具有温阳通络、健护脾胃、补气益中的腹部雷火灸及温通刮痧疗法，符合该患者的治疗原则。

经过 18 天的住院治疗，患者气促咳嗽咳痰减轻、乏力感消失，自觉精神状态及睡眠质量明显改善。出院后 1 个月随访，症状未加重，效果非常满意。

## 【知识小锦囊】

**定喘穴**

定喘穴，又名喘息，属经外奇穴，在第 7 颈椎棘突下旁开 0.5 寸处，与肺的关系密切，具有止咳平喘、通宣理肺的作用，治疗肺部疾病，特别是哮喘疗效显著，在临床上应用广泛。常用的疗法有针刺、艾灸、敷贴、刮痧、拔罐等。

## 【参考文献】

［1］殷可婧，陈方园，杨斌，等．宣白承气汤加减对重症肺炎（痰热壅肺型）患者中医证候积分及炎症因子水平的影响［J］．临床医学研究与实践，2021，6（3）：133-135.

［2］罗成，叶远航，盛国光，等．中医药治疗重症肺炎的研究进展［J］．中国中医急症，2023，32（5）：929-932.

［3］李建生，李素云，余学庆．慢性阻塞性肺疾病中医诊疗指南（2011 版）［J］．中医杂志，2012，53（1）：80-84.

# 案例5 痰阻血瘀型胸痹心痛患者反复胸闷的个案护理

胸痹心痛是临床常见的疾病之一，主要特点为胸前区出现憋闷感、疼痛等症状，属于中医“胸痹”“真心痛”范畴[1]，痰阻血瘀是最常见的证型。胸痹心痛与西医学心绞痛及心肌梗死等疾病的症状较为相似，一旦发生，可对患者的身心健康及生命安全造成严重影响。[2]近年来，随着人口老龄化的加剧、居民生活水平的提高，再加上饮食结构的改变，如长期摄食高脂类食品等，导致疾病的发生率呈上升趋势[3]。现阶段，对于大部分胸痹心痛患者多采取药物进行保守治疗。长期接受规范的药物治疗和科学的护理，可稳定病情，改善预后。[4]但由于胸痹心痛患者之间存在个体化差异，常规药物治疗存在一定局限，临床疗效尚存在可提升空间。

## 一、案例导入

### （一）病例简介

刘某，女，67岁，因“胸闷10余天，加重伴胸骨后梗塞感2天”步行入院。

**既往史：**高血压病史20余年，血压最高达200/90mmHg，2型糖尿病病史10余年，慢性肾病病史10余年，肾病综合征病史。

**现病史：**患者于10余天前无明显诱因出现胸闷，主要表现为胸骨后满闷不适感，每次持续数分钟后可自行缓解。2天前患者劳累后出现胸闷加重，呈发作性，性质基本同前，程度较前有所加重，伴胸骨后梗塞感，伴双下肢水肿，为进一步诊治，遂来我院急诊，以急性冠脉综合征收入我科。

**入院诊断：**中医诊断：胸痹心痛——痰阻血瘀证。西医诊断：①急性冠脉综合征。②高血压病3级（极高危）。③2型糖尿病。④慢性肾功能不全。

### （二）病程介绍（表1–9）

**表1–9 病程介绍**

| 住院节点 | 病情及诊治过程 |
|---|---|
| 入院 | 患者步行入院，神志清，精神疲倦，间断胸闷，主要表现为胸骨后满闷不适感，呈发作性，伴胸骨后梗塞感，双下肢水肿，眠差，小便量少。T 36.5℃，P 58次/分，R 20次/分，BP 152/96mmHg。予一级护理，告病重，低盐、低脂、糖尿病优质蛋白饮食，心电监测、血氧饱和度监测、低流量给氧，电脑监测血糖5次/日，完善相关检查。中医以“实则泻之、虚则补之”为则，以理气化瘀为治法，方选瓜蒌薤白半夏汤合桃红四物汤加减；中医外治法予耳穴压豆、安神足浴方泡脚、隔物灸；西医予抗血小板聚集、降压、营养心肌、调脂稳斑等对症治疗 |

续表

| 住院节点 | 病情及诊治过程 |
| --- | --- |
| 住院第 2 天 | 患者仍有间断胸闷，主要为胸骨后满闷不适感，呈发作性，伴胸骨后梗塞感，双下肢水肿。结合辅助检查，考虑急性非 ST 段抬高心肌梗死诊断明确，但患者基础情况差，暂不考虑冠脉介入治疗，继续予双联抗血小板、抗凝、调脂稳斑、减少心肌耗氧等药物治疗 |
| 住院第 3 天 | 患者胸闷不适症状缓解不明显，纳差，眠差，请中医专科护理小组会诊，予增加穴位敷贴及中药热熨敷，并行个性化中医调护 |
| 住院第 6 天 | 患者胸闷不适、胸骨后梗塞感、纳眠均有明显改善 |
| 住院第 10 天 | 患者无胸闷不适，无胸骨后梗塞感，纳眠可 |
| 出院 | 患者病情稳定出院，嘱遵医嘱用药，继续中医护理门诊随诊 |

## 二、分析与讨论

### （一）专科及中医护理评估（表 1–10）

**表 1–10　专科及中医护理评估表**

| 评估维度 | 具体内容 | | |
| --- | --- | --- | --- |
| 专科评估 | 1. 胸闷症状分级中度 | | |
| | 2. 纽约心功能分级（NYHA）1 级 | | |
| | 3. 心绞痛严重程度分级 Ⅰ 级 | | |
| | 4. 匹兹堡睡眠质量指数（PSQI）评分 18 分，睡眠质量差 | | |
| 中医护理评估 | 望诊 | 神：神清，精神疲倦 | |
| | | 面色：少华 | |
| | | 形：发育正常，形体中等 | |
| | | 态：行走乏力，无异常动作 | |
| | | 舌：舌暗红，苔白厚腻 | |
| | 闻诊 | 声音：言语清晰，呼吸平稳 | |
| | | 气味：无异常 | |
| | 问诊（十问歌） | 一问寒热 | 无恶寒发热 |
| | | 二问汗 | 不易出汗 |
| | | 三问头身 | 无异常 |

续表

| 评估维度 | 具体内容 | | |
|---|---|---|---|
| 中医护理评估 | 问诊（十问歌） | 四问便 | 大便正常，小便量少 |
| | | 五问饮食 | 胃纳差 |
| | | 六问胸腹 | 间断胸闷，伴胸骨后梗塞感 |
| | | 七问聋 | 无异常 |
| | | 八问渴 | 无口干口苦 |
| | | 九问睡眠记忆力 | 眠差，记忆力正常 |
| | | 十问疼痛 | 偶有胸痛 |
| | 切诊 | 脉：细弱 | |

### （二）辨证施护

**1. 护理难点问题**

反复胸闷难以缓解。

**2. 辨证思路**

患者老年女性，急性病程，因“胸闷10余天，加重伴胸骨后梗塞感2天”入院。既往有高血压病、2型糖尿病伴血糖控制不佳、慢性肾功能不全、肾病综合征病史。综合脉症，四诊合参，本病属中医学“胸痹心痛”范畴，证属“痰阻血瘀证”。本病源于患者素体脾虚，水湿运化不利，痰浊内生，气机不畅，血流不利，瘀血阻滞，痰瘀互结，阻滞心脉，发为胸痹心痛。舌脉俱为佐证。综上所述，本病病位在心，与脾肾相关。中医学认为，胸痹属于本虚标实之病，本虚为阴阳气血亏虚，标实则由阴寒、痰浊、血瘀交互引起，常见病因包括饮食不当、情志失调及年迈体虚等，但是无论何种病因，均会引起痰浊或瘀血的产生。[5]发生胸痹后其病理产物的痰与瘀仍会在某种特定条件下相互转化，进一步加剧病情发展。[6]故患者的治疗护理以“实则泻之、虚则补之”为则，以健运脾胃、活血化瘀、理肺祛痰为治法。患者西医予抗血小板聚集、降压、营养心肌、调脂稳斑等对症治疗，且配合瓜蒌薤白半夏汤合桃红四物汤加减中药汤剂口服，治疗效果不佳，仍反复出现胸闷。因患者平素脾虚，而脾主运化，运化失司，痰浊内生，湿性黏滞，阻碍气血运行，致使痰、瘀等相互胶结，阻塞脉道，影响气血运行，因实致虚，发展成为胸痹，故从脾论治胸痹，重在扶正祛邪，标本兼顾。

**3. 证候施护**

（1）关注：胸闷痛的程度、范围、时间及诱发因素，密切监测生命体征的变化，尤其是心率、血压等情况。

（2）穴位敷贴法：主穴选内关、心俞、膻中、神门、脾俞。穴位加减：肾俞、足三里、丰隆。穴位敷贴药物组方：当归、白芍、桃仁、红花、川芎各10g，桂枝、檀香、降香挥发油各6g，细辛、土鳖虫各3g，丹参15g，冰片1g。由中药房制备，规格为每贴（20±2）g。每次敷贴4～6小时，每日1次。

（3）中药热熨包敷脐疗法：将装有炒莱菔子、白芥子、紫苏子、吴茱萸的热罨包加热后外敷脐部，配合滚、推、搓、揉等手法来回熨烫，力度均匀，以期达到行气降逆、健脾和胃的功效。每日1次，每次15～20分钟。

（4）生活起居：保持病室环境安静，嘱患者病情发作时卧床休息，缓解时可下床活动，起居有常，避免劳累。

（5）饮食指导：宜进食健脾化痰之品，如竹笋、白萝卜、山药、薏苡仁等。

（6）用药护理：汤药温服，使用抗凝药物时注意观察有无出血反应；胸闷痛发作时，立即舌下含服硝酸甘油片，并注意观察症状是否缓解，若15分钟还不能缓解，应立即报告医生。

（7）心理护理：强化护患沟通，密切观察其情绪变化，及时开展心理疏导、安慰等，并使其知晓负性情绪对疾病的不良影响，尽量消除其焦虑、抑郁等负性情绪。

（8）运动指导：八段锦、穴位拍打操等。

### （三）特色中医护理技术简介——穴位敷贴

《灵枢·经筋》记载："足阳明之筋……颊筋有寒，则急引颊移口；有热则筋弛纵缓，不胜收，故僻。治之以马膏，膏其急者；以白酒和桂，以涂其缓者……"穴位敷贴是在中医基础理论的指导下，将中药制作成膏状敷于体表穴位，中药持续刺激穴位，从而作用于全身经络脏腑，达到疏通经络、调和气血、扶正祛邪目的的外治法。

**1. 穴位敷贴适应证**

（1）内科：感冒、咳嗽、哮喘、自汗、盗汗、胸痹、不寐、胃脘痛、呕吐、泄泻、便秘等。

（2）外科：疮疡肿毒、关节肿痛、跌打损伤等。

（3）妇科：月经不调、痛经、子宫脱垂、乳痈等。

（4）五官科：喉痹、牙痛、口疮等。

（5）儿科：小儿夜啼、厌食、遗尿、流涎等。

**2. 穴位敷贴禁忌证**

（1）疾病发作期的患者。

（2）支气管扩张、活动性肺结核咯血患者。

（3）皮肤过敏者、对敷贴药物成分及胶布过敏者。

（4）孕妇、幼儿慎用，避免敷贴刺激性强、毒性大的药物。

**3. 穴位敷贴操作方法（图 1–12，图 1–13）**

（1）取适量药膏摊敷于穴位贴之上，厚度以 0.2 ～ 0.3cm 为宜，直径 1cm 左右。

（2）选定穴位后，用 75% 乙醇进行消毒，而后将敷贴贴于对应穴位。

（3）每天 1 次，每次敷贴 4 ～ 6 小时，10 ～ 15 天为 1 个疗程。敷贴过程中应注意观察患者是否出现不适，如有不适，应立即采取措施。

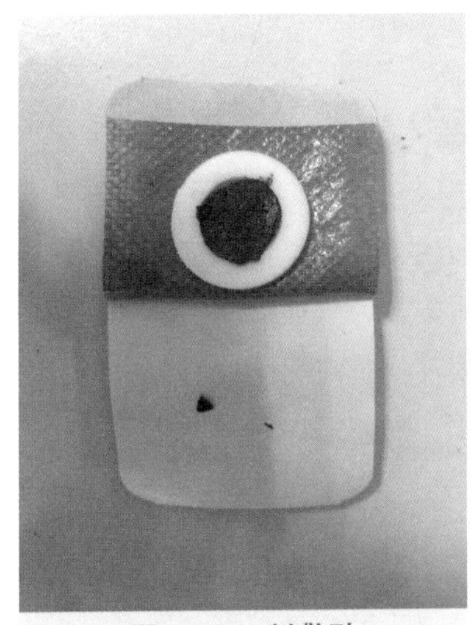

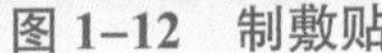

图 1–12　制敷贴

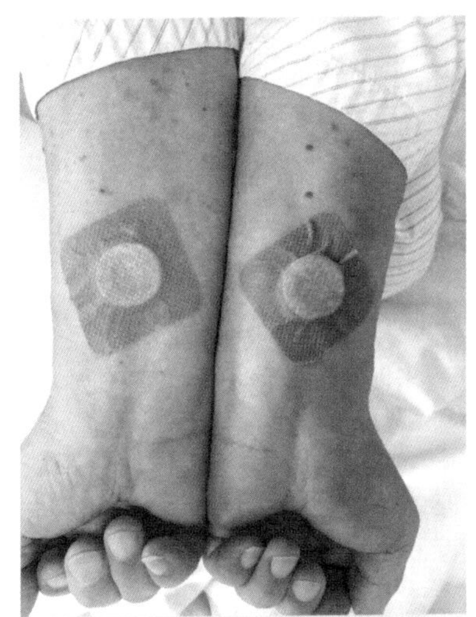

图 1–13　定穴敷贴

**4. 穴位敷贴注意事项**

（1）凡用溶剂调配药物时，需现调现用。

（2）若用膏药敷贴，应掌握好温度，以避免烫伤或贴不住。

（3）对膏药过敏者，可改用其他方法固定敷贴药物。

（4）对于刺激性强、毒性大的药物，敷贴穴位不宜过多，敷贴面积不宜过大，敷贴时间不宜过长，以免发疱过大或发生药物中毒。

（5）对久病、体弱消瘦以及有严重心脏病、肝病等的患者，药量不宜过大。

（6）对于残留在皮肤的膏药等，不可用汽油或肥皂有刺激性物品擦洗。

## 三、按语

本例患者胸闷痛症状反复，并伴有脾胃功能失调及眠差，严重影响其生活质量。其中医辨病为胸痹心痛，辨证为痰阻血瘀，故患者的治疗护理原则为健运脾胃、活血化瘀、理肺祛痰。

治疗胸痹心痛，应注重整体调理与局部治疗相结合。如患者在进行中药汤剂、抗栓抗凝等整体治疗时，应运用中医辨证施护的方法，做好护理评估和中医证候的观察与记录，并运用中医适宜技术对症状进行管理，促进患者症状的转归。本例从病机及患者证候出发，选择穴位敷贴、中药热罨包疗法健运脾胃，行气化湿醒脾，兼以活血祛瘀，既可除胸痹心脉瘀阻之标，又能缓解脾胃损伤致胸痹为患之本，脾胃健运，气机畅通，则胸痹心痛自消。此外，患者伴有胃纳差、眠差等症状，应在中医整体观念的指导下，根据医生对患者的辨证分型，有针对性地为患者制订个性化的护理方案。

经过治疗护理，患者胸闷痛症状基本消失，偶有出现，胃纳好转，睡眠质量明显改善。出院后 2 周随访，症状未加重，效果非常满意。

## 【知识小锦囊】

**1. 脾虚致痹**

胃乃气血生化之源，脾胃运化不利则气血生化乏源，营卫之气无所化生，营卫亏损则御邪不利，此谓本虚；脾胃运化乏力则阻碍气血，气血凝滞不通，邪浊积聚，脏腑失养而作胸痹，此谓标实。脾虚所致的瘀血、痰浊、气滞为胸痹心痛病因。其中，瘀血为病因之首，正如《素问·痹论》所载："心痹者，脉不通……"

**2. 理脾以祛痰瘀之源**

脾胃乃气血生化之源，气机升降之枢纽，脾虚则气滞易生，瘀血易停；脾主运化，为生痰之源。脾虚可同时导致瘀血、痰浊、气滞生成，故胸痹心痛多有痰瘀互结，气滞血阻之证。治疗首当理脾，脾胃气血充足，运行通畅无阻，则气滞自消，津血自归，痰饮无所生，瘀血无所留，胸痹得缓。

**3. 祛瘀以除胸痹之标**

瘀血为胸痹心痛标实之首，瘀血留滞脉中，一则碍气，加重气滞形成，更助胸痹心痛为病；二则阻血，血行脉中，血液运行不畅则血瘀更甚，加重胸痹心痛症状。故治疗当兼顾活血祛瘀。

## 【参考文献】

［1］单鸿波，徐浩．徐浩教授辨治胸痹心痛病经验举隅［J］．中西医结合心脑血管病杂志，2019，17（15）：2388-2390.

［2］吕文明，舒孝萧．胸痹心痛中医证型与心电图改变相关性研究［J］．新中医，2020，52（15）：66-68.

［3］杨泽，苟筱雯，赵林华，等．态靶辨证在痰瘀互阻心绞痛中的运用——瓜蒌薤白半夏汤加降香、三七、蜈蚣粉［J］．辽宁中医杂志，2021，48（7）：1-3.

［4］高红丽．中医护理干预对瘀血痹阻型胸痹心痛患者生活质量、心功能及负性情绪的影响［J］．光明中医，2021，36（24）：4268-4270.

# 案例 6　气虚血瘀型胸痹患者 PCI 术后合并便秘的个案护理

冠状动脉粥样硬化性心脏病（coronary heart disease，CHD）属于中医学“胸痹心痛”范畴，一般是由于冠状动脉内供血不足造成的心脏缺氧、缺血，致使机体产生胸痛、胸闷、心慌、气短等表现，更有甚者导致心肌梗死、猝死等，同时对患者健康造成极大威胁。经皮冠状动脉介入术（percutaneous coronary intervention，PCI）是治疗 CHD 患者最有效的手段，能够有效降低冠心病患者病死率。[1] 患者由于卧床期间排便方式改变、负性情绪、药物等原因，极易发生便秘。[2] 患者用力排便可使腹内压增加，引起静脉回心血量增多，增加心脏负荷及心肌耗氧量，可加重心脏疾病，危及生命。因此，预防 PCI 术后患者便秘是心内科至关重要的护理内容。

## 一、案例导入

### （一）病例简介

张某，女，76 岁，因“间断胸闷痛 1 年，再发 1 天”步行入院。

既往史：高血压病，糖尿病。

现病史：患者 1 年前无明显诱因出现胸闷痛，位于剑突下，不伴心悸、出汗，症状持续 1 ～ 2 分钟后逐渐缓解。起初未予重视及治疗。1 天前患者无明显诱因再次出现剑突下闷痛，伴心悸、大汗，症状持续约 15 分钟，为求进一步诊治，于我院心病门诊就诊。

入院诊断：中医诊断：胸痹——气虚血瘀证。西医诊断：①冠状动脉粥样硬化性心脏病。②心脏病急性非 ST 段抬高心肌梗死。

### （二）病程介绍（表 1–11）

表 1–11　病程介绍

| 住院节点 | 病情及诊治过程 |
|---|---|
| 入院 | 患者步行入院，神志清，精神疲倦，间断剑突下闷痛，伴心悸、大汗。T 36.3℃，P 88 次 / 分，R 20 次 / 分，BP 132/86mmHg。予一级护理，低盐低脂饮食，留陪人，监测血压，完善相关检查。中医治疗以益气活血为治法，中药以半夏天麻白术汤加减，中医外治予耳穴压豆、隔物脐灸。西医予双联抗血小板聚集，降脂稳斑，降压并延缓心室重构，利尿减轻心脏负荷等对症治疗 |

续表

| 住院节点 | 病情及诊治过程 |
|---|---|
| 住院第 3 天 | 患者生命体征平稳，行冠脉造影 +PCI 术 |
| 住院第 4 天 | 患者术后第 1 天，生命体征平稳，4 天未解大便，予中医外治法、饮食调护等，指导患者床上练习排便 |
| 住院第 6 天 | 患者神清，精神尚可，生命体征平稳，大便秘结未见明显改善，经查阅文献，医护一体化查房，与医生沟通，予调整中药汤剂方为黄芪汤加减，以益气养阴化瘀，并增加四子散中药热罨包治疗，指导患者做便秘操，并行个性化中医调护 |
| 住院第 8 天 | 患者无胸闷胸痛，自行解大便 1 次 |
| 出院 | 患者无胸闷胸痛，大便通畅，病情稳定出院，嘱继续门诊随诊 |
| 出院后 2 周 | 对患者随访，患者按时服药，无胸闷胸痛，大便通畅，治疗护理效果满意 |

## 二、分析与讨论

### （一）专科及中医护理评估（表 1–12）

**表 1–12　专科及中医护理评估表**

| 评估维度 | 具体内容 | |
|---|---|---|
| 专科评估 | 1. 双肺呼吸音粗，未闻及明显干湿性啰音，心率（HR）78 次 / 分，心律齐，心音正常，未闻及明显杂音，双下肢无浮肿 | |
| | 2. 肠鸣音 2 次 / 分，每周排便少于 3 次，粪便干硬，腹胀，无明显压痛及反跳痛 | |
| | 3. Wexner 便秘量表评分 19 分，重度便秘，Bristol 大便分类法 Ⅰ 型 | |
| | 4. Morse 跌倒风险评分 65 分，高风险 | |
| 中医护理评估 | 望诊 | 神：稍疲倦 |
| | | 面色：淡白 |
| | | 形：形体适中，无异常动作 |
| | | 舌：舌暗红，苔白腻，舌中裂纹 |
| | 闻诊 | 声音：言语清晰，呼吸平稳 |
| | | 气味：无异常 |

续表

| 评估维度 | 具体内容 | | |
|---|---|---|---|
| 中医护理评估 | 问诊（十问歌） | 一问寒热 | 平素怕冷，无发热 |
| | | 二问汗 | 无动则出汗，无自汗盗汗 |
| | | 三问头身 | 无头晕头痛，腰背部疼痛、活动受限，双下肢无水肿，肌力正常，四肢肤温正常 |
| | | 四问便 | 小便正常，大便秘结 |
| | | 五问饮食 | 胃纳差 |
| | | 六问胸腹 | 偶有胸闷胸痛 |
| | | 七问聋 | 无耳聋耳鸣，听力未见明显下降 |
| | | 八问渴 | 无口干口苦 |
| | | 九问睡眠记忆力 | 眠一般 |
| | | 十问疼痛 | 剑突下闷痛 |
| | 切诊 | 脉：弦细 | |

### （二）辨证施护

**1. 护理难点问题**

PCI 术后大便秘结。

**2. 辨证思路**

患者年过七旬，气血亏虚，年老体弱，气虚则传送无力，血虚则津枯，肠道失润，脾肾阳虚，不能蒸化津液，阴寒内结，导致传下无力，大便艰涩。患者久病少动，气机有瘀滞，劳倦内伤，耗伤气血，气虚则大肠传导无力，阴虚血少则肠道干涩，失于濡润致大便干结，与大肠传导失司有关。另外，病位深于内侵犯脏腑，影响血液运行，久则成瘀，痰瘀互阻，心脉不通，故为里证。怕冷，无发热，属寒证。精神稍疲倦，面色淡白，舌暗红，苔白腻，病位在心，与脾相关，属虚证。舌暗红，苔白腻，切诊脉弦细，属阴证。故该患者属于虚秘，治疗护理应以“益气通络，活血化瘀，兼以益气润肠”为主。患者在服用益气润肠之功的黄芪汤加减及温经通络、改善循环、促进胃肠蠕动的隔物脐灸疗法后，其便秘症状改善不明显。因患者脾肺气虚，运化失职，大肠传导无力，故虽有便意，却临厕努挣乏力，难以排出，故在调理气血时重点培元固本、补益下焦、调中焦脾胃、益气润肠。

**3. 证候施护**

（1）关注：每日排便的时间、次数、性质以及患者是否有腹胀、腹痛情况。

（2）四子散中药热罨包治疗：取穴中脘、神阙、气海、关元、双侧天枢、双侧大横。操作：将四子散诸药混合，装入布袋，在 60 ～ 70℃的恒温箱内加热，待温度降至患者可耐受时，从神阙穴开始沿顺时针烫熨上述诸穴 10 分钟，再将热罨包外敷于上述诸穴 20 分钟。

（3）腹部按摩疗法：取穴大肠俞、神阙、大横、天枢，指导患者仰卧位，放松身体，采用指压按摩的方法先为患者按摩腹部的三个穴位（神阙、大横、天枢），每个穴位按摩时间为 5 分钟，以患者产生酸胀感为宜。然后让患者更换体位，采用俯卧位，按摩后背部的大肠俞，按摩方法不变。每次 20 分钟，每日 2 次，连续按摩 1 周。

（4）生活起居：起居有常，顺应四时，排便时不能努责。

（5）饮食指导：指导患者饮食宜清淡，多饮水，多吃纤维素含量高的食物，如粗粮、蔬菜、瓜果。食疗方：松子仁粥，空腹食，每日 3 次，以润肠通便。

（6）情志调理：与患者多沟通交流，说明本病证与情志的关系，嘱患者避免抑郁、恼怒或忧虑，保持心情舒畅，怡情放怀，以促进脾胃功能的恢复。

（7）指导患者做便秘操：采取站姿，左右抬腿至胸前；双手按肚画圈圈（顺时针）；双手扶腰转一转。每组动作以 2 分钟为宜。此套动作完成后取天枢穴（由外向内按揉）、中脘穴（顺时针按摩）、神阙穴（顺时针按摩），每个穴位按摩 100 次。

### （三）特色中医护理技术简介——四子散中药热罨包疗法

中药热熨敷技术是将中药加热后装入布袋，在人体局部或一定穴位上移动，利用温热之力使药性通过体表透入经络、血脉，从而达到温经通络、行气活血、散寒止痛、祛瘀消肿等作用的一种操作方法。四子散药用紫苏子、莱菔子、吴茱萸、白芥子，采用热罨包的方式，温经通络、行气消胀、散寒止痛的作用更强。[3]

**1. 四子散中药热罨包疗法适应证**

（1）脾胃虚寒引起的胃脘疼痛、腹冷泄泻、呕吐等。

（2）跌打损伤等引起的局部瘀血、肿痛等。

（3）扭伤引起的腰背不适、行动不便等。

（4）风湿痹病引起的关节冷痛、麻木、沉重、酸胀等。

（5）癃闭、痉证、瘫痪等。

**2. 四子散中药热罨包疗法禁忌证**

（1）身体大血管处、皮肤损伤早期、溃疡、炎症、水疱等禁用。

（2）腹部包块性质不明、孕妇腹部、腰骶部，以及局部无知觉处或反应迟钝者禁用。

（3）急性软组织损伤，以及有恶性肿瘤、金属移植物等部位禁用。

**3. 四子散中药热罨包操作方法**

将紫苏子、莱菔子、吴茱萸、白芥子各30g，粗盐250g打成粉末后装入布袋，放至60～70℃的恒温箱内加热，患者试温合适后，将热罨包外敷于患者腹部，覆盖神阙、中极、天枢等穴位，每次20～30分钟。

**4. 四子散中药热罨包操作注意事项**

（1）药熨中保持药袋的温度，冷却后应及时更换或加热。

（2）药熨过程中要及时观察病情变化，若患者感到疼痛或出现水疱时，应立即停止操作，报告管理人员，取一次性针头刺破水疱并用碘伏消毒。

（3）药熨温度适宜，尤其对老年人、婴幼儿实施药熨治疗时，温度不宜过高，避免灼伤。

（4）布袋用后消毒、清洗、晒干、高压灭菌后备用。

## 三、按语

本例患者年老体弱，卧床胃肠蠕动较差，气血亏虚。气虚则导致大肠传导无力，血虚则大肠失于濡养，脉道失充，不畅则瘀。胸痹患者PIC术后便秘是以气虚为本，推动无力，气虚血液流动无力，运行不畅导致血瘀，故患者的治疗护理原则为益气通络、活血化瘀、健脾和胃。患者虽服用中药治疗，但见效慢，故在中药的基础上加用四子散中药热罨包等中医适宜技术，内外同治，治疗周期缩短，疗效显著。四子散中的四药本身具有温经通络、行气止痛的功效，用四子散热敷气海、中极、关元等穴位，可使温热药力透皮沿经络渗进腹腔，加强胃肠蠕动，疏通经络，加快排气排便，使患者感觉舒适。

## 【知识小锦囊】

**神阙穴——主治百病**

神阙穴是临床上常用的一个穴位，首见于《黄帝内经》，位于肚脐中，别名气舍、气合、脐中穴等，是人体任脉上的要穴，是胎儿时连接母体的重要部位，被称为“命蒂”。神阙穴与十二经脉、五脏六腑、表里内外、五官九窍以及四肢百骸密切相关，故神阙穴可联系全身，能通调周身之经气，起到回阳固脱、益气升提、健脾益胃等作用。[4]如《医宗金鉴》言：“神阙百病老虚泻，产胀溲难儿脱肛。”且该书言，神阙，“主治百病”。用于神阙穴的治疗方法多样，包括穴位敷贴、艾灸、热敷、推拿、离子导入等，其治疗范围广，疗效确切，安全简便。

## 【参考文献】

［1］左昭，侯乃靖，王晶．解郁化痰饮对冠心病PCI术后伴发焦虑抑郁患者的治疗

效果观察［J］. 新疆医科大学学报，2023，46（6）：837–842.

［2］薛元红，张美君. 前瞻性护理配合脐部敷贴对ST段抬高型心肌梗死经急诊PCI后功能性便秘、负面情绪和不良心血管事件的影响［J］. 现代中西医结合杂志，2019，28（29）：3285–3289.

［3］许婵女，李云，张薇，等. 四子散腹部穴位热熨对人工髋关节置换术后便秘的预防效果及对关节功能的影响［J］. 四川中医，2021，39（4）：193–196.

［4］周如意，张丽娜，叶森林，等. 近10年神阙穴隔盐灸临床研究进展及文献分析［J］. 中国医药导刊，2022，24（3）：263–267.

# 案例7　运用隔姜灸疗法改善肝癖患者腹部胀痛

肝癖是因肝失疏泄，脾失健运，痰浊瘀积于肝，以胁胀或痛，右胁下肿块为主要表现的积聚类疾病。胃脘痛是因胃气郁滞、气血不畅所致，以上腹部近心窝处经常发生疼痛为主要临床表现；病位在胃，涉及肝、脾[1]。外受寒热暑湿诸邪，侵入腹中，使脾胃运化功能失常，邪气留滞于中，使气机不畅，不通则痛。其中诸邪又可互相转化、相互胶结，如寒郁化热、湿热交阻等，形成各种不同类型的临床表现。

## 一、案例导入

### （一）病例简介

李某，女，57岁，因“突发上腹部胀痛伴乏力3天，加重1天”步行入院。

现病史：患者于3天前无明显诱因出现上腹部胀痛、乏力，未予重视未治疗，上症反复发作，休息后稍缓解。1天前患者自觉上症再发加重，遂来急诊就诊。

既往史：既往体健。

入院诊断：中医诊断：肝癖——湿热蕴结证。西医诊断：①肝功能异常（胆管结石伴胆管炎？病毒性肝炎？）②胆囊结石。

### （二）病程介绍（表1–13）

表1–13　病程介绍

| 住院节点 | 病情及诊治过程 |
| --- | --- |
| 入院 | 患者步行入院，精神稍倦，身目黄染，上腹胀痛，触痛明显而拒按，伴有恶心，无呕吐。T 36.5℃，P 75次/分，R 18次/分，BP 124/82mmHg。丙氨酸氨基转移酶（ALT）523U/L（↑），天冬氨酸氨基转移酶（AST）407U/L（↑）。入院后按肝病科护理常规，一级护理，禁食水，密切观察生命体征，血糖监测（6小时1次）；完善相关辅助检查；予抗感染、解痉止痛、抑酸护胃等治疗；中医予中药封包敷贴疼痛部位；调饮食，宜营养易消化食物，忌生冷辛辣、肥甘厚味；畅情志；卧床休息，少活动 |
| 住院第3天 | 患者神志清，乏力困倦，身目黄染，右上腹胀痛未缓解，予腹部隔姜灸治疗 |
| 住院第4天 | 患者神志清，乏力困倦略减轻，右上腹部胀痛较前缓解，继续予腹部隔姜灸治疗 |
| 住院第5天 | 患者神志清，精神可，身目黄染，右上腹部胀痛明显缓解，无恶心呕吐，继续予腹部隔姜灸治疗 |

续表

| 住院节点 | 病情及诊治过程 |
| --- | --- |
| 出院 | 患者无腹胀、腹痛，生命体征平稳，转氨酶降至正常，ALT 40U/L，AST 33U/L，身目黄染减轻，遵医嘱办理出院 |
| 出院后 1 周 | 对患者随访，无腹痛腹胀，对治疗护理效果满意 |

## 二、分析与讨论

### （一）专科及中医护理评估（表 1–14）

**表 1–14　专科及中医护理评估表**

<table>
<tr><th>评估维度</th><th colspan="3">具体内容</th></tr>
<tr><td>专科评估</td><td colspan="3">腹部对称，平软，无皮疹、静脉曲张，无胃肠型及蠕动波，上腹压痛（+），反跳痛（–），无肌紧张。肝脾肋下未及，移动性浊音（–），墨菲征（+）、麦克伯尼点（–），肝脾区叩痛（–），肠鸣音约 5 次 / 分，双肾区叩击痛（–）</td></tr>
<tr><td rowspan="17">中医护理评估</td><td rowspan="5">望诊</td><td colspan="2">神：神清，精神稍倦</td></tr>
<tr><td colspan="2">面色：身目黄染</td></tr>
<tr><td colspan="2">形：形体适中</td></tr>
<tr><td colspan="2">态：行走正常</td></tr>
<tr><td colspan="2">舌：舌质红，苔黄腻</td></tr>
<tr><td rowspan="2">闻诊</td><td colspan="2">声音：言语清晰，呼吸平稳</td></tr>
<tr><td colspan="2">气味：无异常</td></tr>
<tr><td rowspan="10">问诊<br>（十问歌）</td><td>一问寒热</td><td>无怕热怕冷</td></tr>
<tr><td>二问汗</td><td>无自汗盗汗</td></tr>
<tr><td>三问头身</td><td>无头晕头痛，头身困重，无双下肢无水肿，四肢肤温偏高</td></tr>
<tr><td>四问便</td><td>小便黄，大便每日 1 次，质硬</td></tr>
<tr><td>五问饮食</td><td>纳呆</td></tr>
<tr><td>六问胸腹</td><td>有腹痛、腹胀</td></tr>
<tr><td>七问聋</td><td>无异常</td></tr>
<tr><td>八问渴</td><td>无口干口苦</td></tr>
<tr><td>九问睡眠记忆力</td><td>眠可，认知及记忆力稍减退</td></tr>
<tr><td>十问妇科</td><td>无</td></tr>
</table>

续表

| 评估维度 | 具体内容 | |
|---|---|---|
| 中医护理评估 | 切诊 | 脉：沉滑 |
| | | 腹部：全腹柔软，上腹压痛阳性 |

### （二）辨证施护

**1. 护理难点问题**

腹部胀痛。

**2. 辨证思路**

缘患者摄生不慎，熬夜过劳，又饮食不节，过食肥甘，损伤脾胃，湿热内盛，郁于肝胆，肝胆失于疏泄，脾失健运，乃致气滞湿阻，清浊相混，阻滞气机；舌质红、苔黄腻、脉沉滑，皆为“湿热蕴结”之征象。本病位在肝，与胆、脾关系密切，病性属实证，日久常损及脾胃，常虚实夹杂。

**3. 证候施护**

（1）关注：疼痛的部位、性质、程度，发作的时间、伴随症状以及与气候、饮食、情志、劳倦的关系。

（2）隔姜灸疗法：选取中脘、关元、足三里；消毒穴位处皮肤，取4片姜片（厚0.3cm，直径4.5cm）置于穴位上，姜片上放置圆锥状艾炷，点燃，艾炷燃烧完后换下一炷，每次5炷。调整患者姿势为俯卧位；取双侧胃俞、脾俞、肾俞；消毒穴位处皮肤，取6片姜片（厚0.3cm，直径4.5cm）置于穴位处，于姜片上放置圆锥状艾炷，点燃，艾炷燃烧完后换下一炷，每次5炷。

（3）遵医嘱穴位敷贴：选取天枢、气海、足三里、三阴交、上巨虚，遵医嘱穴位敷贴。

（4）生活起居：病室宜安静、整洁，减少外界不良刺激，疼痛发作时卧床休息。

（5）饮食指导：饮食宜祛湿清热的食物，如白萝卜、紫菜、洋葱、枇杷、白果、扁豆、薏苡仁、赤小豆、蚕豆等。

（6）情志调理：保持心情舒畅，生活规律，忌郁、悲、思等不良情绪刺激，向患者婉言说明焦虑对身心健康和人际关系可能产生的不良影响。

（7）运动指导：指导患者在床上适当运动，腹部按摩（仰卧位下屈曲双膝，将两手搓热，右手放于左手背上，左手在肚脐上方平放并按照顺时针方向进行按揉，逐渐增加力度和频率，每次15～30分钟，每日3次）。病情稳定时，进行体育锻炼，如太极拳、八段锦、五禽戏等。

## （三）特色中医护理技术简介——隔姜灸疗法

隔姜灸在明代杨继洲的《针灸大成》中即有记载："灸法用生姜切片如钱厚，搭于舌上穴中，然后灸之。"张景岳在《类经图翼》中提到治疗痔疾，"单用生姜切薄片，放痔痛处，用艾炷于姜上灸三壮，黄水即出，自消散矣"。清代吴尚先的《理瀹骈文》和李学川的《针灸逢源》等书籍中亦对隔姜灸有载述。现代，由于隔姜灸取材方便，操作简单，已成为最常用的隔物灸法之一。

**1. 隔姜灸疗法适应证**

（1）内科疾病：感冒、头痛、恶心、呕吐、腹泻、小腹冷痛等。

（2）妇科疾病：痛经、月经不调等。

（3）各类疑难杂症：适合体虚体寒之人。

（4）五官科疾病：周围性面神经麻痹、腰腿疼痛等。

**2. 隔姜灸疗法禁忌证**

（1）过敏：对于艾烟、生姜过敏的人群不能进行隔姜灸。临床上有少部分人群对艾烟有过敏反应，主要表现为比较强烈或比较明显的呼吸道刺激症状，此类人群接触艾烟以后，会有比较明显的咽痒或咳嗽症状出现。

（2）妊娠：如果女性已经明确妊娠，也不建议在腰骶部、胸腹部进行隔姜灸，以免对胎儿造成影响。

（3）其他禁忌证：如果局部皮肤出现破溃，甚至有出血倾向，也不能做隔姜灸，否则会有增加局部感染的风险。对于阴虚火旺或实证者，应用隔姜灸时要慎重，有可能会因其助阳的作用而加重阴虚火旺的症状。另外，月经期或即将月经来潮的女性也不建议进行隔姜灸。

**3. 隔姜灸操作方法**

（1）用物准备（图 1–14，图 1–15）

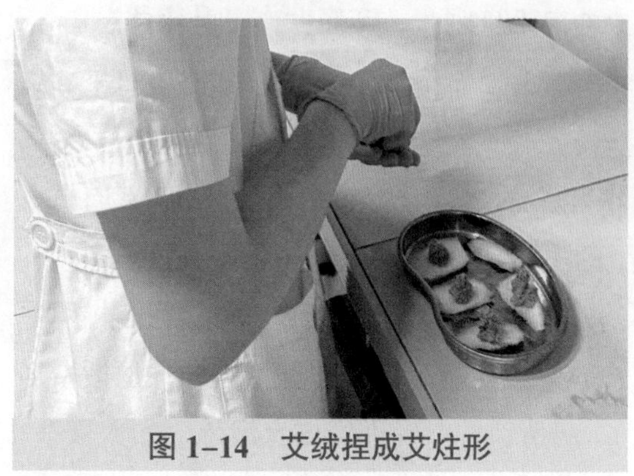

图 1–14　艾绒捏成艾炷形

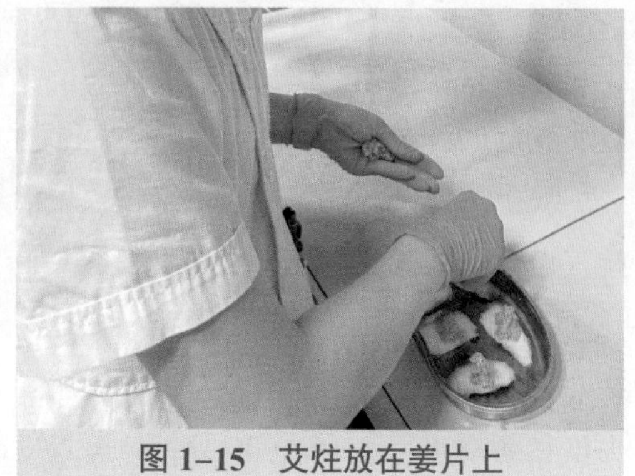

图 1–15　艾炷放在姜片上

（2）隔姜灸疗法操作（图 1–16，图 1–17）

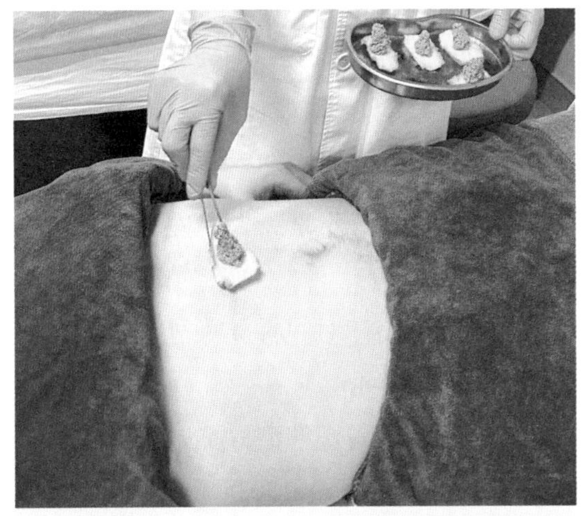

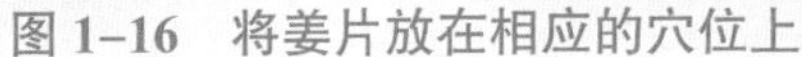

图 1–16　将姜片放在相应的穴位上

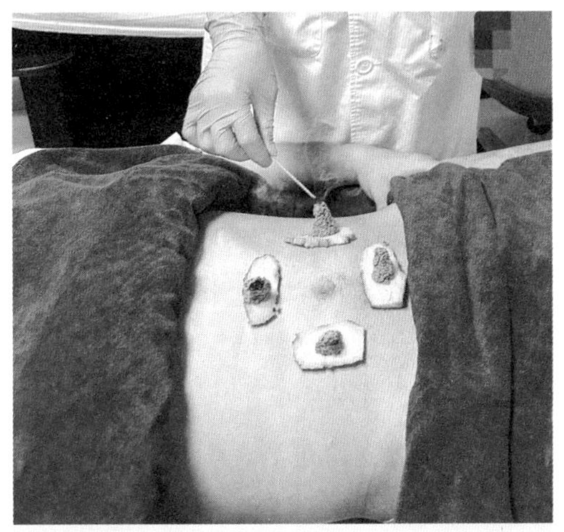

图 1–17　点燃艾炷

4. 隔姜灸操作注意事项

（1）隔姜灸应该选择较平整的部位，需避免在大血管走行以及皮损的位置进行。

（2）隔姜灸选用的姜需为新鲜的老姜，现切现用，不建议选用干姜或嫩姜。

（3）在进行隔姜灸时，需注意不可过饱过饥，也不可情绪过于激动，进行操作前需避免饮酒。

（4）如果在操作过程中不慎灼伤皮肤，或起水疱，应进行消毒处理，以防止感染。

（5）在进行隔姜灸后，短时间内不能洗澡。

## 三、按语

本例患者胃脘痛为肝癖的常见临床症状，病位应责之于肝，肝失疏泄则其气横逆，犯胃乘脾，以致胃失通降，脾失健运，胀滞不通，不通则痛，发为本病。故治疗护理以疏肝健脾、和胃理气、缓中止痛为主。

隔姜灸是中医特色护理技术的一种。其中生姜温经散寒，艾叶温通经络、祛寒除湿，二者联用可达到良好的祛寒扶正、和胃止痛功效[2]。在本案例所选的腧穴中，中脘健脾和胃，关元补阳益气，对上述穴位实施隔姜灸，可温通调畅中焦气机，恢复其正常之气化出入升降功能，并可激发全身气血，温煦阳气，祛寒和胃止痛[3]，而诸症遂愈。

## 【知识小锦囊】

灸法作为一种传统的中医外治法，具有针所不及、药所难能的疗效，《黄帝内经》对于灸法的治疗范围和原则有着明确的记载：“针所不为，灸之所宜……阴阳皆虚，火自当之……经陷下者，火则当之；结络坚紧，火所治之……”十二经脉沟通脏腑与经脉的联系，艾灸法可借灸火的热力、灸材的药力作用于特定的腧穴或部位，通过经络的传导发挥温通作用[4]。

## 【参考文献】


[1] 冼绍祥，全小明. 中医专科专病护理常规 [M]. 北京：人民军医出版社，2013.

[2] 廖子鹏，潘红霞，陈航言，等. 恒温雷火灸配合姜汁对脾胃虚寒型胃脘痛患者疗效及体表温度的影响 [J]. 护理学报，2022，29（9）：11-15.

[3] 魏敏，陈思洁，李成艳. 脐灸联合黄芪建中汤对脾胃虚寒型胃脘痛患者临床疗效及机制研究 [J]. 湖南中医药大学学报，2020，40（12）：1499-1503.

[4] 任苏妍，崔松香，杨进，等. 艾灸治疗脾胃病的临床研究进展 [J]. 光明中医，2019，34（11）：1773-1776.

# 案例 8 运用刺络拔罐疗法改善湿热蕴结型急性多发性痛风性关节炎患者症状

痛风是一种炎症性关节炎，是由于血清尿酸水平过高，导致关节内尿酸钠结晶沉积从而引发的炎症性疾病，近年痛风患病率正在逐渐升高[1]。根据不同地区的研究资料，我国痛风的患病率为 1.1% ～ 3.1%，且以每年 9.7% 的速度递增，我国高尿酸血症患者已达 1.2 亿，预计到 2030 年痛风性关节炎将成为仅次于糖尿病的第二大代谢性疾病[2]。急性痛风性关节炎（acute gout arthritis，AGA）作为痛风的首发症状，疼痛剧烈，反复发作。若治疗不利，病情迁延，可能会导致关节畸形、功能障碍，甚者可致残疾，严重影响患者的生活质量，增加社会及医疗的负担。[3]痛风性关节炎属于中医学“痹病”范畴。《医学正传》曰：“夫古之所谓痛痹者，即今之痛风也。诸方书又谓之白虎历节风，以其走痛于四肢骨节，如虎咬之状，而以其名名之耳。”朱丹溪云：“大率因血虚受热，其血已自沸腾，或加之以涉水受湿，热血得寒，污浊凝滞，不得营运，所以作痛。”随着现代社会人们生活水平的改善，高脂肪、高嘌呤、高蛋白的食物大量摄入，使痛风性关节炎成为常见病、多发病。

## 一、案例导入

### （一）病例简介

刘某，男，40 岁，主因“反复多关节肿痛 7 年，加重 1 周”轮椅入院。

**既往史：**既往体健。

**现病史：**患者 7 年前无明显诱因出现双手关节及腕、肘、肩、膝、踝等多关节肿痛，无明显晨僵，间断骨科就诊予口服药物、封闭针等治疗，关节肿痛好转，但症状反复。1 周前患者因高嘌呤饮食后再次出现左肘、左腕、左手指间关节、右踝关节肿痛不适，疼痛剧烈，肤温升高，皮色稍红，关节活动明显受限，口服双氯芬酸钠缓释片后症状无明显好转，严重影响日常工作及生活，今为进一步系统评估治疗，门诊以“痛风”收住院。

**入院诊断：**中医诊断：痛风——湿热蕴结证。西医诊断：痛风。

## （二）病程介绍（表 1-15）

**表 1-15　病程介绍**

| 住院节点 | 病情及诊治过程 |
|---|---|
| 入院 | 患者轮椅入院，神清，精神稍倦，左肘、左腕、左手指间关节、右踝关节肿痛不适，伴多发痛风石形成，双肘、右踝关节处较大，约 3cm×3cm，疼痛剧烈，视觉模拟评分法（VAS）疼痛评分 9 分，肤温升高，皮色稍红，关节活动明显受限。T 36.2℃，P 104 次 / 分，R 20 次 / 分，BP 151/108mmHg。予一级护理，低盐、低脂、低嘌呤饮食，监测血压，卧床休息，注意关节制动，保护关节。中医以标本兼治为则，以清热除湿、通络止痛为治法，方选四妙散加减。中医外治予中药封包治疗、中药熏药治疗、耳穴压豆等，中成药予如意珍宝丸清热除湿。西医予依托考昔片消炎止痛治疗；偶有胃脘不适，予雷贝拉唑钠肠溶片抑酸护胃；患者入院血压偏高，否认高血压病史，暂予硝苯地平控释片降压 |
| 住院第 1 天 | 左肘、左腕、左手指间关节、右踝关节肿痛疼痛剧烈，肤温升高，皮色稍红，关节活动明显受限，VAS 疼痛评分 9 分，关节红肿和活动受限评分 3 分，予刺络拔罐疗法（左曲池、手三里、孔最、腕骨、阿是穴等）以活血化瘀、通络止痛 |
| 住院第 2 天 | 左肘、左腕、左手指间关节肿痛不适稍减，右踝关节肿痛疼痛剧烈，VAS 疼痛评分 9 分，关节红肿和活动受限评分 3 分，继续予中医局部理疗以舒筋理气、通络止痛，予刺络拔罐疗法（右昆仑、照海、丘墟、太冲、阿是穴等）以活血化瘀、通络止痛。西医治疗予醋酸曲安奈德注射液、秋水仙碱片以加强消炎止痛 |
| 住院第 3 天 | 左肘、左腕、左手指间关节、右踝关节肿痛不适稍减，肤温稍高，皮色稍红，关节活动受限，VAS 疼痛评分 4 分，关节红肿和活动受限评分 2 分，予刺络放血拔罐疗法（右昆仑、照海、解溪、阿是穴等）以活血化瘀、通络止痛 |
| 住院第 6 天 | 关节肿痛不适较前减轻，肤温正常，皮色不红，关节活动受限改善，VAS 疼痛评分 3 分，活动受限评分 1 分，予关节小火龙罐治疗以通络止痛 |
| 住院第 9 天 | 关节肿痛不适减轻，关节活动受限改善，VAS 疼痛评分 2 分，活动受限评分 1 分 |
| 出院 | 关节肿痛不适明显减轻，关节活动受限改善，VAS 疼痛评分 1 分，活动受限评分 1 分 |
| 出院后 1 个月 | 对患者随访，四肢关节无肿痛，关节活动受限较前改善，活动受限评分 1 分，治疗护理效果满意 |

## 二、分析与讨论

### （一）专科及中医护理评估（表 1–16）

**表 1–16　专科及中医护理评估表**

<table>
<tr><th>评估维度</th><th colspan="3">具体内容</th></tr>
<tr><td rowspan="3">专科评估</td><td colspan="3">1. VAS 疼痛评分 9 分，重度疼痛</td></tr>
<tr><td colspan="3">2. 关节红肿和活动受限评分 3 分</td></tr>
<tr><td colspan="3">3. Morse 跌倒风险评分 25 分，中风险</td></tr>
<tr><td rowspan="18">中医护理评估</td><td rowspan="5">望诊</td><td colspan="2">神：精神稍倦</td></tr>
<tr><td colspan="2">面色：欠荣润</td></tr>
<tr><td colspan="2">形：形体偏胖</td></tr>
<tr><td colspan="2">态：关节活动明显受限</td></tr>
<tr><td colspan="2">舌：舌红，苔黄腻，舌下络脉稍迂曲</td></tr>
<tr><td rowspan="2">闻诊</td><td colspan="2">声音：言语清晰，呼吸平稳</td></tr>
<tr><td colspan="2">气味：无异常</td></tr>
<tr><td rowspan="10">问诊<br>（十问歌）</td><td>一问寒热</td><td>腹部、四肢冰凉</td></tr>
<tr><td>二问汗</td><td>动则汗出</td></tr>
<tr><td>三问头身</td><td>无异常</td></tr>
<tr><td>四问便</td><td>大便偏稀</td></tr>
<tr><td>五问饮食</td><td>偶有胃脘不适，无恶心呕吐</td></tr>
<tr><td>六问胸腹</td><td>腹部膨隆，腹部见脂肪堆积</td></tr>
<tr><td>七问聋</td><td>无异常</td></tr>
<tr><td>八问渴</td><td>口干口苦</td></tr>
<tr><td>九问睡眠记忆力</td><td>疼痛影响睡眠，记忆力正常</td></tr>
<tr><td>十问疼痛</td><td>左肘、左腕、左手指间关节、右踝关节肿痛</td></tr>
<tr><td>切诊</td><td colspan="2">脉：沉滑</td></tr>
</table>

### （二）辨证施护

#### 1. 护理难点问题

关节肿痛难忍，活动受限严重。

**2. 辨证思路**

缘患者中年男性，劳逸失度，损及脏腑功能，风寒湿三气杂至，乘虚而入，注于经络，留于关节，加之脾肾功能受损，运化水湿、分清泌浊功能失调，从而导致对水湿、痰浊的排泄功能下降，痰湿内生，蕴结体内，化生湿热、痰热，流注于四肢、关节、肌肉，阻于肢体经络，不通则痛，故见关节肿痛；湿热内蕴，熏蒸肢体、官窍，可见关节皮温升高及口干等不适；舌红，苔黄腻，舌下络脉稍曲张，脉沉滑为湿热蕴结之征象。故该患者在治疗护理上以标本兼治为则，以清热除湿、通络止痛为治。因关节肿痛明显，严重影响患者生活，故在西药抗炎疼痛未得以缓解的基础上，给予刺络拔罐疗法，使瘀滞在局部的邪热之毒随气血而流出，从而疏通瘀结处的气血，达到清热利湿、通痹止痛之功。《素问·针解》记载了放血疗法："菀陈则除之者，出恶血也。"说明气血壅滞，导致阴阳逆乱，诸疾产生，放出瘀血则气血运行正常，从而达到治疗疾病目的。"旧血不去，则新血断然不生。"刺络放血则让痛风的"菀陈"除之，"恶血"出之，新血生之。[4]

**3. 证候施护**

（1）关注：关节疼痛、红肿、活动受限的程度。

（2）刺络拔罐疗法：①患者选取合适操作的体位，选取施术穴位并标记。②术者常规手部消毒后，用安尔碘在患者局部皮肤常规消毒，戴无菌手套。③用三棱针行透皮放血，刺入深度以刺破皮肤为宜，可见局部点滴出血。④再用自制抽气罐吸附于操作部位，通过负压使瘀血缓缓吸拔于罐内，放血量每次 3 ～ 5mL。⑤取下自制抽气罐，用棉签擦拭局部血渍，再用安尔碘在局部皮肤常规消毒。每周 1 次，8 次为 1 个疗程，急性期可根据情况隔日 1 次。

（3）生活起居：①急性发作期宜卧床休息，抬高患肢，避免受累关节负重。②注意皮肤的保护，保持患处清洁，避免摩擦、损伤，防止溃疡发生。

（4）饮食指导：①控制总热量的摄入，限制高嘌呤食物，降低血尿酸水平及促进尿酸排泄，鼓励多饮水，每天饮水 2000mL 以上，禁饮酒。②宜进食利湿泄浊之品，如山药、陈皮、芡实、薏苡仁等，多食用碱性食物，如杏仁、核桃、草莓、柑橘、绿叶蔬菜、萝卜、土豆等。

（5）健康宣教：①告知患者及家属，痛风很难根治，必须终身耐心坚持疗养。②劳逸结合，避免劳累或着凉。③节制饮食，控制高嘌呤食物，不食或少食。多饮水，避免暴饮暴食。勿饮酒，不宜喝大量浓茶或咖啡。④避免精神和躯体劳累。缓解期多沐浴，促进局部血液循环，并且注意保暖。⑤严格遵医嘱用药，切忌自行停药或加服其他药物。⑥定期复查血尿酸、尿常规，控制体重，指导患者自我检查，如平时用手触摸耳轮及手足关节处是否产生痛风石。

（6）情志调理：对反复发作的患者，医护人员应经常进行相关知识的宣教，避免诱发因素。根据中医五行理论，指导患者选用宫调式曲目如《十面埋伏》《春江花月夜》等，入脾经以健脾益气，宜进餐时或进餐后 1 小时内聆听；羽调式曲目如《汉宫秋月》《乌夜啼》等，入肾经以补肾，调达升降，宜上午 7:00 ～ 11:00 聆听，每次 20 ～ 30 分钟。

（7）运动指导：指导患者在疼痛缓解后进行关节操、散步、太极拳等，逐渐增加活动量，以患者能耐受为宜，避免剧烈运动。

### （三）特色中医护理技术简介——刺络拔罐疗法

刺络拔罐疗法是刺络放血和拔罐结合的一种治疗方法。刺络放血是选用特制的针具，在患者身上选择特定的部位或浅表血络点刺放血。《灵枢·官针》曰："赞刺者，直入直出，数发针而浅之，出血，是谓治痈肿也。"拔罐是一种中医外治法，在古代被称为"角法"。随着医疗技术和器具的发展，拔罐由单一治疗疼痛发展到治疗内、外、五官、妇科等多科疾病，拔罐工具也从兽角发展到竹筒、玻璃罐、抽气罐等。拔罐疗法是通过真空负压的原理施治于人体之体表皮肤来达到治病的目的，具有通经活络、鼓动气血、消肿止痛、温煦皮毛等作用[4]。因远端关节血管少，温度低，用针具刺破关节囊后，血液只是点滴而出，不能起到治疗作用。因此，刺络放血配合拔罐治疗，通过负压将瘀血放出。大的玻璃罐无法吸附，使用型号小的气罐则能有效地吸附关节，放出瘀血，起到活血化瘀兼散表寒之功。

**1. 刺络拔罐疗法适应证**

（1）皮肤疾病：带状疱疹、银屑病、荨麻疹、湿疹等。

（2）骨关节疾病：腰椎间盘突出、颈椎病、膝骨关节炎、肩周炎、痛风性关节炎等。

（3）神经系统疾病：周围性面瘫、偏头痛等。

（4）其他疾病：失眠、乳腺增生、高黏滞血症等。

**2. 刺络拔罐疗法禁忌证**

（1）不宜拔罐的疾病：中度及严重的心脏病，急性传染病，高热抽搐，有出血倾向的疾病。

（2）不宜选择的部位：皮肤破损溃烂处，急性炎症处，有静脉曲张、癌肿处，口唇、眼、耳、乳头、瘢痕、前后阴、心前区部位，浅表动脉分布处，孕妇腰骶部及合谷、三阴交等穴位处。

（3）特殊人群：怀孕 4 个月以上者，或精神高度紧张、狂躁不安、抽搐不能合作者一般禁拔罐。

（4）饮食劳逸：患者在过度疲劳、过饥、过饱、过渴或醉酒的情况下不宜施行拔罐治疗。

**3. 刺络拔罐操作方法（图 1–18 ~ 图 1–23）**

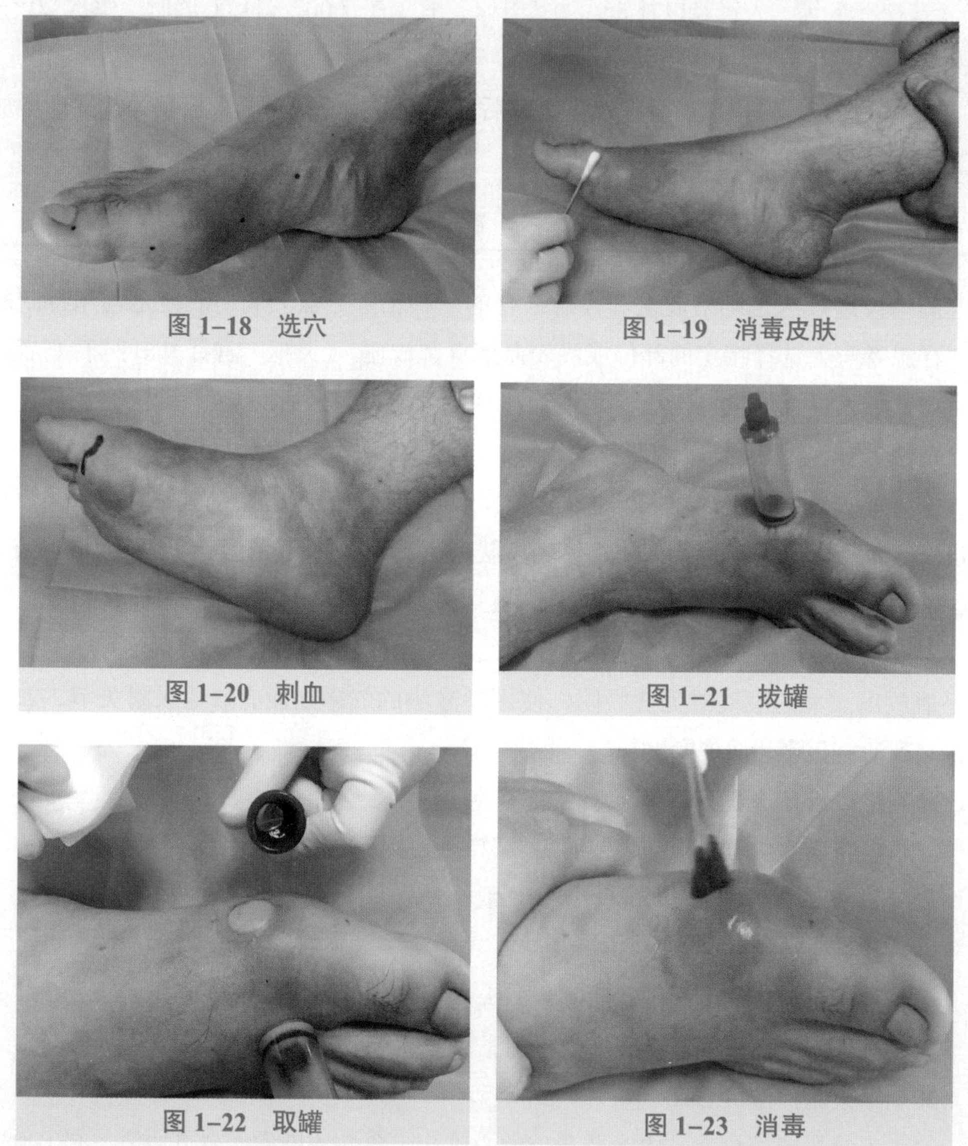

图 1–18　选穴

图 1–19　消毒皮肤

图 1–20　刺血

图 1–21　拔罐

图 1–22　取罐

图 1–23　消毒

**4. 刺络拔罐操作注意事项**

（1）起罐：观察施罐部位皮肤情况。嘱患者当日内避免沐浴、游泳，以免感冒及伤口感染。

（2）尽量选取肌肉丰厚、毛发较少的部位进行拔罐。

（3）避免过劳、过饥时拔罐。

## 三、按语

本例患者痛风反复发作，疼痛剧烈，若治疗不利，病情迁延，可能会导致关节畸形、功能障碍，甚者可致残疾，严重影响患者的生活质量。其中医辨病为痛风，辨证为湿热蕴结证，故患者的治疗护理原则为清利湿热、宣畅气机、祛风除痹。

患者在进行中药汤剂、抗炎止痛等整体调理时，运用中医辨证施护的方法，选择刺络拔罐疗法治疗痛风性关节炎急性疼痛，疗效明显且不良反应少。刺络放血疗法主要是通过排出局部的尿酸，在短时间内降低血尿酸浓度，能迅速缓解急性期患者的临床症状。同时，临床上急则治标，缓则治本，在此基础上配合中药内服、中药外敷、火龙罐、针刺等传统疗法及西药治疗时，临床疗效得到了提升，达到了标本兼治的效果。

有效的痛风治疗与管理不仅需要患者长期坚持降尿酸药物治疗，保持健康的生活方式，还需要患者拥有良好的疾病感知。出院后 1 个月对患者进行回访，患者出院后坚持服用药物、规律饮食和作息，症状较出院时缓解，效果非常满意。

### 【知识小锦囊】

临床上常见的刺络放血部位

（1）阿是穴放血：阿是穴多是病患局部或病痛反应点，是“灸刺皆验”处。明代汪机在《外科理例》中多次指出在阿是穴刺血排脓每获良效。阿是穴放血可排出局部瘀血和毒血，促进局部血液循环，减轻局部缺血和缺氧的状态，促进新血生成，邪气祛则正气复，促进病情向愈。

（2）络脉放血：《素问·调经论》曰：“病在血，调之络。”疾病在血分，可以调理络脉，应用刺络放血的方法。

（3）特定穴放血：《灵枢·经脉》曰：“手太阴之别，名曰列缺……散入于鱼际。其病实则手锐掌热……”说明手掌热痛可以应用列缺穴针刺或放血治疗。列缺处于桡骨茎突高点下，放血操作不易，且出血量小，难以达到治疗目的，临床上手掌热痛可选用肺经的鱼际穴放血。“荥主身热”，在肺经荥穴鱼际处刺血可使邪气外出，促使列缺经气运行流转，进而治疗手太阴肺经病证。

（4）八虚放血：八虚位于人体的肘部、腋部、髋部、腘部的凹陷处，是气血汇聚的部位。《灵枢·邪客》曰：“肺心有邪，其气留于两肘；肝有邪，其气流于两腋；脾有邪，其气留于两髀；肾有邪，其气留于两腘。凡此八虚者，皆机关之室，真气之所过，血络之所游，邪气恶血固不得住留，住留则伤筋络骨节，机关不得屈伸，故拘挛也。”八虚可反映内在五脏的盛衰虚实。当五脏有疾，关节屈伸不利时，可以在相应的部位刺络放血以祛除五脏之邪气。

## 【参考文献】

[1] 何爽，夏依代·图尔荪，孙红光，等. PDZK1 基因启动子区 rs12129861 位点基因多态性与新疆汉族男性人群痛风发病的关系 [J]. 山东医药，2023，63（3）：1–5.

[2] 王平，杜敏，李明珠，等. 加味通苓散联合中药热罨包治疗急性痛风性关节炎的疗效及对 NLRP3 炎性体的影响 [J]. 中国老年学杂志，2023，43（3）：564–568.

[3] 杨祎佳，范郁山. 中医外治法治疗痛风的研究进展 [J]. 大众科技，2021，23（11）：114–117.

[4] 何露露，熊建建. 刺络放血配合拔罐治疗痛风第一跖趾关节痛的应用 [J]. 临床医药文献电子杂志，2020，7（74）：59，65.

# 案例 9　腹部膏摩疗法改善痰热阻肺型肺癌患者化疗后便秘

肺癌是我国及世界各国发病率和死亡率较高的恶性肿瘤。[1] 2020 年，全球新增肺癌人数 220 万，死亡 180 万；我国新增肺癌人数 81 万，死亡 71 万。[2] 便秘是指粪便在肠内滞留过久，秘结不通，排便周期延长，或周期不长，但粪质干结，排出艰难，或粪质不硬，虽有便意，但便而不畅的病症。便秘是肺癌根治术后常见的胃肠道并发症，发生率为 20.0% ～ 30.0%[3]，主要是因为化疗所用的药物具有一定的副作用，接受化疗的肺癌患者可能会出现呕吐现象，而长时间的呕吐则会减少患者体内水分，继而导致患者大便干燥，最终引发便秘。另外，便秘的出现还和患者自身饮食、心理情绪以及运动状况等方面密切相关，加之肺癌化疗患者食欲减退，更加提高了便秘风险[4]。

## 一、案例导入

### （一）病例简介

罗某，男，74 岁，因“发现肺癌 8 月余，便秘、纳差 1 月余”步行入院。

**既往史：**口服安罗替尼后出现血压升高，血压最高达 180/120mmHg，既往口服拜新同控制血压。2022 年 6 月 29 日在本院住院期间诊断为甲状腺功能减退，予口服左甲状腺素钠 25mg，每日 1 次。白内障病史。

**现病史：**患者于 2021 年 10 月因右背部不适前往当地医院治疗，CT 示右肺下叶病变，考虑恶性肿瘤（胸膜间皮瘤？黏液性腺癌？），行右侧胸壁肿物活检术，术后病理为右侧胸壁肿物转移性腺癌。术后规律行特瑞普利单抗注射液 9 次免疫治疗，并口服安罗替尼行靶向治疗，病情平稳，间断出现便秘。近 1 个多月来，患者便秘进行性加重，5 ～ 6 天解 1 次，伴腹胀，胃纳差，仅能进食少量水液，为求进一步中西医结合治疗，门诊以肺癌收治本科。

**入院诊断：**中医诊断：肺癌——痰热阻肺证。西医诊断：①肺恶性肿瘤（右下肺腺癌骨转移 pT3N2M1c Ⅳ b 期）。②腰椎压缩性骨折。③胸腔积液。④腹腔积液。⑤肺气肿。⑥肺大泡。⑦甲状腺功能减退症。⑧结节性甲状腺肿。

### （二）病程介绍（表 1–17）

**表 1–17　病程介绍**

| 住院节点 | 病情及诊治过程 |
| --- | --- |
| 入院 | 患者步行入院，神志清，精神一般，偶有咳嗽，视物模糊，胸闷，食欲差，便秘，左下肢伴疼痛，搀扶可缓慢行动，夜寐一般。T 36.3℃，P 82 次 / 分，R 20 次 / 分，BP 121/78mmHg。予肿瘤科常规护理，告病重，一级护理，流质饮食，完善相关检查。中医以清热化痰为主，予二陈汤加减。中医外治法：雷火灸，每日 1 次，调理脾胃功能；耳穴压豆，隔日 1 次，调理睡眠障碍；腹部膏摩通便，调理脾胃运化，促进肠道蠕动。西医治疗：左甲状腺素钠片，口服，每日 1 次；碳酸钙 $D_3$ 片，口服，每日 2 次；骨化三醇胶丸，每日 1 次。布里斯托（Bristol）大便分类法：Ⅰ型（分散坚果样大便）。Wexner 便秘量表评分 27 分（重度便秘） |
| 住院第 2 天 | 患者生命体征稳定，予雷火灸（灸中脘、上脘、下脘、神阙、建里、水分等穴）、耳穴压豆（取神门、心、肝、脾、内分泌等穴），胸闷症状好转，便秘未改善 |
| 住院第 4 天 | 患者神志清，精神尚可，患者惧雷火灸味道引起刺激性咳嗽，拒绝使用，予心理疏导。通过医护一体查房，增加腹部膏摩（穴位以神阙穴为中心，配合中脘、气海、关元、天枢）、中药热罨包疗法，并行个性化中医调护。Bristol 大便分类法：Ⅱ型（硬结状腊肠样大便）。Wexner 便秘量表评分 23 分。便秘未见明显改善 |
| 住院第 6 天 | 继续予腹部膏摩，每日 1 次，调理脾胃功能，促进胃肠道蠕动。Bristol 大便分类法：Ⅳ型（柔软样腊肠便，表面光滑）。Wexner 便秘量表评分 6 分。便秘改善 |
| 住院第 14 天 | 自行排便，每日解黄色便 1 次。Bristol 大便分类法：Ⅴ型（分散团块样软便）。Wexner 便秘量表评分 2 分 |
| 出院 | 患者正常排便，每日 1 次，病情稳定出院，嘱继续中医护理便秘门诊随诊治疗 |
| 出院后 2 周 | 对患者随访，每日解便 1 次，偶有失眠，治疗护理效果满意 |

## 二、分析与讨论

### （一）专科及中医护理评估（表 1–18）

**表 1–18　专科及中医护理评估表**

| 评估维度 | 具体内容 |
| --- | --- |
| 专科评估 | 1. 营养风险筛查评估表（NRS2002）评分 2 分 |
| | 2. Wexner 便秘量表评分 30 分，重度便秘。Bristol 大便分类法：Ⅰ型 |
| | 3. Morse 跌倒风险评估 45 分，高风险 |

续表

<table>
<tr><th>评估维度</th><th colspan="3">具体内容</th></tr>
<tr><td rowspan="20">中医护理评估</td><td rowspan="5">望诊</td><td colspan="2">神：少神，精神疲倦</td></tr>
<tr><td colspan="2">面色：少华</td></tr>
<tr><td colspan="2">形：发育正常，形体中等</td></tr>
<tr><td colspan="2">态：行走乏力无异常动作</td></tr>
<tr><td colspan="2">舌：舌质红，苔黄腻</td></tr>
<tr><td rowspan="2">闻诊</td><td colspan="2">声音：言语清晰，呼吸平稳</td></tr>
<tr><td colspan="2">气味：无异常</td></tr>
<tr><td rowspan="10">问诊（十问歌）</td><td>一问寒热</td><td>怕热</td></tr>
<tr><td>二问汗</td><td>无出汗</td></tr>
<tr><td>三问头身</td><td>乏力</td></tr>
<tr><td>四问便</td><td>尿频，便秘</td></tr>
<tr><td>五问饮食</td><td>胃纳差</td></tr>
<tr><td>六问胸腹</td><td>腹胀</td></tr>
<tr><td>七问聋</td><td>无异常</td></tr>
<tr><td>八问渴</td><td>口苦、口干不宜饮</td></tr>
<tr><td>九问睡眠记忆力</td><td>眠差，记忆力正常</td></tr>
<tr><td>十问疼痛</td><td>左下肢伴疼痛</td></tr>
<tr><td>切诊</td><td colspan="2">脉：弦滑</td></tr>
</table>

## （二）辨证施护

**1. 护理难点问题**

便秘。

**2. 辨证思路**

本例患者年老体弱，肺、脾、肾三脏亏虚，脾失健运，又因受外邪，肺气肃降失司，肺气上逆，肺气郁结。肺与大肠相表里，肺失宣降，腑气不通，故大便秘结[5]。其证型为痰热阻肺证，主要病位在肺、大肠。中医学认为，肺居胸中，其经脉下络大肠，与大肠互为表里，肺之燥热下移大肠则大肠传导失常，而成便秘[6]。正如《石室秘录·大便秘结》中所云："大便闭结者，人以为大肠燥甚，谁知是肺气燥乎？"肺与大肠相表里，肺气的宣降功能正常有助于大肠传导功能的发挥，大肠传导功能正常也有利于肺的下降。予患者口服二陈汤加减，可起到燥湿化痰、利水渗湿、理气健脾的作用，重点在于宣肺理气、降逆润肠。该患者的外治疗法也以调理脾胃，蠕动肠道为主，采用有健脾和胃、行气降逆作用的中药热罨包联合腹部膏摩疗法通便。腹部膏摩药物方选用黄芪汤，黄芪汤具有补气润肠、健脾升阳的功效。

**3. 证候施护**

（1）关注：大便的变化，如颜色、性质、量、软硬程度、排便时长。

（2）腹部膏摩操作手法：黄芪 30g，火麻仁 30g，白蜜 12g，陈皮 12g，颗粒剂制备为膏剂，以凡士林为赋形剂，将药物、100℃水和凡士林按 1∶1.5∶1 的比例混合。嘱患者取仰卧位，双膝微屈曲，放松腹部；将膏剂加热至 40 ～ 45℃，均匀涂抹在患者腹部；用食、中、无名指指面或大鱼际肌腹或手掌面，着力于治疗部位，通过肩关节在前外方向的小幅度环转，使着力面在治疗部位做有节奏的环形平移摩擦。环摩上腹部 1 分钟；环摩脐周 1 分钟；推任脉 10 下，推胃经 10 下，共 1 分钟；中脘、关元分别点按 5 下，揉 3 下，共 1 分钟；天枢点按 3 下，揉 5 下，3 个循环共 2 分钟；推结肠 2 分钟；震腹 10 下，1 分钟；快速环摩 1 分钟。治疗完毕，加盖薄膜纸覆盖 10 分钟。每日 1 次，每次 20 分钟。

（3）中药热罨包敷脐疗法：将装有干姜、小茴香、厚朴、莱菔子、白术的热罨包加热后外敷腹部，配合滚、推、搓、揉等手法来回熨烫，力度均匀，以达到行气降逆、健脾和胃的作用。每日 1 次，每次 15 ～ 20 分钟。

（4）生活起居：起居有常，避风寒，注意保暖，勿汗出当风。

（5）饮食指导：指导患者多吃新鲜蔬果，多饮温开水。可适量吃具有健脾燥湿化痰的药膳，如橘皮粥、山药茯苓排骨汤等。

（6）情志调理：嘱患者家属多陪伴患者，给予支持与精神鼓励，遵循“喜胜忧”的原则，谈论轻松有趣、开心的话题，帮助放松情绪。根据中医五行理论，五音疗法选取《春江花月夜》《平湖秋月》等乐曲。

### （三）特色中医护理技术简介——腹部膏摩疗法

膏摩疗法是在中医基础理论的指导下，通过辨证论治以膏摩与推拿手法相结合以治疗疾病的一种方法。该法将中药膏剂涂于体表的治疗部位上，并加以按摩，通过药物的渗透作用，使拘紧之筋脉柔润、闭阻之筋脉畅通，以达到温通经脉、调理气血、改善脏腑功能的作用，具有中药与按摩的双重功效。

**1. 腹部膏摩疗法适应证**

（1）如胃瘫、不完全性肠梗阻、恶心、呕吐、腹胀、便秘、腹水等，以“泻”为治则，可采用顺时针摩法。

（2）腹泻、纳差等以“补”为主，则选择逆时针摩法，并可点按天枢、中脘、关元等穴。

**2. 腹部膏摩疗法禁忌证**

（1）中药过敏者。

（2）皮肤破溃、刀口处（1个月内）。

（3）孕妇腹部、腰骶部等。

**3. 腹部膏摩操作手法（图 1–24 ～图 1–27）**

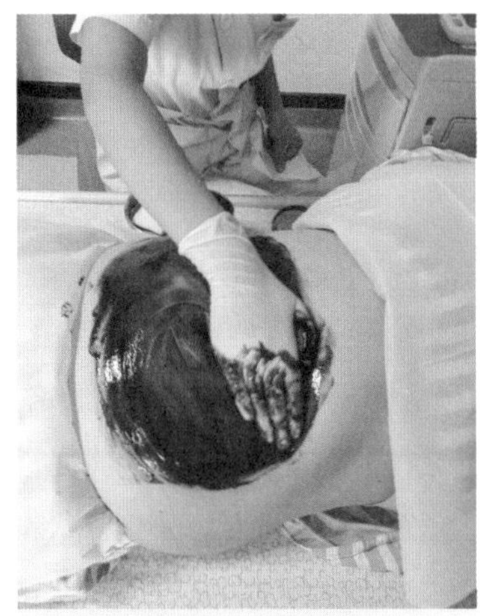

图 1–24 摩法

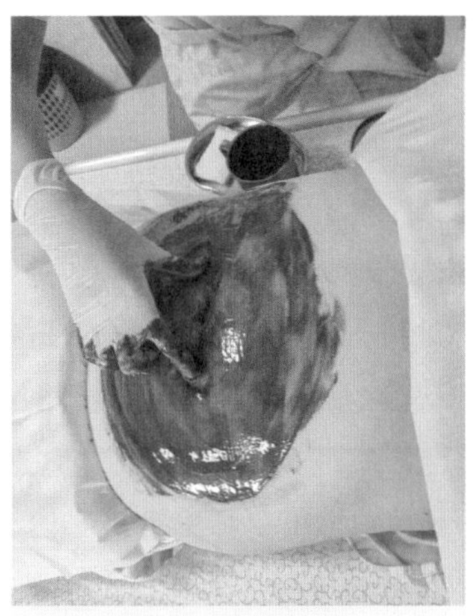

图 1–25 点揉法

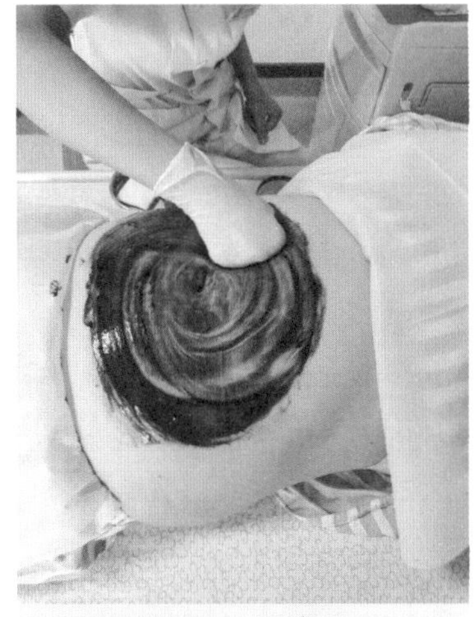

图 1–26 擦法

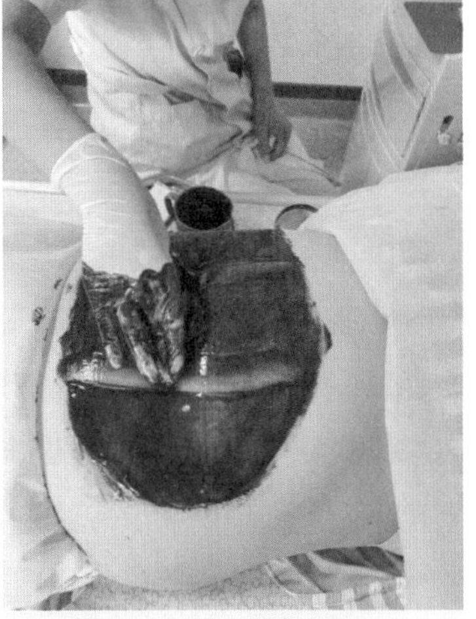

图 1–27 直推法

**4. 腹部膏摩操作注意事项**

（1）关注：治疗处的皮肤情况，是否出现过敏。

（2）按揉肿瘤部位，力度适宜，防止肿瘤破裂出血。

（3）对于老年人，按揉力度要轻，皮肤潮红即可，以防止骨折。

## 三、按语

本病例患者 Wexner 便秘量表评分 27 分，分数越高提示便秘症状越重，Bristol 大便分类法为 I 型（分散坚果样大便），为重度便秘。便秘可造成患者排便痛苦，引起肠源性内毒素吸收，诱发胃肠动力障碍，导致肠道菌群失衡、肠道炎症、肠道痉挛；严重的便秘可引起血压上升，导致心血管不良事件[7]。该患者便秘由化疗呕吐导致体内水分减少，继而大便干燥。针对患者化疗后呕吐应制订理气健脾的饮食方案，从源头上治疗，减少体内水分流失，同时增加腹部膏摩中医外治缓解患者便秘症状。

## 【知识小锦囊】

### 肺与大肠相表里

"肺与大肠相表里"是临床辨治大便异常的重要理论。《灵枢・本输》载："肺合大肠，大肠者，传道之府。"中医学认为肺属脏，大肠属腑，二者之间在经络上相互络属，生理上相互配合，病理上关系密切。肺主一身之气化，肺气肃降能够促进大肠的正常传导，有利于糟粕的排出；肺失宣肃必然会引起大肠腑气不通，出现大便异常。《血证论・便闭》载："肺与大肠相表里，肺遗热于大肠则便结，肺津不润则便结，肺气不降则便结。"因此，中医治疗便秘常常从肺论治。治疗便秘可不局限于肠，治肺或可收获奇效。

## 【参考文献】


［1］Xia C F，Dong X S，Li H，et al. Cancer statistics in China and United States，2022：profiles，trends，and determinants［J］. Chin Med J（Engl），2022，135（5）：584-590.

［2］Batchelor T J，Rasburn N J，Abdelnour-Berchtold E，et al. Guidelines for enhanced recovery after lung surgery：Recommendations of the enhanced recovery after surgery (ERAS) society and the European society of thoracic surgeons (ESTS)［J］. European Journal of Cardio-Thoracic Surgery，2019，55（1）：91-115.

［3］王豫鲜，孔红武，杜晶晶，等. 腹部推拿联合穴位贴敷治疗老年患者肺癌术后便秘的效果观察［J］. 中国现代医生，2020，58（28）：166-169.

［4］邵莉莉，李树静，徐晓梅. 目标导向护理干预对肺癌化疗患者胃肠道不良反应及生活质量的影响［J］. 齐鲁护理杂志，2020，26（7）：81-83.

［5］王宪正，赵霞，狄留庆，等．“肺与大肠相表里”的研究进展［J］．世界科学技术－中医药现代化，2020，22（3）：850–855.

［6］范从烟，汤景杰，丁晓红．从“肺与大肠相表里”论治慢传输型便秘［J］．河南中医，2021，41（5）：688–691.

［7］汪荣泉，陈颢元．老年人慢性便秘与心血管疾病的关联性［J］．中国临床保健杂志，2019，22（1）：22–24.

# 案例 10　运用耳穴综合疗法改善维持性腹膜透析患者功能性便秘

腹膜透析（peritoneal dialysis，PD）是终末期肾病患者常用的肾脏替代疗法，进行腹膜透析的患者其便秘发生率是正常成人的 5 倍以上[1]。便秘可导致机体毒素蓄积，血钾增高，使患者睡眠难安、腹胀等，并可诱发心律失常、心力衰竭等严重不良事件，增加治疗和护理的难度。腹膜透析患者一旦发生便秘，除了出现正常人便秘的危害外，还可导致腹膜透析特有的并发症，包括腹膜透析导管移位、功能不良、引流障碍等，严重者还可导致肠源性腹膜炎的发生，甚至腹膜透析技术失败。[2]因此，改善腹膜透析患者便秘症状非常重要。腹膜透析患者便秘的发生病位在大肠，但本虚首责于脾肾，与肝肺密切相关，故治疗护理多以健脾益肾为主，佐以通腑泄浊，或清热，或化瘀，或行气等。

## 一、案例导入

### （一）病例简介

游某，男，70 岁，因“发现血肌酐升高 6 年，维持性腹膜透析 2 年伴反复排便困难，疲倦乏力半个月”轮椅入院。

**既往史**：①心律失常，频发室性期前收缩（多源），短阵房性心动过速。②慢性心功能不全，心功能 2 级。③ 2 型糖尿病，糖尿病性肾病，糖尿病周围神经病变，糖尿病血管病变，糖尿病视网膜病变。

**现病史**：患者 6 年前体检时发现血肌酐升高，诊断为“2 型糖尿病肾病”，在当地医院给予护肾、控制血压、降血糖等治疗，后定期监测病情。2 年前血肌酐升至 1300μmol/L，行规律腹膜透析治疗。透析后 1 个月出现排便周期延长，3 ～ 4 天排便 1 次，排便疼痛伴出血，粪便干硬如羊屎，排出困难。半个月前患者无明显诱因出现疲倦乏力，经休息后无缓解，便秘加重，遂于今日至我科门诊就诊。

**入院诊断**：中医诊断：慢性肾衰竭——脾肾气虚，湿热瘀阻证。西医诊断：①慢性肾衰竭（尿毒症期，维持性腹透），肾性贫血，高磷血症，继发性甲状旁腺功能亢进症，肾性骨病。②高血压病 3 级（很高危），高血压性心脏病。③心律失常，频发室性期前收缩（多源），短阵房性心动过速。④慢性心功能不全，心功能 2 级。⑤ 2 型糖尿病，糖尿病性肾病，糖尿病周围神经病变，糖尿病血管病变，糖尿病视网膜病变。

### （二）病程介绍（表 1–19）

**表 1–19　病程介绍**

| 住院节点 | 病情及诊治过程 |
| --- | --- |
| 入院 | 患者轮椅入院，神清，精神疲倦，皮肤瘙痒，肢体乏力，右侧为甚，步态不稳，偶有头晕。纳差，反酸，腹胀，进食后加重，少尿，泡沫较明显，便秘，4～6 日解 1 次，药物辅助排便，Bristol 大便分类法为Ⅰ型。T 36.4℃，P 78 次 / 分，R 18 次 / 分，BP 124/74mmHg。予告病重，优质蛋白、盐低、低脂、糖尿病饮食，留陪人，防跌倒，规律腹膜透析，监测血压血糖，完善相关检查。中医治疗以健脾益肾、清热利湿为治法，中药以参芪肾康方加减，中成药芪黄通秘软胶囊益气润肠通便；中医外治法予低频脉冲电治疗、耳穴压豆。西医予控制血压、降糖、调脂稳斑等对症治疗 |
| 住院第 2 天 | 患者血压、血糖稳定，皮肤瘙痒、乏力未见改善，纳差，腹胀，大便秘结难解，予中药保留灌肠加腹部顺时针按摩 |
| 住院第 3 天 | 患者神志清，精神尚可，血压、血糖稳定，乏力稍缓解，纳差、腹胀稍缓解，仍无法自主排大便。予耳穴综合疗法（耳部刮痧 + 耳穴压豆），隔日 1 次，并行个性化中医调护 |
| 住院第 5 天 | 患者神情，精神可，乏力明显改善，纳差、腹胀明显改善，第 3、第 5 日各自主排便 1 次，Bristol 大便分类法为Ⅲ型 |
| 住院第 9 天 | 患者神清，精神可，乏力明显改善，无纳差、腹胀，第 6～9 日每日可自主排便 1 次，Bristol 大便分类法为Ⅳ型 |
| 出院 | 患者乏力明显改善，无纳差、腹胀，大便正常，病情稳定出院。患者因居住在其他市区，无法继续中医护理门诊随诊治疗，指导出院耳穴按摩，每日 1 次 |
| 出院后 1 个月 | 对患者随访，患者坚持耳部按摩，每 1～2 日可自主解大便 1 次，Bristol 大便分类法为Ⅲ～Ⅳ型，治疗护理效果满意 |

## 二、分析与讨论

### （一）专科及中医护理评估（表 1–20）

**表 1–20　专科及中医护理评估表**

| 评估维度 | 具体内容 |
| --- | --- |
| 专科评估 | 1. 乏力症状量化评分 6 分，重度 |
| | 2. Bristol 大便分类法为Ⅰ型 |
| | 3. Wexner 便秘量表评分 16 分 |
| | 4. Morse 跌倒风险评分 55 分，高风险 |

续表

| 评估维度 | 具体内容 | | |
| --- | --- | --- | --- |
| 中医护理评估 | 望诊 | 神：精神疲倦 | |
| | | 面色：少华 | |
| | | 形：发育正常，形体中等 | |
| | | 态：行走乏力，扶行 | |
| | | 舌：舌淡，苔黄腻，舌下络脉迂曲 | |
| | 闻诊 | 声音：言语清晰，呼吸平稳 | |
| | | 气味：无异常 | |
| | 问诊（十问歌） | 一问寒热 | 正常 |
| | | 二问汗 | 正常 |
| | | 三问头身 | 皮肤瘙痒，肢体乏力，右侧为甚，步态不稳 |
| | | 四问便 | 少尿，泡沫较明显，有便意，排便困难，2 ～ 3 日一解，药物辅助排便 |
| | | 五问饮食 | 胃纳差 |
| | | 六问胸腹 | 腹胀 |
| | | 七问聋 | 无异常 |
| | | 八问渴 | 无异常 |
| | | 九问睡眠记忆力 | 眠可，记忆力正常 |
| | | 十问疼痛 | 无疼痛 |
| | 切诊 | 脉：弦 | |

### （二）辨证施护

**1. 护理难点问题**

便秘反复发生，严重影响患者生活质量，易诱发各种并发症。

**2. 辨证思路**

中医学认为，慢性肾衰竭属“关格”范畴，其病机多为本虚标实，通常以脾肾虚衰为本，湿浊瘀毒为标。患者年迈、久病致脾肾阳虚，脾不升清，胃不降浊，中焦气机不畅，运化传导失常，大肠传导失司，而成便秘。慢性肾衰竭后期，湿浊瘀毒弥漫三焦[3]，气机升降失司，大肠传导失常，日久耗伤气血阴阳，从而可进一步加重便秘。从中医学角度看，腹膜透析属祛邪疗法，祛邪的同时会导致水谷精微物质丢失，损伐正气，致肺、脾、肾亏虚，湿浊瘀毒内蕴，阻滞三焦气机，大肠传导失常；透析脱水，津液枯槁，大肠失于濡润，而致便秘。运化失职，大肠传导无力，故虽有便意，却如厕努挣乏力，排便困难；脾气虚，化源不足，故面色神疲，舌淡为气虚秘之象。便秘的病位在大肠，病机为大肠传导功能失常，与肺、脾（胃）、肝、肾诸脏腑的功能失调相关。因此，在恢复患者肠腑通降的基础上，肺、肾、脾三脏应同治，这样既能开泄上窍，又能增液健运化，增强润燥的功能，避免耗伤正气。

**3. 证候施护**

（1）关注：排便性状、形态、次数，评估影响排便因素以及伴随症状。

（2）耳穴综合疗法：隔日 1 次。

1）耳部全息铜砭刮痧：自下而上，由外向内。①涂刮痧油，循环按摩，打开耳郭小周天及大周天，1 分钟。②耳部前面刮痧，顺序依次是耳垂→耳轮→耳舟→对耳轮→耳甲腔→耳甲艇→耳甲→三角窝→耳前。③耳部背面刮痧，顺序依次是耳垂背面→耳轮尾背面→耳轮背面→对耳轮后沟→对耳屏后沟→耳甲腔后隆起→耳轮脚后沟→耳甲艇后隆起→对耳轮下脚后沟→三角窝后隆起→耳后至胸锁乳突肌。④重刮消化系统，穴位依次为口→食道→贲门→胃→十二指肠→小肠→大肠。⑤辨证选主穴胃、直肠、大肠、便秘点、腹、三焦、消化系统皮质下，配穴选脾、肾、肺。⑥对整个耳朵进行全方位按摩，耳前耳后用搓法、擦法、提拉法。耳前铜砭基础刮痧约 10 分钟，耳后铜砭基础刮痧约 10 分钟，重点刮拭部位每穴约 30 秒，耳部按摩约 5 分钟。每次耳部全息铜砭刮痧 30 分钟。

2）耳穴压豆：选取主穴胃、直肠、大肠、便秘点、腹、三焦、消化系统皮质下，配穴选脾、肾、肺。每日按压 3 ～ 5 次，每次每穴 2 分钟。

（3）低频脉冲电治疗：取关元、水道、肾俞、膀胱俞、阴陵泉、三阴交、足三里、涌泉、阳陵泉，以行气通络、健脾补肾，每日 1 次，左右穴位交替，每侧 10 分钟。

（4）生活起居：①起居有常，慎避外邪。②建立良好的排便习惯，练习有效的排便动作，建立排便反射，每天早上坚持 10 ～ 20 分钟蹲姿排便。③餐后 1 小时顺时针按摩腹部，每日 3 次，每次 30 分钟，注意保持腹膜透析管清洁，防脱管。

（5）饮食指导：①宜食健脾补肾益气的食物，如炖服红枣、肉桂等。食疗方：红枣煲鸡粥。②增加纤维素的摄入可以促进患者肠蠕动，缓解便秘。将蔬菜浸泡 30 分钟以上或焯水 3 分钟后再进行烹煮，能使其中的钾含量减少 1/2 ～ 2/3。③患者每日液体摄入量 =500mL+ 前 1 天尿量 + 前 1 天腹膜透析净脱水量。

（6）情志调理：用言语疏导法疏泄情志。根据中医五行理论，指导患者选用：①宫调式曲目：如《十面埋伏》《春江花月夜》等，入脾经以健脾益气，宜进餐时或进餐后 1 小时内聆听。②羽调式曲目：如《汉宫秋月》《乌夜啼》等，入肾经以补肾、调达升降，宜 7:00 ～ 11:00 聆听。③商调式曲目：如《秋江夜泊》《春晓吟》等，入肺经以润肺、调畅气机，宜 15:00 ～ 19:00 聆听，每次 20 ～ 30 分钟。

（7）运动指导：指导患者排空腹透液或存腹少量腹透液时，在家属陪同下散步，逐渐增加活动量，以患者能耐受、可适应为宜。

### （三）特色中医护理技术简介——耳穴疗法

耳穴疗法历史悠久，早在《黄帝内经》中即有记载，如《素问·缪刺论》载“以竹管吹其两耳”,《灵枢·五邪》载“邪在肝，则两胁中痛……取耳间青脉以去其掣”。耳穴疗法是指使用一定的治疗器具作用在耳穴上，通过刺激耳穴，调动人体的气血，引邪出表，发挥调理气血、疏通经脉、舒筋活络、调和脏腑的功效与改善组织微循环状态的作用[4]，以达到防治疾病的各类方法，包括耳穴刺法、耳穴贴法、耳穴灸法、耳穴放血法、耳穴按摩法等。

**1. 耳穴疗法适应证**

（1）各种疼痛性疾病，如痛经等。

（2）各种炎症性疾病，如牙周炎等。

（3）各种变态性疾病，如过敏性鼻炎等。

（4）各种神经系统疾病、内分泌代谢和泌尿系统疾病，如失眠、便秘等。

（5）各种功能性疾病和慢性疾病，如颈椎病等。

**2. 耳穴疗法禁忌证**

（1）体质虚弱、严重贫血及低血压禁忌刮痧。

（2）孕妇、习惯性流产者慎用。

（3）耳郭皮肤感染、瘢痕、溃疡、疖肿、疮痈和不明原因包块者禁用。

（4）危重烈性传染病者及心、肝、肾功能严重损害者禁忌刮痧。

（5）胶布过敏者慎用耳穴压豆。

**3. 耳穴疗法操作手法**

（1）耳部全息铜砭刮痧法（图 1–28 ～图 1–31）

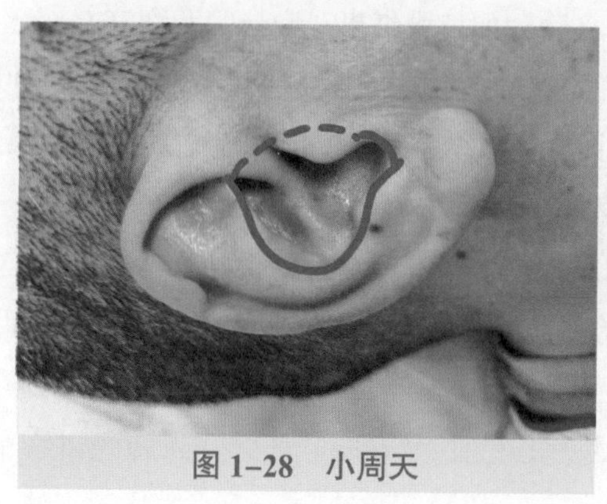

图 1–28　小周天

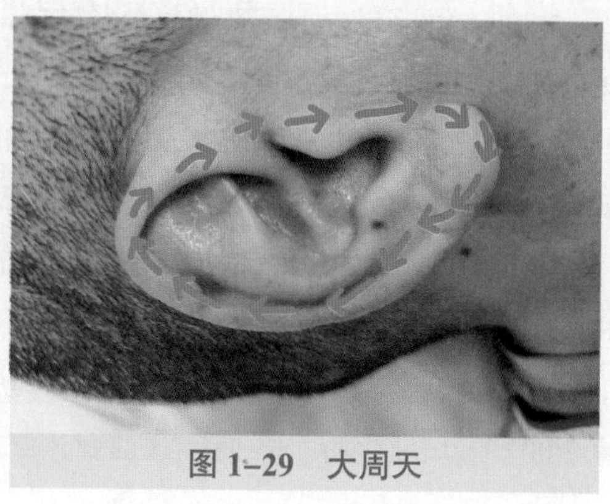

图 1–29　大周天

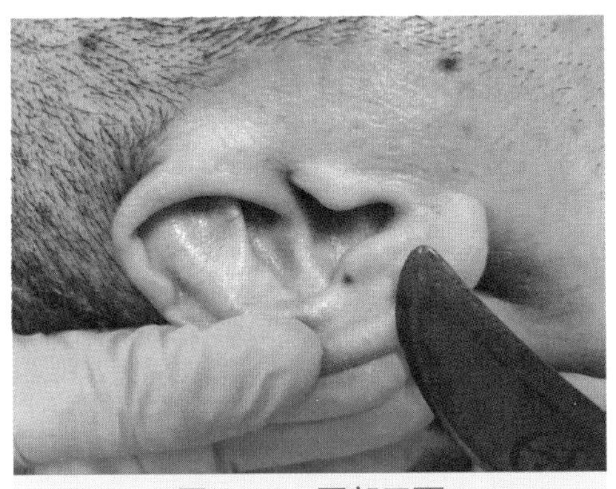
图 1–30　耳部正面

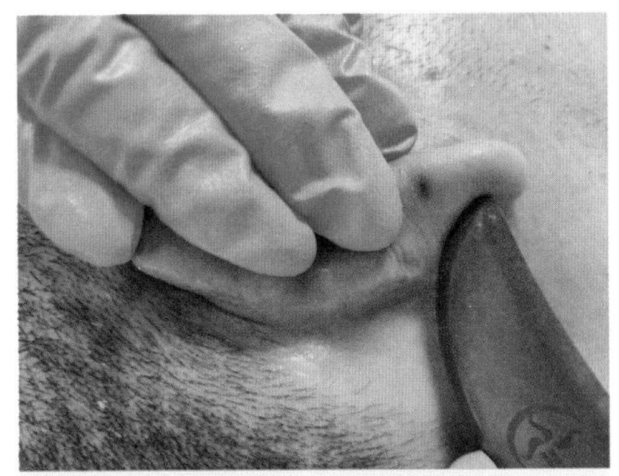
图 1–31　耳部背面

（2）耳穴压豆法（图 1–32，图 1–33）

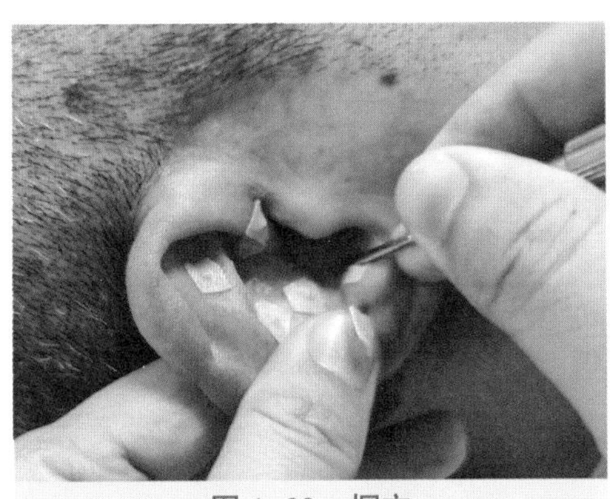
图 1–32　探穴

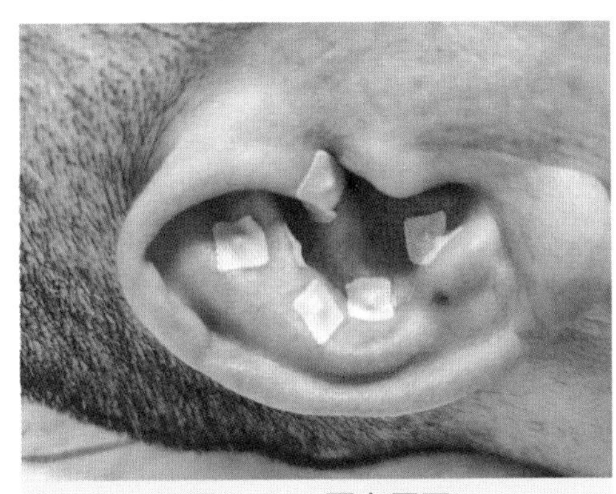
图 1–33　耳穴压豆

**4. 耳穴疗法操作注意事项**

（1）治疗前充分评估患者病情、皮肤情况、对疼痛的耐受程度及对操作的接受程度，选择合适的治疗方法。

（2）严格消毒，防止感染。

（3）刮痧过程中如果出现皮肤破溃，消毒处理后应尽量保持干燥。

（4）耳部全息铜砭刮痧后 4 小时内不宜沾水，避免吹风。

（5）施术过程中，如出现晕刮现象，可让被刮者平躺，头部垫高，点按内关穴或极泉穴即可缓解。

（6）耳穴压豆期间，适度按压，切勿揉搓，以免搓破皮肤造成感染。

## 三、按语

本例患者便秘反复，严重影响生活质量，且易诱发各种并发症。患者在进行中药汤剂、低频脉冲电治疗等整体调理时，运用中医辨证施护的方法，做好护理评估和中医证候的观察与记录，并运用中医适宜技术对症状进行管理，以促进患者症状的转归。从病机及患者证候出发，选择耳穴综合疗法，可调节脏腑功能，从而增强大肠的传导功能，协助患者建立良好的排便机制，从病因上解除便秘；同时，指导患者及家属居家进行耳穴疗法，如耳穴按摩，以助力肠蠕动，预防便秘。

此外，腹膜透析患者慢性便秘的治疗需要加强便秘防治的宣教，定期评估实验室指标，指导优化腹膜透析方案以增强毒素的清除，减少腹腔的压力，保护残肾，并在能较好控制病情的前提下精简用药。通过减少便秘的发病诱因，降低便秘的发生。

经过住院治疗，患者纳差改善、腹胀缓解，每 1～2 日可自主排便 1 次，大便正常，Bristol 大便分类法为Ⅲ～Ⅳ型。出院随访，症状未加重，效果满意。

## 【知识小锦囊】

**“提壶揭盖”理论在便秘患者的中的应用**

朱丹溪曰：“肺为上焦，而膀胱为下焦，上焦闭则下焦塞，譬如滴水之器，必上窍通而下窍之水出焉。”临床上“提壶揭盖”法运用甚广，不仅能通小便，亦且能通大便。盖肺主一身之气，全身功能之治理调节莫不与肺有关。肺为水之上源，肺与大肠互为表里，通过经脉相互络属，即手太阴肺经络大肠，手阳明大肠经络肺。大肠的传导功能要依赖于肺气的清肃下降，故调畅肺气可解除便秘。因此，《医经精义》点明“理大便必须调肺气也”。

## 【参考文献】

[1] 梁丽萍，傅荣，李呈慧，等. 腹膜透析患者便秘管理的最佳证据总结 [J]. 中华护理杂志，2022，57（23）：2930-2937.

[2] 门春翠，芦丽霞，乔婕，等. 维持性腹膜透析患者便秘情况调查及其影响因素分析 [J]. 中国血液净化，2017，16（10）：684-687.

[3] 娄丽丽，蔡红芳，杨里里. 复方苁蓉大黄通便贴联合常规医护措施治疗血液透析合并便秘临床研究 [J]. 新中医，2020，52（22）：141-144.

[4] 刘凤选，梅御寒，刘芝修. 耳部全息铜砭刮痧方法的临床应用 [J]. 中国护理管理，2019，19（10）：1445-1448.

# 案例 11　重度风痰阻络型面瘫患者的康复护理

面瘫，俗称“口眼歪斜”“吊线风”“口僻”等，相当于西医学的周围性面神经麻痹（PFP）。本病起病突然，少数患者可于起病前日有耳后或耳下部疼痛，面部发紧感。其临床表现为口眼歪斜，眼睑闭合不全，鼓腮漏气，不能抬额，患侧乳头前方可有压痛等一系列症状[1]。国外报道，该病的年发病率为每 10 万人 15 ～ 40 人。随着人们生活节奏的加快，该病的发病率正在逐年增高。相关统计资料表明，我国该病的发病率高达 49.77/10 万，患病率为 258/10 万。[2] 虽然 PFP 的发病机制尚未有统一的认识，但多数学者认为该病由病毒感染、自身免疫系统异常、自主神经功能不稳等引发颜面的局部神经与血管痉挛，导致面神经缺血性水肿而发。[3] 现阶段的西医临床治疗由于缺乏特效疗法，一般以抗炎、营养神经、改善循环等药物为首要治疗手段，使部分顽固性 PFP 患者恢复较差，伴有不同程度的后遗症，从而严重影响患者的生活与工作。[4]

## 一、案例导入

### （一）病例简介

赖某，男，70 岁，因“口角右偏，左眼闭合不全 6 天”步行入院。

**既往史：**高血压病 16 年，近期口服氯沙坦钾氢氯噻嗪、酒石酸美托洛尔控制血压，自诉血压控制尚可；发现血糖高 1 个月，具体不详；发现肾功能不全 1 个月，具体不详；10 天前行左眼白内障术，具体不详。

**现病史：**患者 6 天前晨起时出现左眼闭合不全，口角右偏，鼓腮漏气，刷牙漏水，为求中西医结合系统诊治，至我院门诊就诊。

**入院诊断：**中医诊断：口僻——风痰阻络证。西医诊断：①面神经麻痹（House-Brackmann 分级：V级）。②高血压病 3 级，高危组。③左眼白内障术后。

### （二）病程介绍（表 1-21）

**表 1-21　病程介绍**

| 住院节点 | 病情及诊治过程 |
| --- | --- |
| 入院 | 患者步行入院，神志清，精神可，左侧面部痛觉、触觉略减退。示齿口角向右歪斜，左侧额纹消失，左眼闭合无力，左侧鼻唇沟平坦，鼓腮漏气，偶有心慌胸闷，夜尿频多。T 36.6℃，P 92 次 / 分，R 20 次 / 分，BP 133/94mmHg。予一级护理，低盐低脂饮食，留陪人，防跌倒，监测血压，完善相关检查。中医治疗以祛风化痰、通络止痉为治法，中药以牵正散加减，中成药血栓通注射液通络、改善循环，中医外治法予中药热罨包治疗等以行气活血通络，配合普通电针（主穴：百会、太阳、风池、风府、攒竹、印堂）通络，改善面瘫。西医予甲钴胺片营养神经等对症治疗 |
| 住院第 2 天 | 患者血压稳定，左眼闭合不全，口角右偏，鼓腮漏气，刷牙漏水，左侧面部僵硬，夜尿频多，继续予血栓通注射液、中药热罨包、针刺治疗。辅助检查结果与本次发病前的检查结果相比，未见明显改变 |
| 住院第 5 天 | 患者神清，精神可，左眼闭合不全，口角右偏，鼓腮漏气，刷牙漏水，左侧面部僵硬较前缓解，时有头晕，无头痛。针刺及中药热罨包治疗效果不明显，经与管床医生沟通后，增加雷火灸、穴位按摩，并行个性化中医调护 |
| 住院第 10 天 | 左眼闭合无力，口角右偏、鼓腮漏气、刷牙漏水、左侧面部僵硬较前明显缓解 |
| 出院 | 患者左眼能闭合，口角无明显右偏，鼓腮漏气、刷牙漏水、左侧面部僵硬缓解，夜尿频多较前缓解，病情稳定出院，嘱继续中医护理门诊随诊治疗 |
| 出院后 1 个月 | 对患者随访，口角无明显右偏，鼓腮漏气、刷牙漏水、左侧面部僵硬基本消失，夜尿频多缓解，治疗护理效果满意 |

## 二、分析与讨论

### （一）专科及中医护理评估（表 1-22）

**表 1-22　专科及中医护理评估表**

| 评估维度 | 具体内容 | |
| --- | --- | --- |
| 专科评估 | 1. 面神经瘫痪分级（House–Brackmann）Ⅴ级 | |
| | 2. Morse 跌倒风险评分 35 分，中风险 | |
| 中医护理评估 | 望诊 | 神：神清，精神疲倦 |
| | | 面色：荣润 |
| | | 形：左眼闭合不全，口角右偏，发育正常，形体中等 |
| | | 态：形体适中无异常动作 |
| | | 舌：舌淡胖，苔白腻 |

续表

| 评估维度 | 具体内容 | | |
| --- | --- | --- | --- |
| 中医护理评估 | 闻诊 | 声音：言语清晰，呼吸平稳 | |
| | | 气味：无异常 | |
| | 问诊（十问歌） | 一问寒热 | 无恶寒发热 |
| | | 二问汗 | 无自汗盗汗 |
| | | 三问头身 | 无头晕头痛，乏力 |
| | | 四问便 | 大便正常，夜尿频多 |
| | | 五问饮食 | 胃纳可 |
| | | 六问胸腹 | 偶有心慌胸闷 |
| | | 七问聋 | 无异常 |
| | | 八问渴 | 无口干口苦 |
| | | 九问睡眠记忆力 | 眠可，记忆力正常 |
| | | 十问疼痛 | 无疼痛 |
| | 切诊 | 脉：弦滑 | |

### （二）辨证施护

**1. 护理难点问题**

左眼闭合无力、口角右偏、鼓腮漏气、刷牙漏水、左侧面部僵硬缠绵难愈。

**2. 辨证思路**

患者年过半百，肾气渐衰，既往有高血压、肾功不全病史，素体本虚，喜食生冷，伤及脾阳，正气不足，络脉空虚，以致卫外不固，睡觉时吹风扇，风邪入经络，气血痹阻，面部筋脉失养而致面瘫，其病位在阳明，为本虚标实。患者舌淡胖、苔白腻、脉弦滑均为风痰阻络之征，故该患者的治疗护理应以祛风化痰、疏散风寒、活血通络为主。

**3. 证候施护**

（1）关注：左眼是否能闭合，以及口角歪斜、鼓腮漏气、左侧面部僵硬的变化。

（2）雷火灸疗法：取 1 支灸条将其点燃，固定于单孔式阵盒内；协助患者取健侧卧位，用纱布擦拭灸疗部位皮肤，将灸盒放于患侧面部，覆盖下关、颧髎、颊车穴位，固定好后盖上毛巾。毛巾厚度应适宜，不宜过厚，防止火头熄灭。治疗结束后，取下灸盒，用干纱布擦拭施灸部位的水分。每次灸 20 分钟，每日灸 1 次，7 日为 1 个疗程，治疗 2 个疗程。

（3）中药热罨包热熨疗法：将装有菟丝子、吴茱萸、决明子、莱菔子、紫苏子的热罨包加热后放于患侧面部，配合滚、推、搓、揉等手法来回熨烫，力度均匀，以行气活血通络。每日 1 次，每次 15 ～ 20 分钟。

（4）穴位按摩：协助患者取仰卧位，操作者坐在患者的头顶侧。手法采用揉法：以拇指螺纹面着力按压阳白、四白、太阳、地仓、颊车穴，带动皮下组织做环形运动的手法；以中指螺纹面着力按压翳风穴，带动皮下组织做环形运动的手法。每分钟操作 120 ～ 160 次，双侧穴位各按摩 3 分钟。

（5）生活起居：起居有常，不妄作劳，慎避外邪。

（6）饮食指导：进食健脾胃、化痰祛风、活血通络的食物。食疗方：陈皮、葱白泡水饮，姜茶，桃仁薏苡仁粥，黑木耳百合炒肉丝等。

（7）情志调理：向患者介绍面瘫的相关知识，交代患者注意事项，讲解干预措施，鼓励患者表达自身感受。

（8）运动指导：指导患者行抬眉、耸鼻、示齿、鼓腮、努嘴训练，每次 20 分钟，每天 3 次。

## 三、按语

本例患者左眼闭合不全，口角右偏，鼓腮漏气，刷牙漏水，左侧面部僵硬，左侧额纹变浅，左侧鼻唇沟变浅，严重影响其个人形象。中医辨病为口僻，辨证为风痰阻络证，故患者的治疗护理原则为祛风化痰、通络止痉。中医学认为人体是一个有机联系的统一整体，因此比较注重整体调整，在治疗面瘫时会用口服中药，常用的方剂牵正散可祛风化痰、通络止痉，该患者同时配合了针灸、中药热罨包以增强疗效。[5-6]

此案例运用适宜的中医外治疗法，做到症与证相结合的个性化护理，疗效显著。患者在进行如中药汤剂、针灸等整体调理时，运用中医辨证施护的方法，做好护理评估和中医证候的观察与记录，并运用中医适宜技术对症状进行管理，促进患者症状的转归。本例从病机及患者证候出发，选择雷火灸联合穴位按摩、中药热罨包疗法等具有显著局部治疗作用的中医特色技术，符合该患者的治疗原则。

### 【知识小锦囊】

**雷火灸的“得气”**

（1）补法得气：雷火灸距离皮肤 3 ～ 5cm，施灸时间在 5 ～ 10 分钟，皮肤慢慢地呈现淡红色红晕或肌肉软组织呈现柔软，皮肤温度增加，此为补法得气。

（2）泻法得气：雷火灸距离皮肤 1 ～ 2cm，悬灸时间在 0.5 ～ 1 分钟，皮肤出现红晕或皮温急剧增加，患者有刺痛感呈现，此为泻法得气。得气后为一壮。灸完一壮后必须用手触摸被灸处的皮肤，待皮温降低后再灸下一壮。

**【参考文献】**

［1］中华医学会神经病学分会，中华医学会神经病学分会神经肌肉病学组，中华医学会神经病学分会肌电图与临床神经电生理学．中国特发性面神经麻痹诊治指南［J］．中华神经杂志，2016，9（2）：84–86.

［2］徐静．雷火灸摆阵疗法联合穴位按摩在风寒袭络型面瘫患者中的应用研究［D］．长春：长春中医药大学，2020.

［3］杨万章．周围性面神经麻痹诊断、评价与分期分级治疗［J］. 中西医结合心脑血管病杂志，2017，15（3）：257–263.

［4］周浩，杨典龙，周宗玉．电针刺激联合竹罐疗法治疗面瘫（风痰阻络证）的临床观察［J］. 中国中医急症，2019，28（4）：706–708.

［5］查小燕 . 牵正散辨证加减联合针刺治疗周围性面瘫的临床效果分析［J］. 中国社区医师，2023，39（9）：80–82.

［6］王凤琼．穴位按摩配合中医特色护理对周围性面瘫疗效的影响［J］．实用临床护理学杂志，2018，3（12）：47.

# 案例12　运用苇管灸疗法改善风寒袭络型面瘫患者症状

面瘫是以口、眼向一侧歪斜为主要表现的病证，又称“口僻”等。面瘫分为中枢性面瘫和周围性面瘫，其中周围性面瘫以冬春多发，发病率为（26～34）/10万人[1]。周围性面瘫临床表现为患侧口眼歪斜、额纹消失、眼睑闭合不全、鼻唇沟变浅、鼓腮漏气等。部分患者发病初期会感觉耳后疼痛，还容易出现患侧舌前2/3味觉减退或消失，听觉过敏等。中医学认为本病的病理基础为虚、风、痰、瘀，属本虚标实之证，多因气血不足，脉络空虚，风寒邪气乘虚侵犯面部筋脉，经脉拘急，气血阻滞，面部筋脉纵缓不收而发病。[2]本病病位在面部，与少阳、阳明经筋相关。

## 一、案例导入

### （一）病例简介

杨某，男，50岁，因“左侧嘴角歪斜2天”步行入院。

**既往史：**体健。

**现病史：**患者于2天前无明显诱因出现左侧口眼歪斜，左侧面部麻痹，当时无头晕头痛、胸闷胸痛、腹痛腹泻、尿急尿频等症状。经过外院治疗，症状未解。为求进一步治疗，通过朋友介绍，来我院就诊。

**入院诊断：**中医诊断：面瘫——风寒袭络证。西医诊断：面神经麻痹（左侧）。

### （二）病程介绍（表1-23）

**表1-23　病程介绍**

| 住院节点 | 病情及诊治过程 |
| --- | --- |
| 入院 | 患者步行入院，神清，精神倦，左侧额纹消失，左侧抬眉不能，左眼闭目露睛约1cm，左眼刺痛不适，迎风流泪，左侧面部僵硬，龇牙右歪，左侧鼓腮漏气，吃饭藏食，刷牙漏水，眠差，难以入睡。T 36.3℃，P 90次/分，R 20次/分，BP 133/85mmHg。肌电图/诱发电位示左面神经源性损害（中至重度）。予二级护理，普食，完善相关检查。中医以散寒解表、活血通络为治则，方选防风葛根汤。中医外治法予耳尖刺络放血祛风散邪，中药热罨包热敷左侧面部温经通络，穴位注射（甲钴胺）营养神经，针刺疏通经络。西医予消炎、营养神经等对症治疗 |

续表

| 住院节点 | 病情及诊治过程 |
| --- | --- |
| 住院第 2 天 | 患者左侧额纹消失，抬眉不能，左眼闭合不全较前加重，左眼刺痛不适，左侧面部僵硬感明显，龇牙右歪，左侧鼓腮漏气，眠差。增加超短波治疗（牵正、翳风）及激光疗法（风池、牵正）消炎止痛，并予眼药水滴眼预防眼部感染 |
| 住院第 6 天 | 患者左侧额纹消失，左侧抬眉不能，左眼闭目露睛约 1cm，左眼刺痛消失，龇牙右歪明显，左侧鼓腮漏气，眠可。患者进入缓解期，予面部闪罐，取承浆、印堂、太阳、颊车等穴位以疏通经络，面部经穴推拿以疏通面部经血，温通刮痧祛风通络以加强疗效 |
| 住院第 7 天 | 症状未见明显改善，医护一体化查房及查阅相关文献，予增加苇管灸疗法，并进行个性化中医调护 |
| 住院第 12 天 | 患者左侧额纹可见，左侧可轻微抬眉，左眼闭目露睛约 0.5cm，龇牙右歪较前改善，左侧鼓腮稍有漏气，眠可 |
| 出院 | 患者左侧额纹恢复，左侧抬眉可，左眼闭目可，龇牙右歪明显改善，左侧鼓腮无漏气，眠可。嘱居家功能锻炼，做脸保健操 |
| 出院后 1 个月 | 对患者随访，患者左侧额纹恢复，左侧抬眉可，左眼闭目可，无龇牙右歪，左侧鼓腮无漏气，眠可，治疗护理效果满意 |

## 二、分析与讨论

### （一）专科及中医护理评估（表 1–24）

**表 1–24　专科及中医护理评估表**

| 评估维度 | 具体内容 | |
| --- | --- | --- |
| 专科评估 | 1. 左侧额纹消失，闭目露睛约 1cm，左侧鼻唇沟变浅，示齿口角向右歪斜，抬眉不能，鼓腮漏气 | |
| | 2. 匹兹堡睡眠质量指数（PSQI）评分 16 分，睡眠质量差 | |
| | 3. 焦虑自评量表（SAS）评分 57 分，轻度焦虑 | |
| 中医护理评估 | 望诊 | 神：少神，精神疲倦 |
| | | 面色：青黑晦暗 |
| | | 形：发育正常，形体中等 |
| | | 态：行走正常，无异常动作 |
| | | 舌：舌淡红，苔薄白 |

续表

<table>
<tr><th>评估维度</th><th colspan="3">具体内容</th></tr>
<tr><td rowspan="15">中医护理评估</td><td rowspan="2">闻诊</td><td colspan="2">声音：言语清晰，呼吸平稳</td></tr>
<tr><td colspan="2">气味：无异常</td></tr>
<tr><td rowspan="10">问诊<br>（十问歌）</td><td>一问寒热</td><td>无恶寒发热</td></tr>
<tr><td>二问汗</td><td>正常汗出</td></tr>
<tr><td>三问头身</td><td>左侧抬眉不能，左眼闭合不全，左侧面部僵硬，龇牙右歪，左侧鼓腮漏气</td></tr>
<tr><td>四问便</td><td>二便调</td></tr>
<tr><td>五问饮食</td><td>纳可</td></tr>
<tr><td>六问胸腹</td><td>无心慌胸闷</td></tr>
<tr><td>七问聋</td><td>无异常</td></tr>
<tr><td>八问渴</td><td>无口干口苦</td></tr>
<tr><td>九问旧病</td><td>无</td></tr>
<tr><td>十问因</td><td>平素较为劳倦</td></tr>
<tr><td>切诊</td><td colspan="2">脉：浮紧</td></tr>
</table>

## （二）辨证施护

**1. 护理难点问题**

患者口角歪斜、左眼闭合不全致自我形象紊乱，伴焦虑、不寐，且常规治疗后效果不佳。

**2. 辨证思路**

患者缘于受凉，外感风寒，寒性凝滞、收引，风夹寒邪袭左侧头面部，寒邪阻遏经脉，致患者左侧口眼歪斜；风寒之邪袭表，且寒为阴邪，舌质淡红、苔薄白、脉浮紧为“风寒袭络”之征。故该案治则为“散寒解表，活血通络”。本病病位在面部，面神经从桥脑尾端被盖腹外侧发出后，经过内听道和岩骨中的面神经管，横过膝状神经节，最后从茎乳孔穿出。面神经管狭窄，仅能容纳面神经通过，一旦面神经发生非特异性炎症反应，可引发神经水肿、髓鞘脱失等病理改变，甚者可出现轴索变性。骨管内的面神经分为三段，其中迷路段血管较细，与其他段面神经相比，更容易发生缺血、肿胀、受压。且此段面神经解剖位置较深，普通针刺或灸法治疗无法直接作用于病变局部，治疗效果往往不佳。管灸作为一种熏灸疗法，不仅具有艾灸的治疗功效，而且有直接施灸于病位的优势。中耳内有面神经管、面神经水平段和垂直段及其分支经过，故苇管灸疗法能直达耳内病变之所施治。苇管灸利用灸器将艾灸的熏烟通过外耳道、鼓膜、鼓室及薄骨板作用于耳内神经、血管，通过改善局部的血液循环，消除管内炎症水肿，修复受损面神经。[3]

本病病位在面部，涉及足阳明胃经、手太阳小肠经、手阳明大肠经。《灵枢·口问》曰："耳者，宗脉之所聚也。"头面耳窍是多条经脉汇聚之所。耳与经络，尤其是与三阳经间存在着极为密切的关系[4]。手太阳小肠经、手少阳三焦经、足少阳胆经、手阳明大肠经等经脉的支脉、经别都入耳中。苇管灸将苇管灸器插入耳道，灸的温度传到耳中，可以激发经气、振奋阳气、温通经络、祛除风寒之邪。[5]

**3. 证候施护**

（1）关注：患者口眼歪斜的程度和方向、眼睑的闭合程度。

（2）苇管灸疗法：揉耳开穴，将苇管齐端对准外耳道；将艾绒做成高 1.0cm、底径 1.5cm 的圆锥形艾炷，放在苇管鸭嘴形的一端上；用线香点燃艾炷，使耳内有温热感为宜，艾炷燃灭为一壮，每次 5 壮。灸后清洁皮肤，拍耳封穴。每日 1 次，10 次为 1 个疗程。

（3）生活起居：起居有常，不妄作劳，慎避外邪。注意面部和耳后保暖，热水洗脸，外出佩戴口罩和帽子，避免强光刺激眼球。

（4）饮食指导：宜食辛温祛风散寒的食物，如大豆、葱白、生姜等。忌食凉性食物及生冷瓜果等。推荐食疗方：葱白生姜粥、生姜红薯糖水。

（5）功能锻炼：抬眉训练、闭眼训练、耸鼻训练、示齿训练、努嘴训练、鼓腮训练，每日 2 ～ 3 次，每次 10 ～ 20 遍。

（6）情志调理：倾听舒心的音乐或欢乐的相声，抒发情感，排除悲观情绪，达到调理气血阴阳的作用。根据中医五行理论，指导患者选用角调式曲目如《胡笳十八拍》《庄周梦蝶》和徵调式曲目如《紫竹调》《渔歌》，入肝心二经疏肝解郁，营养筋脉，血脉充盈，益心安神，于 19:00 ～ 23:00 进行，每次 20 ～ 30 分钟。

（7）穴位按摩：取患侧太阳、承浆、阳白、鱼腰、地仓、颊车、印堂、迎香穴等，每日 2 次。

## （三）特色中医护理技术简介——苇管灸疗法

苇管灸又叫温管灸，是利用芦苇的根茎部分制作灸器，插入耳内施灸的一种方法。苇管灸的作用原理是从耳入手，将艾叶的温热之药性传导入耳，从而达到行气活血、祛湿除寒、消肿散结的治疗作用[6]。《灵枢·官能》曰："针所不为，灸之所宜。"苇管灸施灸部位固定，以其药物及温热效应的传导发挥疗效，不易灼伤皮肤，患者仅耳中有温热感但无疼痛，可用于治疗面瘫、耳聋耳鸣、头痛等头面部疾患。苇管灸以其独特的管灸器设计、简单的制作、简便的操作、无创无痛、患者乐于接受等特点，易于临床使用及推广。

**1. 苇管灸疗法适应证**

（1）主治头面部疾患，如耳鸣、耳聋、面瘫、头痛、眩晕。

（2）缺血性脑卒中。

（3）椎动脉型颈椎病。

**2. 苇管灸疗法禁忌证**

（1）高血压、心脏病及出血性疾病。

（2）凡属实热证或阴虚发热者，不宜施灸。

（3）施灸处皮肤有破溃者。

（4）对艾烟过敏者。

（5）极度疲劳、空腹或者饱腹、大汗淋漓、情绪不稳定者。

**3. 苇管灸操作方法（图 1–34 ~图 1–37）**

（1）揉耳开穴，将苇管齐端对准外耳道。

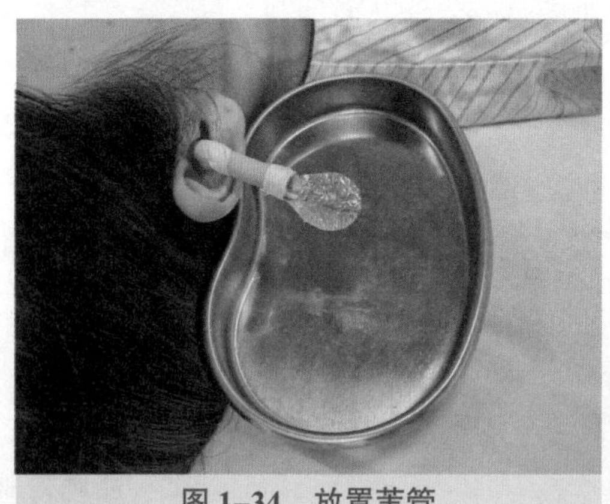

图 1–34　放置苇管

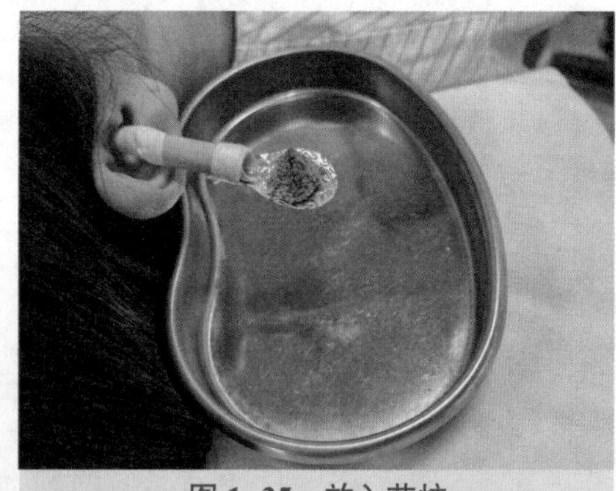

图 1–35　放入艾炷

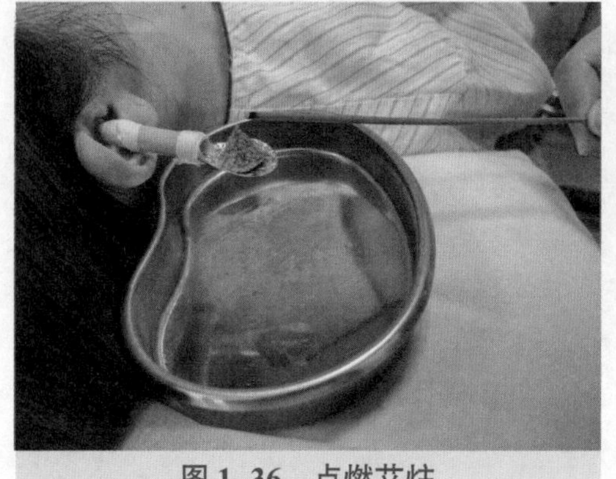

图 1–36　点燃艾炷

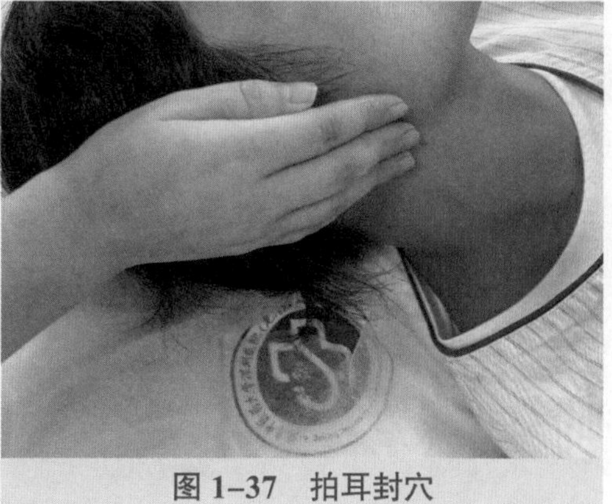

图 1–37　拍耳封穴

（2）将艾绒做成高 1.0cm、底径 1.5cm 的圆锥形艾炷，放在苇管鸭嘴形的一端上。

（3）用线香点燃艾炷，使耳内有温热感为宜，艾炷燃灭为一壮。

（4）换艾炷再施灸，每次 5 壮，灸后清洁皮肤，拍耳封穴。

**4. 苇管灸操作注意事项**

（1）施灸过程中避免艾绒脱落灼伤衣物或皮肤。

（2）注意皮肤情况，对糖尿病、感觉障碍的患者，需谨慎控制施灸强度，防止烫伤。

（3）施灸后，若局部出现小水疱，无需处理，自行吸收即可。如水疱较大，用无菌注射器抽出疱液，并以无菌纱布覆盖。

## 三、按语

本例患者口角歪斜，闭目不全致自我形象紊乱伴焦虑、不寐，严重影响其生活质量。其中医辨病为口僻，辨证为风寒袭络证，故患者的治疗护理原则为散寒解表、活血通络。

治疗面瘫伴焦虑、不寐的患者，应注重整体调理与局部治疗相结合。在中医辨证的基础上，运用中药汤剂、针灸等整体调理，同时结合患者的症状在局部运用耳尖放血、面部闪罐等中医适宜技术。本例患者在常规治疗后疗效不佳，从病机及患者证候出发，我们选择具有显著局部治疗作用的苇管灸疗法，以达到温通经络、祛风散寒之功。此外，患者因口角歪斜导致自我形象紊乱，闭目不全、焦虑等因素导致患者睡眠质量欠佳，在护理过程中，应注重畅调情志，关心尊重患者，疏导其紧张情绪，鼓励家属多给予陪伴，达到情感的宣泄与平衡。

## 【知识小锦囊】

**五脏通五窍**

《黄帝内经》指出：心开窍于舌，脾开窍于口，肺开窍于鼻，肝开窍于目，肾开窍于耳。肺气通于鼻，肺脏和顺健康，则鼻能闻香臭；肺有病则喘息鼻张，影响呼吸气息。肝气通于目，肝气顺则目清明，目清则能辨五色；肝有病则目眦发青，影响视觉。脾气通于口，脾和顺则口唇能纳五谷；脾有病则唇色发黄，影响消化吸收功能。心气通于舌，心气和顺则舌能辨五味；心气不顺则舌卷短，且颧发赤，影响话语清晰。肾气通于耳，肾气足则耳能听五音；肾气虚则颧与颜黑，且耳鸣耳聋，影响听力。

## 【参考文献】

［1］陈培峰，董坚，孙枚，等. 中药熏蒸面部联合毫针轻浅刺法对顽固性面瘫患者

面部残疾指数及体液免疫功能的影响［J］. 四川中医，2021，39（12）：162–165.

［2］张少阳，袁冰倩，刘晓瑜．董氏奇穴联合火龙罐治疗风寒型面瘫的临床疗效观察［J］. 中医临床研究，2023，15（7）：116–120.

［3］陈静，宋军，田丰玮，等．管灸对面神经损伤模型家兔面神经超微结构及蛋白ERK1/2、p–ERK1/2、c–jun 表达的影响［J］. 时珍国医国药，2020，31（3）：734–736.

［4］谢志红，李静，李康，等．浮针疗法在周围性面瘫治疗中的应用现状及分析［J］. 中国针灸，2023，43（5）：607–610.

［5］马天一，徐振华．基于古代文献探讨艾炷灸治疗面瘫的量学要素及灸治特点［J］. 中华中医药杂志，2020，35（12）：6318–6323.

［6］熊中豪，宋娜，周熙，等．针刺结合管灸治疗顽固性面瘫的临床观察［J］. 中医药导报，2021，27（11）：113–116.

# 案例 13　易罐疗法在气虚血瘀型中风患者顽固性肢体麻木中的应用

中风（脑卒中），又称“脑血管意外”，是由于脑血管破裂出血或血管阻塞导致脑组织不能得到正常的血液供应而出现局灶性神经功能缺损的一组疾病，具有高发病率、高致死率、高致残率的特点。[1] 其中约有 65% 的患者出现感觉功能障碍，约有 50% 的偏瘫患者存在不同程度的感觉障碍，肢体麻木是常见的感觉障碍之一。[2] 肢体麻木为患者的自觉症状，具有病程长、疗效差等特点。其主要表现为患侧前臂至手指末端及小腿至趾端部位麻木，伴有针刺、蚁走、痒感、无力感，还有疼痛等感觉障碍[3]，严重影响患者的长期生活质量，且肢体感觉障碍对于患者运动功能的康复有重要影响。中风后肢体麻木在中医学属于“偏风”“偏瘫”“半身不遂”等范畴，发病根本原因在于血瘀气虚，表实本虚[4]。

## 一、案例导入

### （一）病例简介

朱某，男，72 岁，因“右侧肢体乏力麻木 1 年，加重伴头晕 1 天”步行入院。

**既往史：**高血压病，急性脑梗死。

**现病史：**患者 1 年前因急性脑梗死住院，经治疗症状好转后出院，遗留右侧肢体乏力麻木症状，平时可不借助工具缓慢行走。1 天前患者发现右侧肢体乏力麻木较前加重，自觉头晕、头部昏沉不适，经休息后无明显缓解，遂至我院门诊就诊，再次入院。

**入院诊断：**中医诊断：风痱——气虚血瘀证。西医诊断：①脑血管病后遗症。②高血压病 2 级（很高危）。

### （二）病程介绍（表 1–25）

**表 1–25　病程介绍**

| 住院节点 | 病情及诊治过程 |
| --- | --- |
| 入院 | 患者步行入院，神志清，精神疲倦，右侧肢体乏力麻木，右侧肌力 $V^-$ 级，头晕，头部昏沉不适，伴视物旋转感，行走尚稳。T 36.5℃，P 58 次 / 分，R 20 次 / 分，BP 152/96mmHg。予二级护理，低盐低脂饮食，留陪人，防跌倒，监测血压，完善相关检查。中医治疗以益气活血为治法，中药以补阳还五汤加减，中医外治法予中频脉冲电治疗、穴位敷贴。西医予控制血压、调脂稳斑等对症治疗 |

续表

| 住院节点 | 病情及诊治过程 |
| --- | --- |
| 住院第 2 天 | 患者血压稳定，头晕症状好转，右侧肢体乏力麻木未见改善，增加针刺治疗。辅助检查结果与本次发病前的检查结果相比，未见明显改变 |
| 住院第 4 天 | 患者神志清，精神尚可，血压稳定，无头晕、头部昏沉，右侧肢体乏力麻木未见明显改善。患者惧怕针刺治疗，予减少针刺穴位。请中医专科护理小组会诊，增加易罐、中药热罨包疗法，并行个性化中医调护 |
| 住院第 6 天 | 右侧肢体乏力麻木、失眠、胃纳差均有改善 |
| 出院 | 患者肢体乏力麻木感减轻大半，病情稳定出院，嘱继续中医护理门诊随诊治疗 |
| 出院后 1 个月 | 对患者随访，右侧肢体乏力麻木基本消失，偶有出现，胃纳、失眠均有明显改善，治疗护理效果满意 |

## 二、分析与讨论

### （一）专科及中医护理评估（表 1–26）

**表 1–26　专科及中医护理评估表**

<table>
<tr><th>评估维度</th><th colspan="3">具体内容</th></tr>
<tr><td rowspan="3">专科评估</td><td colspan="3">1. 麻木症状量化评分 13 分</td></tr>
<tr><td colspan="3">2. 右侧肢体肌力 $V^-$ 级</td></tr>
<tr><td colspan="3">3. Morse 跌倒风险评分 25 分，中风险</td></tr>
<tr><td rowspan="11">中医护理评估</td><td rowspan="5">望诊</td><td colspan="2">神：少神，精神疲倦</td></tr>
<tr><td colspan="2">面色：少华</td></tr>
<tr><td colspan="2">形：发育正常，形体中等</td></tr>
<tr><td colspan="2">态：行走乏力，无异常动作</td></tr>
<tr><td colspan="2">舌：舌暗，苔白</td></tr>
<tr><td rowspan="2">闻诊</td><td colspan="2">声音：言语清晰，呼吸平稳</td></tr>
<tr><td colspan="2">气味：无异常</td></tr>
<tr><td rowspan="4">问诊（十问歌）</td><td>一问寒热</td><td>无恶寒发热</td></tr>
<tr><td>二问汗</td><td>动则汗出</td></tr>
<tr><td>三问头身</td><td>头晕，头部昏沉不适，伴视物旋转感</td></tr>
<tr><td>四问便</td><td>二便调</td></tr>
</table>

续表

| 评估维度 | 具体内容 | | |
|---|---|---|---|
| 中医护理评估 | 问诊（十问歌） | 五问饮食 | 胃纳差，时有反酸呃逆 |
| | | 六问胸腹 | 无心慌胸闷 |
| | | 七问聋 | 无异常 |
| | | 八问渴 | 无口干口苦 |
| | | 九问睡眠记忆力 | 眠差，记忆力正常 |
| | | 十问疼痛 | 无疼痛 |
| | 切诊 | 脉：沉细 | |

### （二）辨证施护

**1. 护理难点问题**

肢体麻木缠绵难愈。

**2. 辨证思路**

患者年迈、久病致气血亏虚，其肢体麻木主要是在“神明之府”脑髓脑络损伤的基础上，气血虚弱且运行失司而致营卫失调，气血瘀滞，经络阻滞，形神失养。另外，患者有胃气上逆，脾胃功能失调的症状，进而化生气血不足，影响肢体感觉功能的恢复。患者舌暗、苔白、脉沉细均为气虚血瘀之征。故该患者的治疗护理应以“益气通络，活血化瘀，兼以调理中焦脾胃”为主。患者在服用补气活血通络之功的补阳还五汤及通督调神之效的针刺疗法后，其肢体麻木症状改善不明显。因患者麻木不仁的范围主要涉及右侧肢体，脾主四肢，故在调理周身气血时重点调中焦脾胃、通畅阳明气血。患者惧怕针刺治疗，可采用有健脾和胃、行气降逆、温经通络作用的中药热罨包联合敷脐法，以逐渐增加脾胃自身的脏腑精气，促进脾胃化生气血的能力，最终充盈脑络四肢的经脉气血。此外，从《素问·痹论》“痹在于骨则重，在于脉则血凝而不流，在于筋则屈不伸，在于肉则不仁，在于皮则寒”可知，肢体麻木的病位以“肉”部为主。而“肉”部即人体肌肉，《素问·气穴论》言：“肉之大会为谷，肉之小会为溪。肉分之间，溪谷之会，以行营卫，以会大气。”该篇并有“溪谷三百六十五穴会”之谓。其中溪谷为人体气血津液的汇聚之处，亦是经络穴位所在之部。因此，在整体调理的同时要充分调动肌肉腠理的气血，从而促进患肢局部组织的气血流通，以达到整体与局部共调。

**3. 证候施护**

（1）关注：右侧肢体肌力、麻木症状及肢体活动的变化。

（2）易罐疗法：上肢取曲池、手五里、手三里、合谷，下肢取伏兔、梁丘、足三里、阳陵泉、丰隆、太冲，在皮肤上按压彩色硅胶罐，促进局部负压的产生，使彩色硅胶罐牢固吸附在穴位上。同时配合上肢屈伸、旋转，腕掌屈伸，手指抓握、伸展，髋膝联合屈伸，上下台阶、迈步训练等主动运动。每个动作完成 10 ～ 15 组，每日 1 次，每次 25 ～ 30 分钟。

（3）中药热罨包敷脐疗法：将装有干姜、小茴香、厚朴、莱菔子、白术的热罨包加热后外敷脐部，配合滚、推、搓、揉等手法来回熨烫，力度均匀，以行气降逆，健脾和胃。每日 1 次，每次 15 ～ 20 分钟。

（4）生活起居：起居有常，不妄作劳，慎避外邪。

（5）饮食指导：进食益气补血、健脾和胃的食物。推荐食疗方：枸杞瘦肉汤、山药百合大枣粥。

（6）情志调理：与患者多沟通交流。根据中医五行理论，指导患者选用宫调式曲目如《无锡景》《沧海一声笑》等和徵调式曲目如《洞庭秋思》《渔歌》等，入脾心二经，以达到补气健脾、调达升降、安神定志之效。分别于午休和晚上入睡之前聆听，每次 20 ～ 30 分钟。

（7）运动指导：指导患者循患肢手阳明大肠经（上肢段）、足阳明胃经（下肢段）轻轻拍打，每次拍打 15 遍，每日 1 次。

### （三）特色中医护理技术简介——易罐疗法

易罐从传统的火罐演变而来，由硅胶材料制成，轻便、安全、使用简单。易罐的功效及原理与传统火罐类似，通过负压吸附体表引起局部组织充血及皮下轻微的瘀血，对机体产生良性刺激，调节机体的疼痛中枢，提高痛阈值，达到解痉止痛的作用，同时促进局部组织的血液循环和新陈代谢，改善局部组织的营养，更多地表现为一种特殊的局部理疗和组织营养作用。[5] 从中医角度看，易罐具有疏通经络、祛湿除寒、行气活血、舒筋活络、消肿止痛的作用。另外，易罐完美地摒弃了传统玻璃罐的缺点，无需用燃料制造罐内负压环境，可随意变形，能吸附在膝关节、肩关节、肘关节等关节处而不易脱落，适用于肩、肘、膝等肌肉少、筋膜肌腱附着的细小关节或不平的部位，并且拔罐的同时可进行运动。

**1. 易罐疗法适应证**

（1）颈、肩、腰、腿痛及相关肌骨疾病。

（2）老年性脊柱、关节退行性病变。

（3）脊柱侧弯（肌肉力量不平衡造成的躯体力学紊乱）。

（4）面瘫、中风引起的口眼歪斜。

（5）配合运动，帮助脑卒中后遗症患者进行肢体康复。

（6）久坐久站、长期低头伏案造成的上、下交叉综合征。

（7）腹部的病症，如便秘、腹泻、肥胖症等。

（8）感冒、发热等引起的疼痛症状。

**2. 易罐疗法禁忌证**

（1）急性病者慎用。

（2）传染性疾病者慎用。

（3）糖尿病及末梢神经损伤者慎用。

（4）孕妇腹部及腰骶部禁用。

（5）严重外伤、缝合伤口局部、治疗部位有金属异物者禁用。

（6）情绪激动、精神异常及不配合者禁用。

**3. 易罐操作手法**

（1）基本吸罐手法（图 1–38 ～图 1–40）

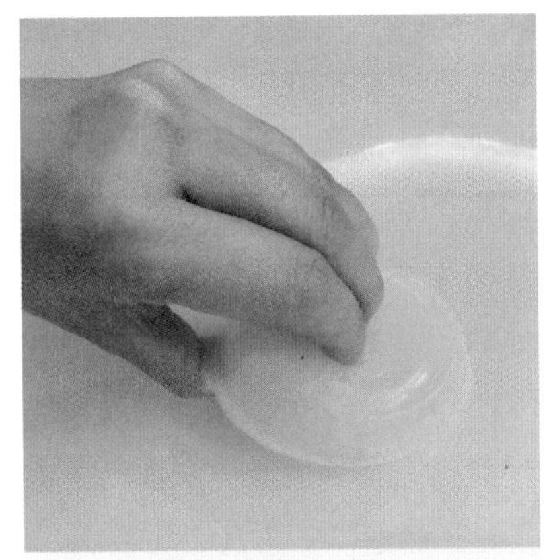

图 1–38　单手勾按法

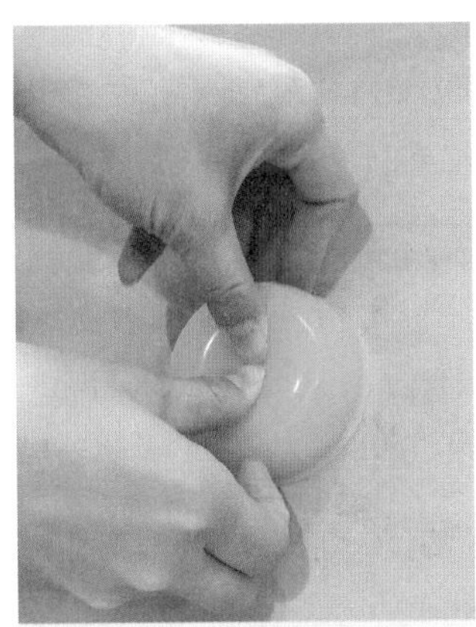

图 1–39　双手拇指按压法

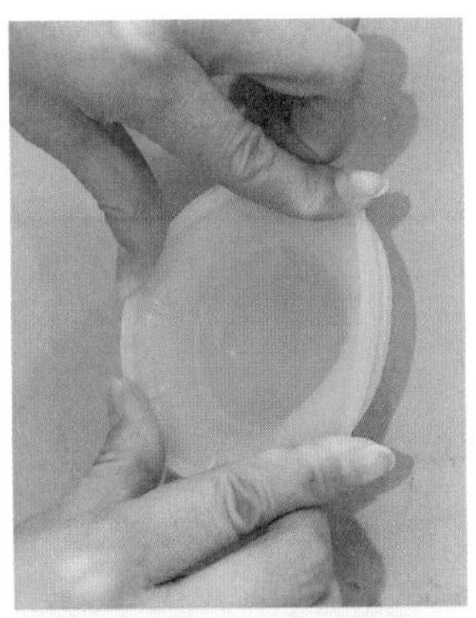

图 1–40　内翻压法

（2）基本运罐手法（图 1–41 ～图 1–43）

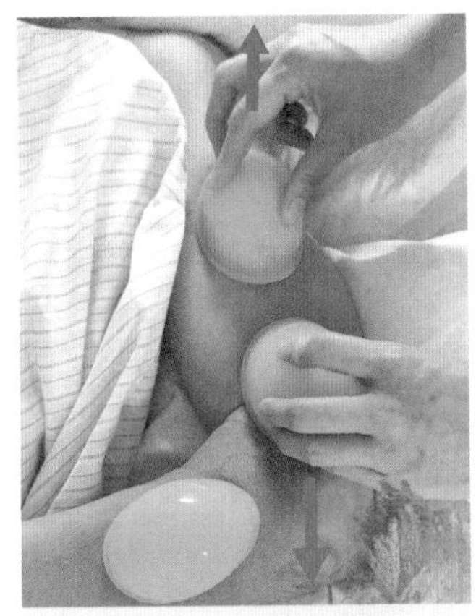

图 1–41　推拉罐

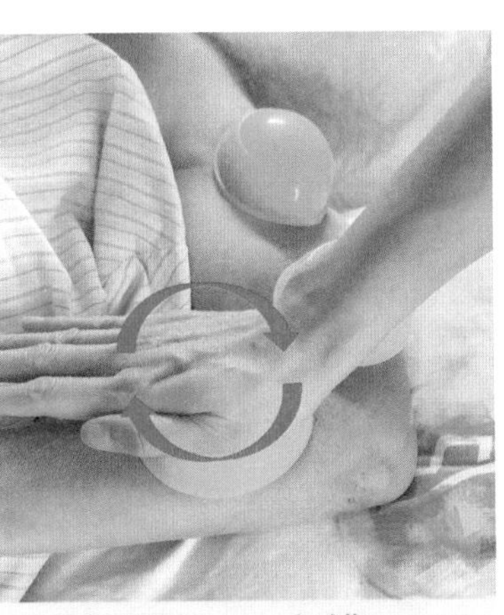

图 1–42　揉罐

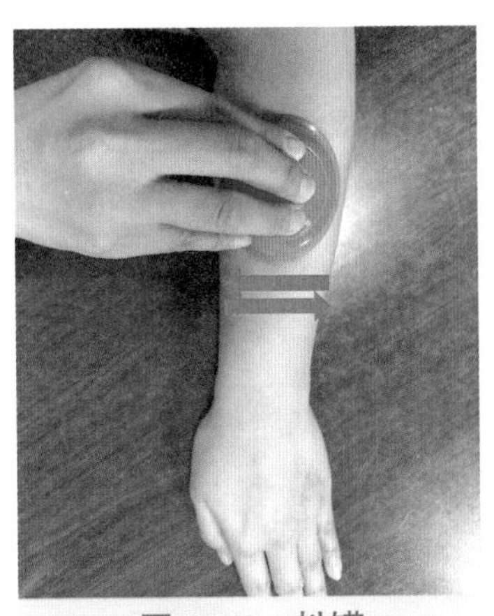

图 1–43　抖罐

**4. 易罐操作注意事项**

（1）治疗前充分评估患者病情、皮肤情况、对疼痛的耐受力及对操作的接受程度，选择合适的治疗方法。

（2）初次使用 5 分钟，逐渐延长，单个部位不宜超过 10 分钟。

（3）做拉筋治疗时，动作宜缓慢，循序渐进，配合呼吸，以患者能接受为准。

（4）拉罐时需适当涂润滑油，面部拉罐时慎防流入眼内。

（5）面部治疗 2 ～ 3 天 1 次，其余部位 1 ～ 2 天 1 次，做时需避开前一天的罐印。

（6）为避免面部出痧影响美观，面部拉罐吸上就要拉动，不要停留，力度均匀柔和，拉至皮肤潮红即可。

（7）每次使用后用 75% 乙醇消毒，清水清洗，晾干备用。

## 三、按语

本例患者肢体麻木症状反复，迁延不愈，并伴有脾胃功能失调的症状及不良情绪，严重影响其生活质量。其中医辨病为风痱，辨证为气虚血瘀证。故患者的治疗护理原则为益气通络，活血化瘀，健脾和胃，形神共调。

治疗中风后肢体麻木，应注重整体调理与局部治疗相结合。患者在进行如中药汤剂、针灸等整体调理时，运用中医辨证施护的方法，做好护理评估和中医证候的观察与记录，并运用中医适宜技术对症状进行管理，促进患者症状的转归。本例从病机及患者证候出发，选择易罐疗法、中药热罨包疗法等具有显著局部治疗作用的中医特色技术，符合该患者的治疗原则。此外，患者精神状态及睡眠质量欠佳，往往以肢体麻木为主诉的卒中后遗症患者存在明显的负性情绪，应注重其情志调摄，达到情感的宣泄与平衡。

经过 10 天的住院治疗及 2 周的中医护理门诊随诊治疗，患者右侧肢体乏力感消失，麻木症状基本消失，偶有出现，胃纳好转，自觉精神状态及睡眠质量明显改善。出院后 1 个月随访，症状未加重，效果非常满意。

**【知识小锦囊】**

**1.“治痿独取阳明”**

《素问·痿论》首次记载了“治痿独取阳明”这一经典理论，被历代医家奉为痿证的治疗大法。“痿”指由于各种原因导致肢体筋脉迟缓，手足痿软无力或肌肉削脱的一种病证。临床可见神经系统的疾病如脊髓炎、重症肌无力、多发性硬化和其他中枢神经系统疾病等所致的后遗症。

**2.“取阳明”是关键**

“阳明”是指足阳明胃经和手阳明大肠经，强调脾胃的生理功能在痿证治疗中的重要作用。阳明经多气多血，为后天化生之源；为五脏六腑之海，主润泽而调养宗筋，从而约束骨骼主导关节运动；为奇经八脉的统领，督、任、冲、带诸脉皆系于阳明。故所谓“取阳明”，是以后天化源之不竭，奉养周身机体之滑利。

**3.“独取”并非只取**

从原文来看:“帝曰：治之奈何？岐伯曰：各补其荥而通其俞，调其虚实，和其逆顺，筋脉骨肉，各以其时受月，则病已矣。”由此可见，在痿证的不同阶段，病因病机不同，治疗时必须辨证论治，“独”并不是“只”的意思，而是起强调作用。

## 【参考文献】

［1］Stinear C，Lang C，Zeiler S，et al．Advances and challenges in stroke rehabilitation［J］．Lancet Neurol，2020，19（4）：348-360.

［2］彭景，王寅，贾卫华，等．田从豁“形神共调五部八法”治疗脑卒中肢体麻木经验探析［J］．针灸临床杂志，2022，38（6）：80-86.

［3］龚晓，王青平，来莉华．超声药物透入联合药饼贴敷治疗缺血性脑卒中所致肢体麻木疗效观察［J］．浙江中西医结合杂志，2022，32（2）：134-135，153.

［4］史会敏，张青川，马显群，等．中西医结合治疗脑卒中后肢体麻木的临床效果观察［J］．中西医结合心脑血管病杂志，2016，14（11）：1293-1294.

［5］黄卓健，申坚，高胜嘉，等．易罐疗法临床应用研究进展［J］．中国处方药，2022，20（1）：184-185.

# 案例 14　火龙罐疗法改善气虚血瘀型中风后肩手综合征患者症状

中风（脑卒中）后，肩手综合征（SHS）是其常见的上肢并发症。其一般发生在中风后 1～3 个月内，临床发病率为 12.5%～70%，是一种复杂性、局部性疼痛综合征[1]。脑卒中后 SHS 主要表现为肢体肿胀、疼痛、活动受限等，若不及时治疗将会导致肌肉萎缩、关节畸形甚至残疾，病程较长，对患者的身心健康和生活质量造成极大的影响。[2]肩手综合征属于中医学“肩痹”“痿证”范畴，如《针灸甲乙经》有“偏枯，臂腕发痛，肘屈不得伸”的记载。中医学认为，情志等致病因素引动肝风，发为中风，肝在体合筋，其华在爪，风动则筋爪拘急，则发为此病。[3]其病性多属本虚标实，肝肾亏虚、气血不足为本，气滞血瘀、水湿内停为标。[4]

## 一、案例导入

### （一）病例简介

黎某，女，67 岁，因“右侧肢体乏力、右肩关节疼痛 1 月余”步行入院。

**既往史：**高血压病，急性脑梗死。

**现病史：**患者于 1 月余前无明显诱因出现言语不利、右侧肢体乏力，诊断为脑梗死，予改善循环、调脂稳斑、抗血小板聚集等治疗后症状好转出院。出院后该患者继续于外院行康复治疗，症状较前稍好转，仍遗留右侧肢体乏力、右肩关节疼痛。为进一步治疗于我院门诊就诊，由门诊以脑梗死恢复期收入我科。

**入院诊断：**中医诊断：肩痹、痿证——气虚血瘀证。西医诊断：①脑梗死恢复期。②颈动脉硬化。

### （二）病程介绍（表 1–27）

**表 1–27 病程介绍**

| 住院节点 | 病情及诊治过程 |
|---|---|
| 入院 | 患者步行入院，神志清，精神疲倦，言语不利，右侧肢体功能障碍，右上肢肌张力下降。右上肢肌力远端Ⅰ级、近端Ⅱ级，右下肢肌力远端Ⅱ级、近端Ⅲ级，肩手综合征分期Ⅱ期，右侧耸肩无力疼痛（RNS 疼痛评分 7 分）及下肢疼痛（RNS 疼痛评分 2 分），乏力，饮水偶有呛咳。T 36.5℃，P 91 次 / 分，R 20 次 / 分，BP 116/69mmHg。予一级护理，低盐低脂饮食，留陪人，防跌倒，监测血压，完善相关检查。中医治疗以益气活血为治法，中药予补阳还五汤加减，中成药予血栓通注射液静脉注射，中医外治法予中频脉冲电治疗、针灸、穴位敷贴以行气活血通络。西医予控制血压、抗聚、调脂稳斑、营养神经等对症治疗 |
| 住院第 2 天 | 患者精神可，言语不利，右侧肢体功能障碍，右肩疼痛，指导正确使用肩托，增加针刺治疗、中药热罨包疗法。辅助检查结果与本次发病前的检查结果相比，未见明显改变 |
| 住院第 5 天 | 患者神志清，精神尚可，血压稳定，言语不利，右侧肢体功能障碍、右肩疼痛未见明显改善，右肩疼痛影响睡眠。请中医护理专科小组会诊，增加火龙罐、督灸疗法，并行个性化中医调护 |
| 住院第 10 天 | 患者右肩疼痛（RNS 疼痛评分 3 分）、活动范围、右侧肢体乏力、失眠较前有明显改善 |
| 出院 | 患者右肩疼痛明显缓解（RNS 疼痛评分 2 分），活动范围增大，右侧肢体乏力较前好转，右上肢肌力Ⅱ级，右下肢肌力Ⅲ级，失眠改善，病情稳定出院，嘱继续门诊随诊 |
| 出院后 2 周 | 对患者随访，右肩偶有轻度疼痛，活动范围及右侧肢体乏力情况同出院时，对治疗护理效果满意 |

## 二、分析与讨论

### （一）专科及中医护理评估（表 1–28）

**表 1–28 专科及中医护理评估表**

| 评估维度 | 具体内容 |
|---|---|
| 专科评估 | 1. 右肩部 NRS 疼痛评分 7 分，重度疼痛 |
| | 2. 右肩活动中度受限 |
| | 3. 右上肢肌力远端Ⅰ级、近端Ⅱ级，右下肢肌力远端Ⅱ级、近端Ⅲ级 |
| | 4. 肢体轻度肿胀 |
| | 5. Morse 跌倒风险 45 分，高风险 |
| | 6. 基本日常生活活动能力（BADL）评分 55 分 |

续表

<table>
<tr><th>评估维度</th><th colspan="3">具体内容</th></tr>
<tr><td rowspan="18">中医护理评估</td><td rowspan="5">望诊</td><td colspan="2">神：少神，精神疲倦</td></tr>
<tr><td colspan="2">面色：少华</td></tr>
<tr><td colspan="2">形：发育正常，形体中等</td></tr>
<tr><td colspan="2">态：行走乏力，无异常动作</td></tr>
<tr><td colspan="2">舌：舌暗红，苔白</td></tr>
<tr><td rowspan="2">闻诊</td><td colspan="2">声音：言语不利，呼吸平稳</td></tr>
<tr><td colspan="2">气味：无异常</td></tr>
<tr><td rowspan="10">问诊<br>（十问歌）</td><td>一问寒热</td><td>无恶寒发热</td></tr>
<tr><td>二问汗</td><td>动则汗出</td></tr>
<tr><td>三问头身</td><td>右侧肢体乏力，右侧耸肩无力</td></tr>
<tr><td>四问便</td><td>二便调</td></tr>
<tr><td>五问饮食</td><td>胃纳可</td></tr>
<tr><td>六问胸腹</td><td>无心慌胸闷</td></tr>
<tr><td>七问聋</td><td>无异常</td></tr>
<tr><td>八问渴</td><td>无口干口苦</td></tr>
<tr><td>九问睡眠记忆力</td><td>眠差，记忆力减退</td></tr>
<tr><td>十问疼痛</td><td>右肩部疼痛</td></tr>
<tr><td>切诊</td><td colspan="2">脉：细涩</td></tr>
</table>

### （二）辨证施护

**1. 护理难点问题**

右侧肢体乏力，右肩关节疼痛。

**2. 辨证思路**

患者年老体虚，肝肾亏虚，正气不足，久病体弱，气血亏虚，筋骨失于濡养，筋脉不舒，肩痛难举，而为肩痹。卒中后并发肩手综合征主要是在“神明之府”脑髓脑络损伤的基础上，气血虚弱且运行失司而致营卫失调，血运行不畅，脉道阻滞，经筋失养，导致肩手活动不利、疼痛。患者舌暗红、苔白、脉细涩，为气虚血瘀之征。故其治疗以逐瘀通络、益气补血为原则，兼以调和气血。

**3. 证候施护**

（1）关注：右侧肢体肌力、右肩部疼痛程度及肢体活动的变化。

（2）体位：协助患者在平卧位、患侧卧位和健侧卧位时正确摆放肢体，抑制患肢的痉挛模式。

（3）主动、被动运动训练：患者同时进行主动运动和被动运动训练。主动运动训练针对患侧手进行负重训练和手指抓握活动，鼓励患者用健侧手带动患侧手活动，包括波巴氏（Bobath）握手上举、举木棒等。被动运动训练主要为指导和帮助患者进行患侧肩关节松动运动，包括摆动、滚动、滑动、旋转、分离和牵拉，以缓解肩痛及维持肩关节的活动度。

（4）火龙罐疗法：可以选择督脉、手阳明大肠经和手少阳三焦经的穴位，如肩髃、曲池、合谷、阳池、中渚等。走罐顺序采取先上部、后下部，先阳部、后阴部的原则。扶阳疏经法：罐口的 3 个罐齿与皮肤成 30° 角，手掌小鱼际紧贴皮肤，沿着每条经络由上向下运罐，同时配合手掌小鱼际肌在施罐部位推揉。刮灸散瘀法：先将罐口的一个罐齿 90° 垂直作用于相应穴位进行点穴，再将罐齿与皮肤成 30° 角进行旋刮，以患者感觉酸、胀、麻为宜；然后施以透热灸，局部皮肤红润；最后采用温和灸，灸至局部酸、胀、麻等灸感消失为宜。每次 20 分钟，每周 2 次。[5]

（5）中药热罨包疗法：将装有吴茱萸、决明子、紫苏子、莱菔子、白术的热罨包加热后放在右侧肢体及肩部，配合滚、推、搓、揉等手法来回熨烫，力度均匀，以行气活血通络。每日 1 次，每次 15 ～ 20 分钟。

（6）督灸：在背部督脉及膀胱经行督灸治疗，每周 2 次，每次 20 分钟，以温煦助长阳气、化瘀止痛。

（7）生活起居：起居有常，慎避外邪，进行功能训练时宜循序渐进，以不感疲劳为宜。

（8）饮食指导：进食益气补血的食物。推荐食疗方：枸杞瘦肉汤、山药百合大枣粥。

（9）情志调理：与患者多沟通交流，讲解治疗效果佳的病例，增加患者治愈的信心。根据中医五行理论，指导患者选用宫调式曲目如《无锡景》《沧海一声笑》等和徵调式曲目如《洞庭秋思》《渔歌》等，入脾心二经，以达到补气健脾、调达升降、安神定志之效。分别于午休和晚上入睡之前聆听，每次 20 ～ 30 分钟。

（10）运动指导：指导患者循患肢手阳明大肠经（上肢段），足阳明胃经（下肢段）轻轻拍打，每次拍打 15 遍，每日 1 次。

## 三、按语

本例患者中风后肩手综合征已经严重影响到患者的肢体康复训练，加之疼痛影响睡眠，严重影响其生活质量。其中医辨病为肩痹、痿证，辨证为气虚血瘀证。故患者的治疗护理原则为补益气血，逐瘀通络。在治疗过程中，应注重整体调理与局部治疗相结合。患者在进行中药汤剂、针灸、中医辨证施护等整体调理的同时，运用了中医适宜技术对症状进行管理，促进了患者症状的转归。

本案例选择火龙罐疗法，利用火龙罐走罐时的手法刺激皮肤，结合艾灸的温热作用，共奏益气活血、化瘀通络之功效，同时运用督灸治疗，以调动人体阳气，使人体正气充足，促进气血运行，有效改善了患者的局部疼痛不适。

## 【知识小锦囊】

### 督脉与中风

督脉，隶属于奇经八脉，起于小腹内，出于会阴部，沿脊柱内上行，到项后风府穴处入脑内，络于脑，再回出上行至头顶正中的百会，循前额正中线到鼻柱下方的水沟穴，止于上牙龈部的龈交，因其循行于人体正中线上，手三阳经和足三阳经交会于督脉的大椎穴。从循行路线上看，督脉主要在背部，背为阳，汇聚了全身经脉的阳气，并把这些阳气输送至全身，故称为“阳脉之海”。

自古论述督脉循行的文献皆提到“督脉入脑”，而中风的病机多为“血溢脑脉”或“脑脉痹阻”致“脑髓损伤”或“脑髓失养”。从督脉与脑的关系中可见，督脉上通于脑，总督一身之阳，脑髓既失其功用，督脉亦失其所主，表现为“神机受损”“神机失用”，出现神昏失语、肢体偏瘫。[6]因此，于督脉上进行治疗，可以调动诸经络，外联四肢，起到益肾通督、温阳散寒、破瘀散结、通痹止痛的作用，也可以有效地改善中风的肢体功能障碍，促进肢体功能的恢复。

## 【参考文献】

［1］李璐，胡守亮．肩手综合征的治疗现状［J］. 世界最新医学信息文摘，2018，18（72）：104–105.

［2］王娟，严璐．中医康复治疗在脑卒中肩手综合征患者中的应用现状［J］. 贵州中医药大学学报，2022，44（4）：62–65.

［3］张小玫，王芬芬．康复治疗在脑卒中后肩手综合征患者治疗中的应用研究［J］. 中西医结合心血管病电子杂志，2020，8（28）：31–33.

［4］黄慧，朱强，罗云，等．脑卒中后肩手综合征临床治疗的研究进展［J］. 山东

医药，2022，62（28）：105–108.

［5］曾秋霞，钟华，冉白灵，等．火龙罐疗法改善脑卒中后肩手综合征患者症状［J］．护理学杂志，2021，36（12）：52–55.

［6］徐中菊，陈宝瑾，黄金阳．督灸治疗中风病的应用与研究概况［J］．中西医结合心脑血管病杂志，2017，15（20）：2550–2552.

# 案例 15　运用耳穴疗法改善反复发作性眩晕伴不寐患者

眩晕是一种常见的临床症状，是指没有自身运动时的旋转感或摆动感等运动幻觉。研究显示，眩晕病在中老年人中较为高发，且随着年龄的增长发病率逐步上升。[1]部分患者眩晕反复发作，呈现慢性过程，且不能通过药物、物理或手术治疗使其康复，给患者的生活和工作带来极大困扰。因此反复发作性眩晕是临床一大难以解决的问题。[2]在临床上，反复发作性眩晕的患者通常伴随失眠症状。中医学认为，眩晕的病因多与外感六淫、年老体弱、饮食不节、久病劳倦、情志不遂等有关，病位在头窍，与脾、肝、肾密切相关，故治疗应重视健脾化痰、平肝潜阳、活血通络、调整阴阳，兼调理风火痰瘀，祛邪以助扶正。[3]

## 一、案例导入

### （一）病例简介

陈某，女，50 岁，因“头晕头痛反复发作 10 余年，再发加重 1 天”步行入院。

**既往史：**无。

**现病史：**患者 10 余年前无明显诱因出现头痛、头晕，以左侧头部胀痛为主，头昏沉，后头晕头痛反复发作，失眠，未予系统治疗。今晨患者无明显诱因再发头痛，先为左侧头部胀痛、刺痛，后为全头痛，持续未缓解，后患者出现头晕，稍视物旋转，呕吐数次，呕吐物为胃内容物，伴汗出，由急诊以“头晕（原因待查）”收住入院。

**入院诊断：**中医诊断：眩晕——心脾两虚证。西医诊断：①脑动脉供血不足。②偏头痛。③睡眠障碍。

### （二）病程介绍（表 1–29）

**表 1–29　病程介绍**

| 住院节点 | 病情及诊治过程 |
| --- | --- |
| 入院 | 患者急诊入院，神志清，精神疲倦，头晕，稍视物旋转，恶心呕吐，呕吐物为胃内容物，伴心慌汗出，后枕部疼痛，平素怕冷，时有颈肩部疼痛不适，时有胃胀痛，纳一般，眠差，脾气急，二便一般。T 36.50℃，P 65 次 / 分，R 20 次 / 分，BP 122/79mmHg。予一级护理，低盐低脂饮食，留陪人，防跌倒，监测血压，完善相关检查。西医治疗予胃复安肌内注射，止呕。中医治疗以补益心脾为治法，中药以归脾汤加减，中医外治法予中药热奄包、中频脉冲电治疗、针灸、穴位敷贴等以行气活血通络 |

续表

| 住院节点 | 病情及诊治过程 |
| --- | --- |
| 住院第 2 天 | 患者神志清，精神可，无呕吐，仍头晕及头痛，有胃胀痛，纳一般，眠差。查血钾（$K^+$）3.10mmol/L，予补钾治疗。其余辅助检查结果与本次发病前的检查结果相比，未见明显改变 |
| 住院第 5 天 | 患者神志清，精神尚可，无呕吐，头晕、头痛较前好转，睡眠质量未见明显好转。请中医专科护理小组会诊，增加耳穴压豆及耳灸疗法，并行个性化中医调护 |
| 住院第 10 天 | 患者头晕、头痛、失眠较前有明显改善 |
| 出院 | 患者无头晕，头痛、失眠好转，病情稳定出院，嘱继续中医护理门诊随诊治疗 |
| 出院后 2 周 | 对患者随访，未再出现头晕，头痛症状好转，眠差改善 |

## 二、分析与讨论

### （一）专科及中医护理评估（表 1–30）

**表 1–30　专科及中医护理评估表**

<table>
<tr><th>评估维度</th><th colspan="3">具体内容</th></tr>
<tr><td rowspan="3">专科评估</td><td colspan="3">1. 眩晕评定量表 21 分</td></tr>
<tr><td colspan="3">2. Morse 跌倒风险评分 45 分，高风险</td></tr>
<tr><td colspan="3">3. 基本日常生活活动能力（BADL）评分 100 分</td></tr>
<tr><td rowspan="11">中医护理评估</td><td rowspan="5">望诊</td><td colspan="2">神：少神，精神疲倦</td></tr>
<tr><td colspan="2">面色：少华</td></tr>
<tr><td colspan="2">形：发育正常，形体中等</td></tr>
<tr><td colspan="2">态：无异常动作</td></tr>
<tr><td colspan="2">舌：舌暗淡，苔白腻</td></tr>
<tr><td rowspan="2">闻诊</td><td colspan="2">声音：呼吸平稳</td></tr>
<tr><td colspan="2">气味：无异常</td></tr>
<tr><td rowspan="4">问诊<br>（十问歌）</td><td>一问寒热</td><td>怕冷</td></tr>
<tr><td>二问汗</td><td>自汗明显</td></tr>
<tr><td>三问头身</td><td>头晕，稍视物旋转，后枕部疼痛</td></tr>
<tr><td>四问便</td><td>二便调</td></tr>
</table>

续表

| 评估维度 | 具体内容 | | |
|---|---|---|---|
| 中医护理评估 | 问诊（十问歌） | 五问饮食 | 胃纳差 |
| | | 六问胸腹 | 无心慌胸闷 |
| | | 七问聋 | 无异常 |
| | | 八问渴 | 无口干口苦 |
| | | 九问睡眠记忆力 | 眠差 |
| | | 十问疼痛 | 后枕部疼痛 |
| | 切诊 | 脉：细弱 | |

### （二）辨证施护

**1. 护理难点问题**

头晕头痛反复发作伴有眠差。

**2. 辨证思路**

患者中年女性，处于更年期，平素脾胃功能不佳。脾为中州，升腾心肺之阳，若过劳汗多亡阳，元气下陷，清阳不升，则导致眩晕。患者气血素虚，正气不足，中焦脾胃运化失常，则无以推动清阳上出于头窍而引发头痛。心和脾在生理和病理上联系密切，心主神明且主血脉，脾为气血生化之源，心脾相互影响，互为因果，一方受损，必然波及另一方，从而影响正常睡眠。

患者在服用补益心脾的归脾汤及接受通督调神的针灸和局部的热罨包治疗后，其头晕、头痛症状改善，但失眠改善不明显。由于失眠会对头痛头晕产生影响，故增加耳穴压豆及耳灸疗法。

**3. 证候施护**

（1）关注：眩晕、头痛发作的持续时间、性质，是否有诱发因素，指导患者通过适当移情缓解疼痛，必要时使用止痛药。

（2）防跌倒宣教：嘱留陪人，做到防跌 30 秒，即起床、坐位、床旁站立各 30 秒。

（3）睡眠护理：观察睡眠状态、伴随症状、情绪变化，指导患者养成良好的睡眠习惯，起居定时，入睡前尽量避免引起兴奋的因素，如高谈阔论、看电视、看小说等。

（4）穴位按摩：头晕时可选择百会、风池、上星、头维、太阳、印堂等穴位进行穴位按摩，每次 20 分钟，每晚睡前 1 次。

（5）穴位敷贴：取穴太阳、风池、内关、合谷、足三里、三阴交穴，每日 1 次。

（6）耳灸疗法：将艾炷充分燃烧后置于固定针上，调整通风口的大小，确保耳灸仪能通风调，艾炷能燃烧；将燃烧好的耳灸仪放置于患者的双耳，以患者能感觉温热为宜。隔日 1 次，每次 20 分钟。

（7）耳穴埋豆：选取皮质下、交感、心、脾、肾、内分泌、神门穴，指导患者每日按压 3 ～ 5 次，隔日更换 1 次，调理睡眠。

（8）中药热罨包疗法：将装有吴茱萸、决明子、紫苏子、莱菔子、白术的热罨包加热后置于枕部，配合滚、推、搓、揉等手法来回熨烫，力度均匀，以行气活血通络。每日 1 次，每次 15 ～ 20 分钟，改善头晕头痛。

（9）生活起居：起居有常，不熬夜，定时就寝，可适度进行体育锻炼，可每日睡前做放松功或睡前散步。

（10）饮食指导：宜食健脾养心、益气生血的食物，如莲子、山药、龙眼肉。推荐食疗方：黄芪粥、党参粥，或酸枣泡水饮等。

（11）情志调理：与患者多沟通交流，讲解治疗效果佳的病例，增加患者治愈的信心。根据中医五行理论，指导患者选用宫调式曲目如《无锡景》《沧海一声笑》等和徵调式曲目如《洞庭秋思》《渔歌》等，入脾心二经，以达补气健脾、调达升降、安神定志之效。分别于午休和晚上入睡之前聆听，每次 20 ～ 30 分钟。

### （三）特色中医护理技术简介——耳灸疗法

耳灸以“生物全息理论”为依据，通过艾灸热力刺激整个耳穴，宣通耳窍，产生“温通、温补”效应，全面提升机体阳气，起到升阳回阳、益气生血及健脾益胃等功效。[4]

**1. 耳灸疗法适应证**

（1）阳虚体质、畏寒怕冷人群，肾阳虚、免疫力低下、慢性疲劳综合征者等。

（2）失眠、头晕、头痛、耳鸣、耳聋等。

**2. 耳灸疗法禁忌证**

（1）妊娠期妇女慎灸。

（2）极度疲劳、过饥、过饱、酒醉、大渴、大惊、大恐、大怒、大汗淋漓、情绪不稳或妇女经期禁灸。

（3）传染病性疾病，或高热、昏迷、抽搐期间，或全身极度衰竭者禁灸。

（4）脑出血、高血压、哮喘、中耳炎、耳膜穿孔、脑脊液漏禁灸。

（5）艾叶过敏者（闻到艾叶气味出现呕吐、憋气、头晕、持续性打喷嚏、咳嗽等症状）禁灸。

**3. 耳灸操作（图 1–48，图 1–49）**

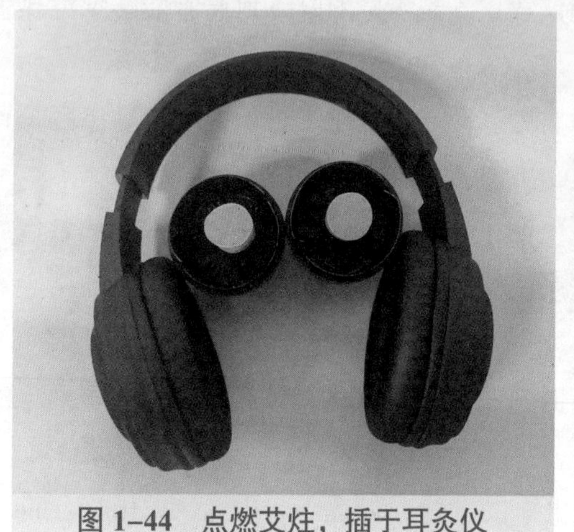
图 1–44　点燃艾炷，插于耳灸仪

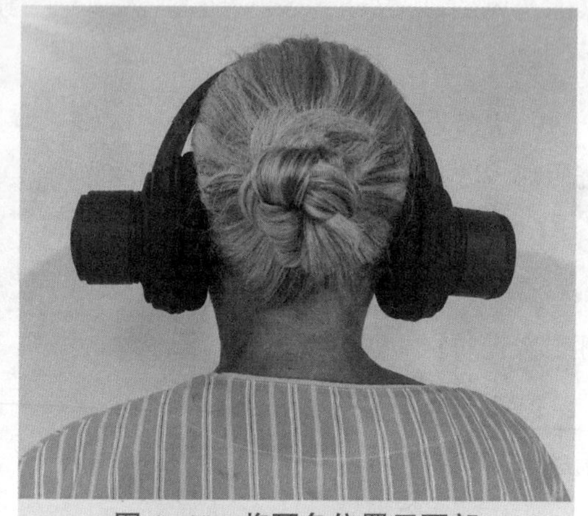
图 1–45　将耳灸仪置于耳部

**4. 耳灸操作注意事项**

（1）评估患者耳部情况、主要症状、相关因素、既往史及心理状态等。

（2）协助患者取合适体位，治疗部位需暴露皮肤，盘好头发，如耳周有汗水，应擦干后治疗。

（3）根据患者的耐受程度，热度控制得当，以免发生烫伤。

（4）治疗过程中应经常观察、询问患者的反应及皮肤情况，若有头晕、心慌等不适，应停止治疗，及时处理。

（5）治疗完毕，取下耳灸仪，清洁皮肤，嘱多饮温开水。

## 三、按语

本案中患者眩晕已经严重影响到日常生活，且伴有头痛、睡眠障碍，严重影响其生活质量。其中医辨病为眩晕，辨证为心脾两虚证。故患者的治疗护理原则为补益心脾，益气养血。

眩晕患者往往伴有失眠症状，两者互为因果，故在治疗改善眩晕的同时，应注重对失眠症状的干预，这样可以起到事半功倍的效果。中医学认为心寄窍于耳，脾主升清以充养耳，因此结合患者的中医证型辨证施术，选择耳灸疗法，可调节机体阴阳，改善气血运行，增强脏腑功能，符合该患者的治疗护理原则。

## 【知识小锦囊】

**中医五音疗法**

中医五音疗法是基于中医基础理论，以形神共养为核心思想，以因人、因时及因证施乐为治疗原则，运用角、徵、宫、商、羽五种音调的音乐来预防和治疗疾病的一种干预方法。《黄帝内经》首次提出了五音疗疾的理论。《素问·阴阳应象大论》指出，肝属木，在音为角，在志为怒；心属火，在音为徵，在志为喜；脾属土，在音为宫，在志为思；肺属金，在音为商，在志为忧；肾属水，在音为羽，在志为恐。[5]此即"宫动脾，商动肺，角动肝，徵动心，羽动肾"。可见，五音可影响五脏的功能及情志活动，进而达到调节身心、防治疾病的目的。

【参考文献】

［1］中国医药教育协会眩晕专业委员会，中国医师协会急诊医师分会. 眩晕急诊诊断与治疗指南（2021年）［J］. 中华急诊医学杂志，2021，30（4）：402–406.

［2］饶秀丽，尹时华，侯涛，等. 反复发作性眩晕豚鼠前庭内侧核毒蕈碱受体M2、M3表达的研究［J］. 中华耳科学杂志，2016，14（5）：674–680.

［3］王友刚，董昌武，高大红，等. 百会实按灸结合通督调神针法治疗脑卒中后眩晕的临床疗效［J］. 中国老年学杂志，2023，43（11）：2581–2584.

［4］张琰，席玉红. 耳灸联合耳穴贴压治疗脾肾阳虚型2型糖尿病合并失眠症临床观察［J］. 光明中医，2021，36（24）：4212–4214.

［5］李雪，刘伟. 五音疗法在失智症患者中的应用研究进展［J］. 中国民间疗法，2022，30（24）：138–141.

# 案例16　腹部按摩联合砭石温灸干预气虚血瘀型中风患者的便秘

随着现代人生活方式与作息的改变，中风作为一种突发性脑血管意外，已然成为全世界致死率和致残率最高的疾病之一。[1]便秘是中风后常见的并发症之一，其发病可能与患者长期卧床、胃肠蠕动功能差、排便方式改变、饮食结构不合理、情志因素等有关。[2]长时间的便秘、排便用力可能导致中风加重或者再发，甚至发生其他并发症。[3]《素问·调经论》云："血之与气并走于上，则为大厥，厥则暴死，气复反则生，不反则死。"这里的"气复反"之"气"非"血之与气"之气也。中风后便秘病机为脑神失调，腑气不通。[4]

## 一、案例导入

### （一）病例简介

叶某，男，58岁，因"左侧肢体乏力6个月，加重伴左下肢疼痛不适1天"轮椅入院。

**既往史：**混合痔术后20天，高血压病，急性脑梗死。

**现病史：**患者6个月前因急性脑梗死住院，经治疗症状好转后出院，遗留左侧肢体乏力，平时可不借助工具缓慢行走。1天前出现左侧肢体乏力加重，伴左下肢疼痛不适，经休息后无明显缓解，遂至我院门诊就诊，再次入院。

**入院诊断：**中医诊断：中风中经络——气虚血瘀证。西医诊断：①脑梗死。②高血压病3级（极高危）。

### （二）病程介绍（表1-31）

**表1-31　病程介绍**

| 住院节点 | 病情及诊治过程 |
| --- | --- |
| 入院 | 患者轮椅入院，神志清，精神疲倦，左侧肢体乏力，左下肢疼痛不适，左侧肌力Ⅳ级，行走尚稳。T 37.1℃，P 115次/分，R 20次/分，BP 137/79mmHg。予一级护理，低盐低脂饮食，留陪人，防跌倒，监测血压，完善相关检查。中医治疗以益气活血为治法，中药以补阳还五汤加减，中医外治法予穴位敷贴、砭石温灸。西医予控制血压、调脂稳斑等对症治疗 |

续表

| 住院节点 | 病情及诊治过程 |
|---|---|
| 住院第 3 天 | 患者血压稳定，诉 3 日未排大便，腹部胀满，平日 2 天一排，质硬，不易排出。遵医嘱予口服麻仁胶囊无效，予开塞露纳肛，解大便 1 次。辅助检查结果与本次发病前的检查结果相比，未见明显改变 |
| 住院第 4 天 | 患者神志清，精神尚可，血压稳定，偶有头晕，口干，小便可，排便费力，当日仍未解大便，舌淡暗，苔薄黄，脉沉。遵医嘱予开塞露 1 次，大便未排；予中医外治法干预，选择腹部按摩联合砭石温灸 |
| 住院第 6 天 | 患者自解大便，成形，前段质硬，后端质软，排便较顺畅，腹胀症状缓解。继续予腹部按摩联合砭石温灸 |
| 出院 | 患者肢体乏力减轻，每天 1 ～ 2 次大便，便秘症状较前改善，病情稳定出院，嘱继续中医护理门诊随诊治疗 |
| 出院后 1 个月 | 对患者随访，左侧肢体乏力基本好转，大便 1 ～ 2 天 1 次，排便不费力，对治疗护理效果满意 |

## 二、分析与讨论

### （一）专科及中医护理评估（表 1–32）

**表 1–32　专科及中医护理评估表**

| 评估维度 | 具体内容 | |
|---|---|---|
| 专科评估 | 1. 气虚量化评分 20 分，中度气虚 | |
| | 2. 左侧肢体肌力Ⅳ级 | |
| | 3. Morse 跌倒风险评分 35 分，中度风险 | |
| 中医护理评估 | 望诊 | 神：神志清，精神疲倦 |
| | | 面色：未见黄染、潮红等 |
| | | 形：发育正常，形体适中 |
| | | 态：左侧肢体活动不利 |
| | | 舌：舌质淡暗，有裂痕，边有齿痕，苔薄黄，少津 |
| | 闻诊 | 声音：言语清晰，呼吸平稳 |
| | | 气味：无异常 |

续表

| 评估维度 | 具体内容 | | |
|---|---|---|---|
| 中医护理评估 | 问诊（十问歌） | 一问寒热 | 无恶寒发热 |
| | | 二问汗出 | 夜间入睡后背及胸腹易出汗 |
| | | 三问头身 | 无头痛头晕，左侧肢体乏力，活动不便 |
| | | 四问二便 | 小便调，大便费力，2～3日1次 |
| | | 五问饮食 | 纳少 |
| | | 六问胸腹 | 无胸闷，稍有腹胀 |
| | | 七问官窍 | 无耳鸣耳聋，听力正常 |
| | | 八问睡眠 | 眠可 |
| | | 九问旧病 | 混合痔术后、脑梗死 |
| | | 十问因 | 左侧肢体乏力，伴左下肢疼痛 |
| | 切诊 | 脉：沉涩 | |

（二）辨证施护

**1. 护理难点问题**

患者便秘，中度气虚，传统的“泻法”会加重患者气虚。

**2. 辨证思路**

患者平日劳累，气血亏虚，脾胃运化能力下降，加之平素饮食不节，内生痰瘀，左侧肢体乏力，为痰瘀痹阻肢体经络，经脉失养之象。四诊合参，患者病位在脑及肢体经络，病性属虚实夹杂，病机为气虚血瘀证。患者目前中度气虚，而中风后便秘多因素体气虚不能推动大便而出，大便在大肠日久则干燥难解。如长期误用攻下，伤及脾胃则气更虚，气虚则水湿停滞郁而生热，湿热内生，则清阳不升，浊阴不降，上下不通，便秘更重。故该患者的治疗护理应以益气健脾、通腑复中、调理肠道为主。患者口服麻仁胶囊无效后，予开塞露纳肛，虽可排大便1次，但次日仍自感排便困难。为减少使用缓泻剂并从根本上解决患者的便秘问题，急则治其标，缓则治其本，故采用中医外治法腹部按摩联合砭石温灸干预治疗。腹部按摩，可调整肠道传导之气机，使清气得升，浊气得降。砭石温灸则能起到益气健脾、调理肠道之功。

**3. 证候施护**

（1）评估：腹胀的程度，肠鸣音的情况。

（2）扶元通腑腹部按摩疗法：每日1次，每次15分钟。

1）探查腹部情况：运用手指指腹从脐周沿肠的走行方向行腹部探查。

2）揉推腹部：用指根或掌根进行全腹的揉推。

3）疏通任脉及带脉：①带脉：自左右两侧带脉穴推至脐周，30次。②任脉：从剑突下推至耻骨联合，30次。

4）点按穴位：用双手拇指指端，配合呼吸频次，呼气时依次按压中脘、天枢、大横、关元、气海、足三里。

（3）砭石温灸疗法：①预热砭石温灸仪。②直推熨烫腹部皮肤，使得腹部皮肤温热。③运用聚气法，在重点穴位进行温灸、定灸。取穴中脘、天枢、大横、关元、气海、足三里。④捂神阙穴。每日1次，每次10～15分钟。

（4）生活起居：起居有常，不妄作劳，慎避外邪。

（5）饮食指导：进食益气补血、健脾和胃的食物。推荐食疗方：枸杞瘦肉汤、山药百合大枣粥。

（6）情志调理：与患者多沟通交流。根据中医五行理论，指导患者选用宫调式曲目如《无锡景》《沧海一声笑》等和徵调式曲目如《洞庭秋思》《渔歌》等，入脾心二经，以达补气健脾、调达升降之效。分别于午休和晚上入睡之前聆听，每次20～30分钟。

（7）运动指导：指导患者每日练习八段锦，每次10～15分钟。

### （三）特色中医护理技术简介——砭石温灸疗法

砭石温灸简称砭灸，是将砭石熨烫和艾灸相结合的外治法，其集"砭石+烫熨+艾灸+推拿按摩"四效合一。砭石的辐射渗透与艾灸的温热升阳作用可以激发经气，使气血流通于五脏六腑，起到调和阴阳、行气祛邪的作用。砭石加热后其远红外辐射功率会进一步提高，而且砭石的远红外的频率范围为9～20μm，与人体经络的红外穿透频谱9～20μm相吻合，所以砭石热熨治疗时与人体摩擦产生的超声波脉冲作用及远红外辐射波谱可使血液循环加速20%，从而更好地起到益气健脾、通腑复中、调理肠道之功效。[5]

**1. 砭石温灸疗法适应证**

（1）腹部的病症，如便秘、腹泻、肥胖症等。

（2）痹证。

（3）失眠。

（4）周围性面瘫，中风引起的口眼歪斜。

（5）各种疼痛，如癌痛、腰痛。

**2. 砭石温灸疗法禁忌证**

（1）过饥、过饱、酒醉、过劳、情绪不稳定时禁用。

（2）传染性疾病慎用。

（3）孕妇腹部及腰骶部慎用。

（4）艾绒、烟雾过敏者禁用。

（5）实热证或阴虚发热等热证慎用。

**3. 砭石温灸操作手法（图 1–46 ~ 图 1–48）**

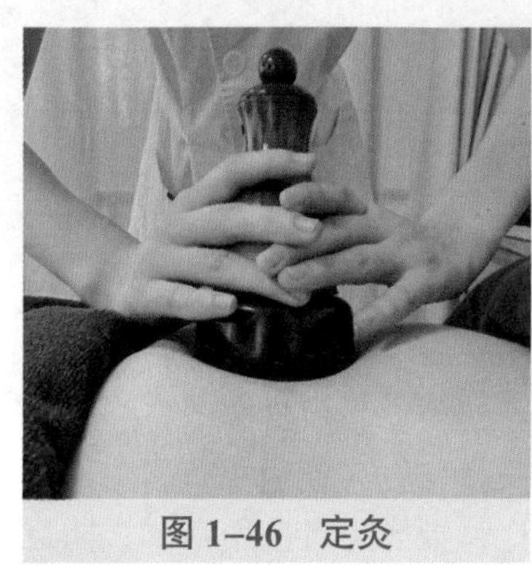

图 1–46　定灸

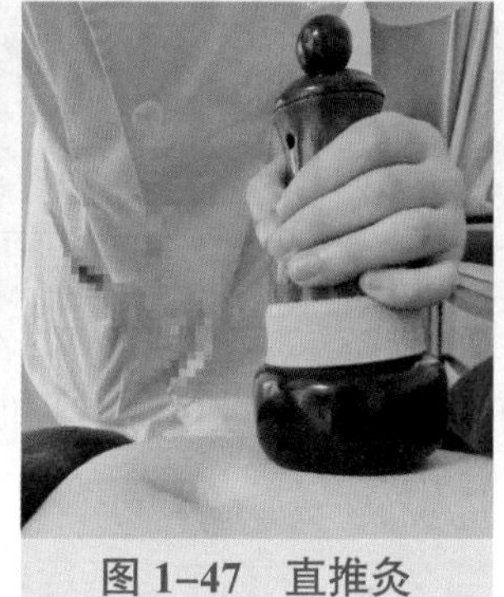

图 1–47　直推灸

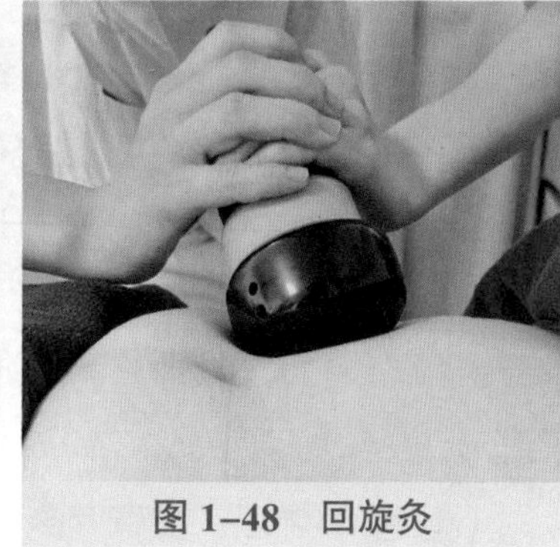

图 1–48　回旋灸

**4. 砭石温灸操作注意事项**

（1）治疗前充分评估患者病情、皮肤情况、对热疗的耐受力及对操作的接受程度，选择合适的治疗方法。

（2）治疗前先用手部测试罐底温度，待温度适宜后再置于治疗部位。

（3）治疗过程中应注意温度的变化。糖尿病患者、老年人、婴幼儿及感觉障碍者，温度不宜超过 50℃，以防烫伤。

（4）治疗过程中注意保暖，避免患者感受风寒。

（5）及时询问患者对温度的感受，观察皮肤的颜色变化，避免烫伤。

（6）治疗后局部皮肤出现微红发热属于正常现象。

（7）治疗完毕后清洁、消毒用具，避免交叉感染。

## 三、按语

本例患者中风后致宗气亏虚、心气不足，加之脾失健运，肾不纳气，肠腑糟粕内停，而传导功能失司，最终导致便秘的发生。故患者的治疗护理原则为补虚扶元，调理脏腑，宣通三焦，通腑排便。

治疗中风后便秘，应注重整体调理与局部治疗相结合。患者在使用缓泻剂通便时，运用中医辨证施护的方法，做好护理评估和中医证候的观察与记录，并运用中医适宜技术对症状进行管理，促进患者症状的转归。本例从病机及患者证候出发，采用腹部按摩及砭石温灸疗法，辨证取穴，能够有效改善胃肠功能，促进胃肠蠕动，同时还能疏通经络、调和气血，使患者的身体状态趋于平衡，从而排便通畅。

【知识小锦囊】

通腹取穴思路

中脘穴：属任脉，胃之募穴，功效健脾和胃、补中安神。天枢穴：属足阳明胃经，大肠募穴，作用调中和胃、理气健脾、疏调肠腹。大横穴：属足太阴脾经，作用健脾利湿，有助消化。关元穴：属任脉，小肠募穴，作用培肾固本。足三里：属足阳明胃经，作用理脾胃、调血气、补虚乏、通经络。神阙穴：属任脉，作用通络活血，行腹部气机。

【参考文献】

[1] 王亚东，叶頔．针灸联合康复训练对脑卒中偏瘫患者下肢功能恢复的影响[J]．神经损伤与功能重建，2019，14（2）：102-103.

[2] 刘禹，周鸿飞．中医药治疗中风后便秘的规范化建议[J]．实用中医内科杂志，2020，34（12）：52-56.

[3] 郝华，王爱玲．脑卒中并发症的护理[J]．中国药物经济学，2012（3）：323-325.

[4] 崔磊．浅析中风后便秘的病因病机[J]．中医临床研究，2022，4（4）：60.

[5] 陈成，吴旭敏，刘瑶，等．艾灸结合摩腹治疗中风后遗症期气虚型便秘患者的效果分析[J]．中国社区医师，2022，38（23）：67-69.

# 案例 17　运用耳穴贴压辅助治疗肝肾亏虚型耳聋耳鸣

突发性耳聋是突然发生的、原因不明的感应神经性听力损伤，常伴有耳闷、恶心、呕吐等症状。[1] 耳鸣常在无电刺激、无相应声源的环境下产生，为个体主观体验，缺乏客观、有效的检测手段，对患者听力造成极大损害，且患者易产生焦虑、抑郁等不良情绪，甚至产生自杀倾向，严重影响患者的身心健康及生活质量。[2] 突发性耳聋属中医"暴聋"范畴，病因多是外邪或脏腑之火上扰耳窍或瘀血，或脏腑虚损，清窍失养导致。

## 一、案例导入

### （一）病例简介

李某，女，59 岁，因"左耳听力下降伴耳鸣 3 个月，右耳听力下降伴耳鸣半个月"步行入院。

**既往史：**肺结核、乙型病毒性肝炎病史。

**现病史：**患者 3 个月前无明显诱因出现左耳听力下降，同时伴有明显的耳鸣、头晕，休息后稍缓解，未予重视，但左耳听力持续性下降。半个月前患者出现右耳听力逐渐下降，伴有耳鸣，在当地医院间断性治疗，效果一般，遂至我院就诊。

**入院诊断：**中医诊断：耳聋——肝肾亏虚证。西医诊断：①突发性耳聋。②乙肝病毒携带者。

### （二）病程介绍（表 1–33）

**表 1–33　病程介绍**

| 住院节点 | 病情及诊治过程 |
|---|---|
| 入院 | 患者步行入院，神志清，精神尚可，双耳听力下降，左耳蝉鸣样耳鸣，听力极重度减退，右耳轰鸣样耳鸣，听力中度减退，偶有头晕心慌。T 36.5℃，P 88 次 / 分，R 20 次 / 分，BP 132/86mmHg。予二级护理，普食，完善相关检查。中医治疗以滋阴活血为治法，中药以右归丸加减，中医外治法予电针治疗、耳尖放血。西医予营养神经治疗 |
| 住院第 3 天 | 患者双耳听力较前好转，右耳耳鸣明显缓解。动态心电图显示频发房性期前收缩。患者诉眠差，情绪焦虑。请心病科会诊后医嘱予美托洛尔、稳心颗粒口服，增加耳灸、中药泡脚 |

续表

| 住院节点 | 病情及诊治过程 |
|---|---|
| 住院第 4 天 | 患者耳鸣耳聋情况反复，较昨日恶化，头晕加剧。查体：P 62 次 / 分，BP 100/62mmHg。遵嘱停用美托洛尔。患者诉对艾灸烟雾敏感，耳灸后出现眼部干涩、痒胀不适，予停用。予耳尖放血、耳穴贴压。继续电针治疗，口服中药汤剂 |
| 住院第 6 天 | 患者双耳听力、耳鸣、口干、失眠均有改善。阵发耳鸣时按压耳穴豆后可缓解 |
| 第 10 日出院 | 患者双耳听力、耳鸣改善明显，无头晕心慌情况，睡眠可。出院后予门诊继续电针治疗 1 周，并教会患者及家属耳穴贴压方法 |
| 出院后 1 个月 | 对患者随访，右耳无耳鸣，听力恢复正常，左耳听力中度受损，偶有蝉鸣，按压耳穴后可缓解，不影响生活，无其他不适，治疗护理效果满意 |

## 二、分析与讨论

### （一）专科及中医护理评估（表 1–34）

**表 1–34　专科及中医护理评估表**

| 评估维度 | 具体内容 | | |
|---|---|---|---|
| 专科评估 | 听力测试：左耳极重度听力受损，右耳听力中度受损 | | |
| 中医护理评估 | 望诊 | 神：得神 | |
| | | 面色：少华 | |
| | | 形：发育正常，形体中等 | |
| | | 态：正常 | |
| | | 舌：舌红，苔少，有裂纹 | |
| | 闻诊 | 声音：言语清晰，呼吸平稳 | |
| | | 气味：无异常 | |
| | 问诊（十问歌） | 一问寒热 | 无恶寒发热 |
| | | 二问汗 | 动则汗出 |
| | | 三问头身 | 头晕，头部昏沉不适，伴视物旋转感 |
| | | 四问便 | 大便干结，夜尿频数 |
| | | 五问饮食 | 胃纳可 |
| | | 六问胸腹 | 偶有心慌、心悸 |

续表

| 评估维度 | 具体内容 | | |
|---|---|---|---|
| 中医护理评估 | 问诊（十问歌） | 七问聋 | 双耳听力减退 |
| | | 八问渴 | 口干口苦 |
| | | 九问睡眠记忆力 | 眠差，记忆力正常 |
| | | 十问疼痛 | 无疼痛 |
| | 切诊 | 脉：沉细 | |

## （二）辨证施护

**1. 护理难点问题**

（1）耳聋耳鸣反复。

（2）口渴欲饮、夜尿频数致眠差。

**2. 辨证思路**

综合四诊，患者肾精亏损，精气不能上达，且肝火上逆，致使少阳经气不足，不能濡养耳部，故双耳耳聋伴耳鸣。舌红、苔少、脉沉细，为肝肾亏虚之征象。

**3. 证候施护**

（1）关注：双耳听力变化，耳鸣情况。

（2）耳尖放血：耳聋初起时予耳尖放血，以活血除痹。

（3）耳部刮痧＋耳穴贴压：通过徐而和的手法在耳部进行刮拭，使皮肤出现红润、痧点。继而予耳穴贴压，选穴内耳、外耳、速听、三焦、神门、肝、肾（图 1–49），嘱患者 4 小时捏压 1 次，每次每穴 30 秒。两耳同时贴用，隔日更换药豆，并检查皮肤情况。为避免皮肤损害，可将上述耳穴分成两组，交替进行。

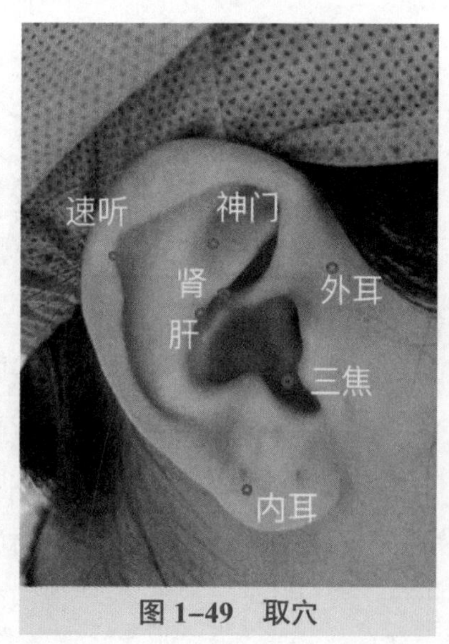

图 1–49　取穴

（4）生活起居：起居有常，慎避外邪。

（5）饮食指导：饮食清淡富有营养，避免进食辛辣燥火之物，宜食滋阴益气、补益肾阳之物。推荐食疗方：生熟地瘦肉汤、山药百合大枣粥。

（6）情志调理：与患者多沟通交流。根据中医五行理论，指导患者选用角调式曲目如《胡笳十八拍》

克制木气，同时此曲配有羽音，可以滋养使木气柔软、顺畅，温养肾气；还可选用舒缓的五音搭配曲目《梅花三弄》，使肾气蕴藏。分别于晨起和晚上入睡之前聆听，每次20～30分钟。

（7）运动指导：指导患者练习八段锦，注意循序渐进及动作要领的指导。为提高患者的依从性，可降低难度，先着重教会患者第一式双手托天理三焦及第六式双手攀足固肾腰的动作要领，再逐步教会全部8个动作。

## 三、按语

耳聋耳鸣为耳科疾病的两大难题，发病率高。此患者在外院按神经性耳聋规范治疗后，症状反复，并伴有失眠焦虑情况，严重影响其生活质量。其中医辨病为耳聋，辨证为肝肾亏虚证。故患者的治疗护理原则为滋补肝肾。

该患者口干口苦严重，大便秘结，口渴饮水后夜尿多，眠差，性情急躁，情绪焦虑，是肝郁及肾阳虚的典型症状。此外，患者有心律不齐，这与眠差休息不足有一定关系。因此改善相关症状及防止病情反复，调理整体体质是根本。同时耳聋耳鸣症状严重影响生活质量，快速缓解症状为患者的迫切需求，须与局部治疗相结合。

体质调整是个长期的过程，出院后的食疗及运动指导尤为重要。在进行饮食指导时，温肾阳的同时要注意滋阴，讲究阴中求阳。运动指导可结合患者的爱好及日常起居，合理安排时段与锻炼项目，以提高依从性。

患者经过10天的住院治疗及1周的中医护理门诊随诊治疗，右耳听力恢复正常，耳鸣消失，左耳听力改善，阵发耳鸣，按压耳穴后可缓解。出院后1个月随访，口渴、夜尿情况改善，效果非常满意。

### 【知识小锦囊】

**耳鸣的“灵丹妙药”——翳风穴**

《灵枢·经脉》记载手少阳三焦经和足少阳胆经“其支者，从耳后入耳中，出走耳前”，说明十二经脉中，手、足少阳经脉与耳部的关系最为密切。翳风穴位于耳后，为手、足少阳经之交会穴，善通窍益聪、清热散结、疏导少阳经气，是治疗耳部疾病的“灵丹妙药”。翳风穴的取穴简单方便，从耳垂后面摸，有一个凹陷处，按着有隐隐酸痛感，这里就是翳风穴。经常按摩翳风穴对缓解耳鸣有奇效。按摩时可用两手食指和中指分别在左右穴位上按揉，缓缓吐气，持续5秒，再慢慢地放手，反复做36次，有轻微的酸麻感即可。

【参考文献】

[1] 谢军. 突发性耳聋并发耳鸣患者疾病不确定感影响因素及循证干预措施分析[J]. 黑龙江医学，2023，47（10）：1191-1194.

[2] 陈婷婷，夏红艳，谌国会，等. 伴发于突发性聋的耳鸣临床特征及声治疗短时疗效分析[J]. 中华耳科学杂志，2022，20（6）：909-915.

# 第二章 外科系统中医护理案例

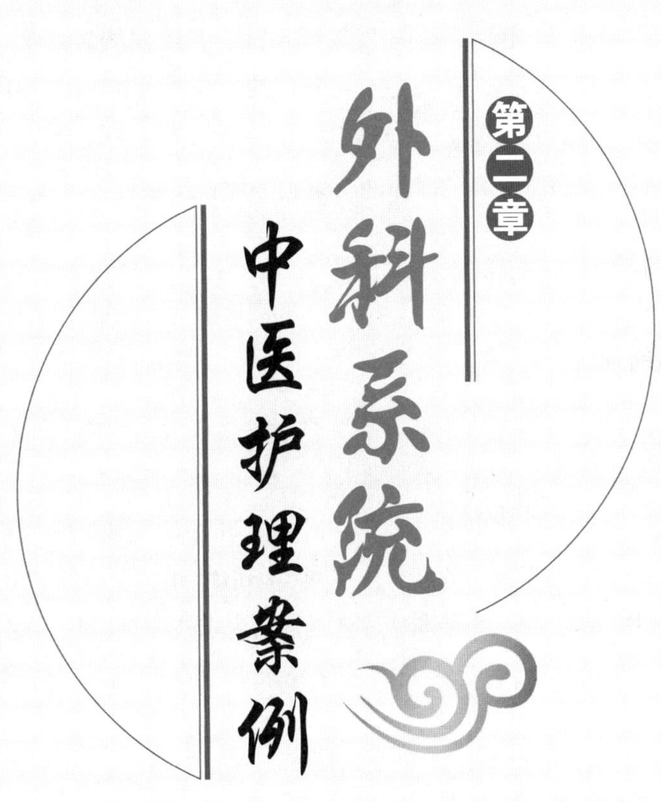

# 案例1　湿热毒蕴型下肢急性丹毒患者的个案护理

丹毒是由链球菌导致的皮肤浅层感染，通常通过皮肤黏膜破损入侵，多发病于下肢。下肢循环和静脉回流较差者，一旦出现皮肤破损或足癣等极易复发。丹毒反复发作易导致淋巴管阻塞和淋巴液淤滞，引发局部水肿，严重者甚至出现“象皮腿”[1]。中医学认为下肢丹毒的病因病机为素体血分夹有湿热，外受火毒风热、湿热之邪侵袭，热毒蕴结，郁阻肌肤，导致气血凝滞，经络阻塞而发病，临床表现为局部皮肤鲜红、肿痛的急性感染性疾病，发病后皮肤色泽像涂脂染色一般，又被称为“流火”。

## 一、案例导入

### （一）病例简介

张某，男，86岁，因“左下肢疼痛肿胀，发热4天”轮椅入院。

**既往史：**主动脉弓支架置入术，冠心病，陈旧性心肌梗死。

**现病史：**患者于4日前出现发热症状，最高38.8℃，伴畏寒，同时发现左下肢皮肤红肿，色鲜红，伴局部疼痛，呈烧灼样疼痛，不敢触碰，至社康中心行保守治疗，予以消炎、补液等对症治疗后，患者体温降至正常。为求进一步治疗，遂至我院就诊。

**入院诊断：**中医诊断：丹毒——湿热毒蕴证。西医诊断：①丹毒。②发热（原因待查：感染性发热？）。

### （二）病程介绍（表2-1）

表2-1　病程介绍

| 住院节点 | 病情及诊治过程 |
|---|---|
| 入院 | 患者轮椅入院，神志清，精神疲倦，胸闷，少许乏力，左下肢疼痛肿胀，皮肤发红，可见紫斑，肤温稍高，皮肤肥厚光亮。纳差，大便3日未解。T 36.7℃，P 81次/分，R 19次/分，BP 110/64mmHg。予一级护理，半流质饮食，留陪人，防跌倒，监测生命体征，完善相关检查。中医治疗以利湿清热解毒为原则，中药汤剂以五神汤合革薢渗湿汤加减，中医外治法予耳穴压豆、中药封包、穴位敷贴、四黄水蜜外敷，另加清热祛湿解毒药剂湿敷下肢，以及红外线灯照射。西医治疗予莫沙必利片口服促进胃肠动力 |
| 住院第2天 | 患者无发热，左下肢疼痛剧烈，纳差，胸闷，眠差，予四黄水蜜外敷治疗 |

续表

| 住院节点 | 病情及诊治过程 |
| --- | --- |
| 住院第 4 天 | 患者神志清，精神尚可，生命体征平稳，医护一体化查房，增加清热祛湿解毒药剂交替湿敷，并行个性化中医调护 |
| 住院第 6 天 | 患者左下肢疼痛肿胀、纳差、眠差均有改善 |
| 出院 | 患者左下肢肿胀消退，疼痛减轻，疼痛评分降至 2 分以下，病情稳定出院，嘱继续中医护理门诊随诊治疗 |
| 出院后 2 周 | 随访，患者左下肢疼痛基本消失，未再复发，治疗护理效果满意 |

## 二、分析与讨论

### （一）专科及中医护理评估（表 2–2）

**表 2–2　专科及中医护理评估表**

<table>
<tr><th>评估维度</th><th colspan="3">具体内容</th></tr>
<tr><td rowspan="4">专科评估</td><td colspan="3">1. 呼吸系统：双肺呼吸音清，叩诊清音</td></tr>
<tr><td colspan="3">2. 神经系统：无异常</td></tr>
<tr><td colspan="3">3. 消化系统：腹稍膨隆，叩诊呈鼓音，腹软，肠鸣音减弱，约 3 次 / 分</td></tr>
<tr><td colspan="3">4. 循环系统：无异常</td></tr>
<tr><td rowspan="11">中医护理评估</td><td rowspan="6">望诊</td><td colspan="2">神：少神，精神疲倦</td></tr>
<tr><td colspan="2">色：黄暗</td></tr>
<tr><td colspan="2">形：形体偏胖</td></tr>
<tr><td colspan="2">态：行走乏力，无异常动作</td></tr>
<tr><td colspan="2">舌：舌暗红，苔黄腻</td></tr>
<tr><td colspan="2">唇：口唇淡紫</td></tr>
<tr><td rowspan="2">闻诊</td><td colspan="2">声音：少气懒言</td></tr>
<tr><td colspan="2">气味：口臭，臭秽</td></tr>
<tr><td rowspan="3">问诊<br>（十问歌）</td><td>一问寒热</td><td>怕热</td></tr>
<tr><td>二问汗</td><td>动则汗出</td></tr>
<tr><td>三问头身</td><td>四肢困重，少许乏力，左下肢肿胀，皮肤发红，可见紫斑，肤温稍高</td></tr>
</table>

续表

<table>
<tr><th>评估维度</th><th colspan="3">具体内容</th></tr>
<tr><td rowspan="8">中医护理评估</td><td rowspan="7">问诊<br>（十问歌）</td><td>四问便</td><td>小便正常，大便 3 日未解，便秘</td></tr>
<tr><td>五问饮食</td><td>胃纳差</td></tr>
<tr><td>六问胸腹</td><td>有胸闷</td></tr>
<tr><td>七问聋</td><td>听力下降，需使用助听器</td></tr>
<tr><td>八问渴</td><td>无口干口苦</td></tr>
<tr><td>九问睡眠记忆力</td><td>眠差，记忆力减退</td></tr>
<tr><td>十问疼痛</td><td>左下肢疼痛</td></tr>
<tr><td>切诊</td><td colspan="2">脉：滑数</td></tr>
</table>

### （二）辨证施护

**1. 护理难点问题**

左下肢持续疼痛肿胀。

**2. 辨证思路**

宋代《圣济总录·卷第一百三十八·诸丹毒》曰“热毒之气暴发于皮肤间，不得外泄，则蓄热为丹毒”，指出了本病病因，即素体血分有热，加之外受火毒，热毒搏结，火侵脉络，郁阻肌肤而发。本病病位在皮内淋巴管，热毒之邪循经络流注。病机特点为火毒炽盛，气血壅滞，病理性质属实证、热证。此患者湿热下注，蕴蒸肌肤，经络阻塞，故见局部红肿热痛；热毒蕴于局部则出现紫斑；湿邪中阻，故见胸闷、胃纳不香；舌暗红、苔黄腻、脉滑数，乃湿热毒蕴之证。因此，其以利湿清热解毒为治疗原则，内治结合外敷、熏洗等外治法，以提高疗效，缩短疗程，减少复发。

**3. 证候施护**

（1）病情观察：①观察局部情况：如皮肤色泽，肿胀程度，疼痛的部位、性质、程度等，并做好记录。②观察全身情况：如神志、生命体征、脉象、舌象、面色及有无恶寒、肢冷、发热、头痛、口渴、汗出等，并做好记录。

（2）生活起居护理：定时开窗通风，每日 2 次，每次 30 分钟，保持病室空气新鲜，温度、湿度适宜；急性期卧床休息，可抬高患肢 30° ～ 40° 以利消肿，避免患处皮肤受压、摩擦而增加疼痛，忌劳累及久站，病情稳定可适当活动；做好床边隔离，以防接触性传染；保持皮肤清洁干燥，衣裤要宽松，勤换衣，多洗澡。

（3）饮食护理：以清淡易消化为原则；多食清热利湿解毒之品，如赤小豆、薏苡仁煮水服用，或者用苍术、白术各 10g 泡茶饮用；多食新鲜蔬菜、水果，忌辛辣油腻及海腥发物。

（4）情志护理：指导患者转移注意力，如倾听喜欢的音乐；指导练习各种养生保健操，如坐位八段锦，每日 2 ～ 3 次，每次 10 ～ 15 分钟；鼓励家属陪伴、病友间交流，给予情感支持，树立患者信心。

（5）用药护理：①中药汤剂宜凉服，服药后观察局部红肿消退的情况及体温变化。②外敷药物时应注意，敷药范围稍大于病变面积，厚薄均匀，如局部出现红疹、瘙痒则为过敏现象，应暂停药物外敷。③患侧肢体严禁进行静脉输液。

（6）症状护理

1）局部红赤肿胀：①中药外敷：遵医嘱予四黄水蜜中药外敷，涂抹厚度 1 ～ 2mm，面积应超过红肿部位 1 ～ 2cm，一般敷药 4 ～ 6 小时（图 2–1，图 2–2）。②中药湿敷：遵医嘱给予清热祛湿解毒药剂湿敷下肢，每日 3 ～ 4 次，一般敷药 4 ～ 6 小时，温度以 24 ～ 31℃为宜。

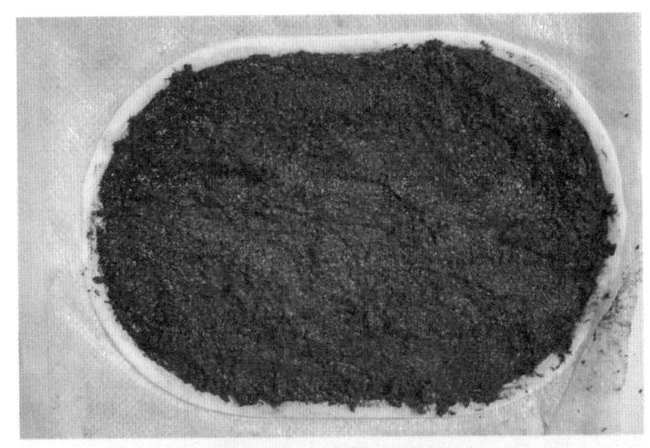

图 2–1 制作药贴

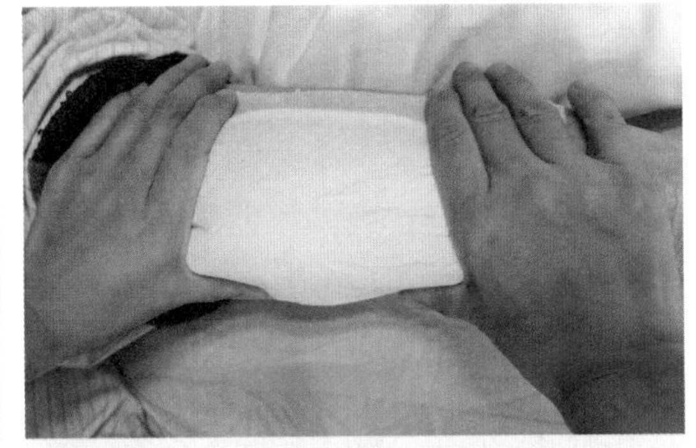

图 2–2 贴于患处

2）疼痛：①耳穴压豆：取皮质下、神门、肾上腺、三焦等穴，隔日 1 次。②红外线照射：距离病灶表面 35cm，每次 30 分钟，每日 2 次。③穴位按摩：取合谷、内关、足三里等穴，每穴 1 ～ 2 分钟，每日 3 ～ 4 次。

### （三）特色中医护理技术简介——四黄水蜜外敷

四黄散是中医外科传统经典外用方剂，元代曾世荣的《活幼心书》中记载，“四黄”包括黄芩、黄连、黄柏、大黄。其中大黄具有泻下通便、活血化瘀、清肺胃实火之效，黄芩能清热解毒止血、清肺火，黄柏能泻火毒、祛湿热、清肾火，黄连具有清热燥湿、泻火解毒之功效。四药合用，具有清热泻火解毒、活血化瘀、消肿止痛的功能[2]。其组方简单、制备简便、疗效明确，广泛应用于外科、骨科、皮肤科、妇科。

**1. 四黄水蜜外敷适应证**

（1）血肿、脓肿、瘾痕、静脉炎、痛风等所致瘀、热、肿、痛等症。

（2）对肠梗阻、急性阑尾炎、慢性盆腔炎等急腹症的保守治疗。

**2. 四黄水蜜外敷禁忌证**

（1）对四黄散过敏者禁用。

（2）外科急腹症、腹痛原因不明者禁用。

（3）寒证、虚证、阴证慎用。

（4）外敷腹部时，孕妇及月经期、哺乳期慎用。

**3. 四黄水蜜外敷操作注意事项**

（1）药物摊制 1 ～ 2mm 厚，太薄药力不够，效果差；太厚则浪费药物，且受热后易溢出，污染衣被。

（2）敷药前先试温，以能耐受为宜，防止烫伤。

（3）注意敷药后的情况，如有瘙痒、红疹、水疱等过敏反应，应立即停止敷药。

（4）外敷时间不宜过长，一般为 2 ～ 4 小时，红、肿、痛症状明显者每日 3 次则效果更明显。

（5）皮肤破损处禁用。

## 三、按语

本例患者，年龄较大，体弱多病，长期行动不便，下肢循环较差，合并冠心病，治疗丹毒较困难。在内服活血祛瘀、清热利湿中药汤剂，加以四黄水蜜外敷，内外兼治能起到协调作用，最大限度地提升患者疗效，促进其康复。

外治之理即内治之理。采用四黄水蜜外敷缓解下肢丹毒肿胀疼痛疗效显著，能有效、快速缓解患者局部疼痛，缩短疗程。

## 【知识小锦囊】

**“五味消毒饮”**

《医宗金鉴》之五味消毒饮，主要功效是清热解毒、消痈止痛，对病变部位红肿热痛及痈疡疖肿效果佳。金银花是此方的君药，入肺、胃经，具有清热解毒消肿之效；野菊花、蒲公英、紫背天葵、紫花地丁共奏清热解毒、凉血消肿之效；薏苡仁淡渗甘补，健脾渗湿；玄参清热凉血，化瘀解毒；川牛膝引诸药下行，补肝肾，利水通淋，通畅血脉；牡丹皮清热凉血，黄柏苦寒清热解毒燥湿，两者配伍清下焦湿热；苍术苦温清热燥湿，黄柏与苍术配伍使湿祛热清；当归补血活血止痛；威灵仙除湿通络止痛；甘草缓急止痛，有解毒作用，且能调和诸药。诸药相配伍，共奏清热解毒、利湿活血通络之功。

如意金黄散研粉麻油调敷，渗透功能极佳，可以化瘀消肿止痛、清热通络。[3]

## 【参考文献】


［1］周淑怡，黎颖娴，卢蔚起，等．中药外敷联合抗生素治疗下肢丹毒的 Meta 及试验序贯分析［J］．中国中西医结合外科杂志，2022，28（1）：36-41.

［2］王静，吴绘春，黄艳辉，等．四黄散外敷联合盆炎方口服对慢性盆腔炎患者下腹疼痛、超敏 C 反应蛋白及血沉水平的影响［J］．陕西中医，2023，44（6）：734-737.

［3］徐春荣．四妙散合五味消毒饮联合中药外敷治疗丹毒 50 例［J］．中国中医药现代远程教育，2021，19（21）：89-91.

# 案例2　运用火龙罐疗法缓解顽固性湿疮患者的皮肤瘙痒

湿疹是皮肤科常见的顽固性疾病，以强烈瘙痒和炎症性湿疹样病变为主要临床特征。该病具有病因多样性、迁延不愈性、炎症性、瘙痒性等特点，临床治疗较为困难。[1]据估计，该病全球范围内儿童患病率高达25%，同时也影响10%成年人的健康。[2]湿疹长期皮肤瘙痒导致自身机体处于失眠及焦虑状态，不仅影响患者的外在形象，还降低其生活质量。西医治疗以抑制炎症、过敏反应及止痒等对症治疗为主，常用药物主要有抗组胺药、激素类药等，长期使用易致耐药、停药反应等不良反应。湿疹属于中医学“湿疮”范畴，认为湿疹多由于先天禀赋不耐，后天饮食失节，脾胃受损，内生湿热，加之外感风湿热邪，内外相搏合而发病[3]，其根本原因与气血相关，病性属实证。

## 一、案例导入

### （一）病例简介

邓某，男，26岁，因“背部、双足红斑丘疹反复发作5年，加重1周”步行入院。

**既往史**：无。

**现病史**：患者诉5年前无明显诱因背部、双足出现团块状丘疹、水疱，局部红肿、瘙痒，搔之水疱破裂，形成糜烂、流滋、结痂。局部瘙痒呈阵发性发作。5年来患者中西医多方求治，内服及外用中药西药，效不显。1周前上述症状再次发作，遂来我院治疗。

**入院诊断**：中医诊断：湿疮——脾虚湿蕴证。西医诊断：①湿疹。②银屑病湿疹化?

### （二）病程介绍（表2-3）

**表2-3　病程介绍**

| 住院节点 | 病情及诊治过程 |
| --- | --- |
| 入院 | 患者神清，精神可，背部大片肥厚性红斑，上覆少许鳞屑，边界清楚，左眉外侧边缘红斑，双足背红斑、丘疹。T 36.5 ℃，P 58次/分，R 20次/分，BP 128/80mmHg。予二级护理，清淡饮食，完善相关检查。中医治疗以健脾利湿止痒为治则，方选参苓白术散加减。中医外治予中药洗剂止痒，耳穴压豆刺激内分泌、神门、肾上腺、皮质、交感等穴位调节睡眠。西医予降低血管通透性、抗过敏、止痒等对症治疗 |

续表

| 住院节点 | 病情及诊治过程 |
| --- | --- |
| 住院第 3 天 | 患者背部大片肥厚红斑、皮肤瘙痒未见改善，增加背部施治火龙罐 |
| 住院第 4 天 | 患者神志清，精神可，皮肤瘙痒自觉缓解 |
| 住院第 6 天 | 背部、双下肢第 2 次施予火龙罐，双足部皮疹处重点运罐，用点、摇、闪、回旋手法，皮肤瘙痒明显缓解 |
| 出院 | 皮疹好转，背部皮疹变平、颜色变淡，足部皮疹已基本消退，无瘙痒 |
| 出院后 1 个月 | 对患者随访，皮疹基本消失，治疗护理效果满意 |

## 二、分析与讨论

### （一）专科及中医护理评估（表 2–4）

**表 2–4　专科及中医护理评估表**

| 评估维度 | 具体内容 | | |
| --- | --- | --- | --- |
| 专科评估 | 1. 瘙痒程度：视觉模拟评分（VAS）5 分 | | |
| | 2. 背部大片肥厚红斑 | | |
| 中医护理评估 | 望诊 | 神：神清，精神可 | |
| | | 面色：荣润 | |
| | | 形：形体肥胖 | |
| | | 态：行走正常无异常动作 | |
| | | 舌：舌淡，苔白腻 | |
| | 闻诊 | 声音：言语清晰，呼吸平稳 | |
| | | 气味：无异常 | |
| | 问诊（十问歌） | 一问寒热 | 怕冷 |
| | | 二问汗 | 无动则出汗，无自汗盗汗 |
| | | 三问头身 | 背部红斑、丘疹瘙痒 |
| | | 四问便 | 小便调，大便每日 1 次，偶有便溏 |
| | | 五问饮食 | 胃口欠佳，平素喜爱冷饮 |
| | | 六问胸腹 | 偶有腹胀，无胸闷、腹痛等 |
| | | 七问聋 | 无耳聋耳鸣，听力未见明显下降 |

续表

| 评估维度 | 具体内容 | | |
|---|---|---|---|
| 中医护理评估 | 问诊（十问歌） | 八问渴 | 无口渴 |
| | | 九问睡眠记忆力 | 皮肤瘙痒致夜间醒 1 ～ 2 次，记忆力正常 |
| | | 十问疼痛 | 无疼痛 |
| | 切诊 | 脉：濡缓 | |

### （二）辨证施护

**1. 护理难点问题**

皮肤瘙痒，皮肤完整性受损。

**2. 辨证思路**

八纲辨证：

一辨阴阳：患者怕冷，胃口欠佳，舌淡，属阴证。

二辨表里：患者反复发作，苔白腻，脉濡缓，属里证。

三辨寒热：患者怕冷，属寒证。

四辨虚实：腹胀、便溏、苔白腻，为虚实夹杂证。

患者平素饮食不节，喜爱冷饮，损伤脾胃，脾虚生湿，浸淫肌肤，故反复发作；皮损潮红，有丘疹、鳞屑、瘙痒，抓后糜烂渗出；脾虚运化不及，则食少腹胀；脾虚水湿不运，下注肠道，则便溏；湿疮的病理性质有虚实两个方面，患者便溏、苔白腻、脉濡缓为湿盛之象[4]。故该患者的治疗护理应以健脾利湿止痒为主。

**3. 证候施护**

（1）关注：背部大片肥厚红斑及皮肤瘙痒程度的变化。

（2）火龙罐疗法：将火龙罐放于背部皮肤皮疹处进行操作，操作时根据罐内温度的高低适当调整运罐的速度，使皮肤微微出汗，皮肤红润、出现痧点即可。每周 2 次，每次 30 分钟。

（3）生活起居护理：保持皮肤清洁，避免搔抓、搓擦；指导患者剪短指甲，以免抓破皮肤；选用柔软的内衣，以纯棉为主。

（4）饮食指导：进食健脾祛湿的食物，忌食生冷瓜果、辛辣刺激、厚味炙煿之物。推荐食疗方：薏仁茯苓粥。

（5）情志调理：由于湿疮病程较长，反复发作，患者易产生抑郁、焦虑等不良情绪，护士可主动与患者沟通解释，安慰鼓励患者，使其保持心情舒畅、精神愉悦；鼓励患者积极参加业余活动，以释放情怀，消除苦恼；指导患者分散注意力，如看电视、聊天、深呼吸、冥想等。

## 三、按语

本例患者背部大片肥厚性红斑伴瘙痒，严重影响其生活质量。其中医辨病病位在皮肤，与肝、脾有关。而火龙罐是以十二皮部、十二经络、十二筋经为作用部位，集艾灸、刮痧、推拿于一体中医新型治疗的特种工具。火龙罐疗法通过热、药、压力三者之间的协同作用来达成治疗效果，可开通毛孔，促进药物的吸收，有利于改善患者的临床症状。此外，火龙罐疗法还可对患者的微循环进行调节，疏通机体瘀堵的脉络，活血化瘀，泻火解毒，有助于快速消除皮肤丘疹，降低患者对瘙痒的敏感程度[5]，快速缓解皮肤瘙痒症状。

## 【知识小锦囊】

### 曲池穴

《灵枢·本输》记载："曲池，在肘外辅骨陷者中，屈臂而得之，为合，手阳明也。"曲池属手阳明大肠经，为手阳明经脉气所入之处，为其五输穴之合穴，位于尺泽与肱骨外上髁连线的中点，具有清热解表、祛风止痒、行气活血等功效，临床应用广泛。

## 【参考文献】

［1］鲁欣羽，朱建平，崔俊波，等．国医大师张震教授治疗湿疹经验［J］．中国中医急症，2023，32（1）：151-154.

［2］周映红，王春丽，邓宏勇．治疗特应性皮炎口服新药 abrocitinib［J］．中国新药杂志，2023，32（3）：241-245.

［3］杨正钊，王斯曼，胡紫腾，等．从寒论治湿疹［J］．中国中医基础医学杂志，2022，28（12）：1954-1956.

［4］徐桂华，马秋平．中医临床护理学［M］．第3版．北京：人民卫生出版社，2023：299.

［5］谢学慧，李萍，冼卫民，等．火龙罐联合中药熏蒸护理干预在湿疹患者中的应用［J］．齐鲁护理杂志，2021，27（13）：71-73.

# 案例3　李氏铜砭刮痧疗法联合芒硝外敷在热毒炽盛型乳痈患者中的应用

急性乳腺炎是乳腺组织的急性炎症，属于中医学“乳痈”范畴，常发生于产后哺乳期妇女，占乳腺感染性疾病的75%[1]。其初期表现为乳房出现硬结且伴有胀痛，乳汁不通，伴或不伴发热，其后硬结形成肿块并逐渐增大，乳房胀痛加重，多伴有恶寒发热。本病起病迅速，病情进展非常快，如治疗不及时或不得当，很容易形成脓肿，继而出现全身炎性反应，给母亲和婴儿造成非常大的伤害。[2]中医学认为本病是由恣食厚味，胃经积热，或忧思恼怒，肝气郁积，或因乳头破裂，外邪火毒侵入乳房，致使脉络阻塞，气滞血凝，凝聚成块，郁久化热，火毒与积乳互侵，而蒸酿肉腐成痈。西医学认为其致病菌90%以上为革兰阳性菌，以金黄色葡萄球菌为主。由于多种因素导致乳汁排出不畅是发生哺乳期乳痈的基础，常见的因素包括哺喂方法不当、乳腺导管堵塞等。当乳母合并有乳头皲裂、乳头畸形或乳头因吸吮导致损伤时，即可发生乳房细菌感染，甚至发生败血症。近年来由于社会竞争压力的增大、现代饮食结构的改变，以及近年来初产妇多为独生子女，受到双方父母的格外关注，精神、心理压力巨大，易忧思恼怒，进而肝气郁积，导致罹患此疾病的患者数目越来越多。[3]

## 一、案例导入

### （一）病例简介

聂某，女，32岁，因“左乳硬结、红肿胀痛伴发热10小时”步行入院。

既往史：既往体健。

现病史：患者10小时前因撞击致左乳硬结、胀痛不适，未行特殊治疗，6小时前自觉硬结渐增大、红肿热痛，伴寒战发热，体温最高达40.1℃，遂至我院急诊就诊。乳腺及双侧腋窝淋巴结彩超：①左乳局部回声改变，考虑炎性改变可能，请结合临床。②哺乳期乳腺声像。③左侧腋窝肿大淋巴结声像，考虑反应性淋巴结。为进一步治疗，急诊以急性乳腺炎收入院。

入院诊断：中医诊断：乳痈——热毒炽盛证。西医诊断：急性乳腺炎。

### （二）病程介绍（表 2-5）

**表 2-5　病程介绍**

| 住院节点 | 病情及诊治过程 |
|---|---|
| 入院 | 患者步行入院，神清，精神稍倦，左乳硬结红肿，疼痛拒按，VAS 疼痛评分 6 分，伴畏寒、发热，T 39.7℃，稍头晕。入院后按外科护理常规，二级护理，清淡饮食，完善相关检查。中药予透脓散加减以清热解毒、散结消肿。中医调护：温开水热敷双侧乳房，及时排空乳汁；注意合理饮食，忌食辛辣、肥甘厚味之品；保持心情舒畅，避免忧思郁怒。西医治疗予双氯酚酸钠栓塞肛退热。实验室检查示白细胞计数 $13.8\times10^9$/L、C 反应蛋白 37mg/L，予抗感染治疗 |
| 住院第 2 天 | 患者左乳硬结红肿，疼痛拒按，VAS 疼痛评分 5 分，畏寒、发热，T 38.9℃。予增加李氏铜砭刮痧联合芒硝外敷辅助治疗 |
| 住院第 4 天 | 患者神志清，精神尚可，左乳红肿较前明显减轻，VAS 疼痛评分 3 分，体温正常。继续予芒硝外敷辅助治疗 |
| 住院第 6 天 | 患者神志清，精神尚可，左乳轻度肿胀，VAS 疼痛评分 1 分，体温正常。继续予芒硝外敷辅助治疗 |
| 出院 | 患者左乳无肿胀疼痛，生命体征平稳，遵医嘱办理出院 |
| 出院后 1 周 | 对患者随访，患者双乳无肿胀疼痛，无发热，对治疗护理效果满意 |

## 二、分析与讨论

### （一）专科及中医护理评估（表 2-6）

**表 2-6　专科及中医护理评估表**

| 评估维度 | | 具体内容 |
|---|---|---|
| 专科评估 | | 左乳局部皮肤红肿，无橘皮样改变，左侧乳房可触及硬结，大小 4.0cm×3.0cm，皮色红，肤温高，质稍硬，边界清，表面光滑，活动度差，VAS 疼痛评分 6 分 |
| 中医护理评估 | 望诊 | 神：得神，精神稍倦 |
| | | 面色：红润。左乳：左乳局部皮肤红肿 |
| | | 形：发育正常，形体中等 |
| | | 态：行走正常，无异常动作 |
| | | 舌：舌红，苔薄黄，舌边有齿痕 |
| | 闻诊 | 声音：言语清晰，呼吸平稳 |
| | | 气味：无异常 |

续表

| 评估维度 | 具体内容 | | |
|---|---|---|---|
| 中医护理评估 | 问诊（十问歌） | 一问寒热 | 平素怕热，喜冷饮；体温升高，39.7℃ |
| | | 二问汗 | 无自汗盗汗 |
| | | 三问头身 | 无头晕头痛，头身困重，无双下肢无水肿，四肢肤温偏高 |
| | | 四问便 | 小便调，大便每日1次，质偏干 |
| | | 五问饮食 | 正常 |
| | | 六问胸腹 | 左乳胀痛 |
| | | 七问聋 | 无异常 |
| | | 八问渴 | 无口干口苦 |
| | | 九问睡眠记忆力 | 眠差，记忆力正常 |
| | | 十问妇科 | 14岁月经初潮，末次月经2023年3月15日，经期5天，周期30天，已婚，育有1子，处于哺乳期 |
| | 切诊 | 脉：弦数 | |
| | | 左侧乳房：可触及硬结，大小4.0cm×3.0cm，肤温高，质稍硬，边界清，表面光滑，活动度差 | |

### （二）辨证施护

**1. 护理难点问题**

壮热，左乳硬结红肿、疼痛拒按。

**2. 辨证思路**

患者为年轻哺乳期女性，根据其临床症状，结合白细胞计数、C反应蛋白值及彩超检查结果，确定患者目前处于乳痈毒热期。

患者因外力撞击致脉络肿胀，气血瘀滞，乳络阻塞，引起乳汁郁积；加之恣食膏粱厚味，以致乳稠难排，肝胃郁热，热毒炽盛。明代龚信《古今医鉴》记载："产后蒸乳发热恶寒者，必乳间胀硬疼痛，令产母揉乳汁通，其热自除，不药而愈。"现代文献研究表明，采用中医外治法对乳痈患者进行综合治疗，可有效改善患者乳汁分泌情况，而达通则不痛之效。其治疗关键在于通经活络、清胃泄热。

**3. 证候施护**

（1）病情观察：密切观察乳痈的肿势、色泽、脓液、疼痛和全身症状的变化，以辨别乳痈的证候分期；定时测量体温，做好记录。

（2）李氏铜砭刮痧：患者取坐位，刮痧按照先上后下、先左侧后右侧的顺序：选取大椎、大杼、肺俞、膏肓开穴；刮拭督脉、膀胱经开阳脉，调动气血；刮拭胸腺。重点刮拭穴位：云门、中府、膻中、乳根、乳中、库房、屋翳、气户、尺泽、曲泽。操作方法：以一手拿住刮板，拇指放在刮板的一侧，其余四指放在刮板的另一侧，与体表成45°左右，板薄的一面与皮肤接触，利用腕力以徐而和的手法进行刮痧。刮痧时不要太快、太重，在整个刮痧过程中，力道要一致，不飘忽，徐徐缓慢又微用力，力道大小以受刮者能忍受为主。要求每个穴位要刮透，同一穴位以同一力度刮至不再出新痧为止。每次约30分钟，隔日1次。

（3）芒硝外敷：根据患处面积的大小，取适量的芒硝，用纱布包裹好（厚度为0.25cm左右），敷在患处。每日2次，每次20～30分钟。

（4）生活起居：病室温度宜凉爽通风，保持病室的空气新鲜，环境安静整洁，光线柔和；鼓励患者保证足够的休息和睡眠，避免劳累；保持口腔、皮肤的清洁，可用淡盐水或金银花煎水漱口。

（5）饮食指导：宜清淡、高维生素、低脂肪、易消化的饮食，如粥、面条、炒青菜等，避免鱼腥发物。鼓励患者多饮汤水，使乳源充足又不致使乳汁浓稠难出。患者中医辨证为热毒炽盛证，宜食清热生津之品，如蔬菜、瓜果、清凉饮料等；忌辛辣刺激之品，如葱、蒜、姜、花椒、烧烤等。

（6）情志调理：与患者多沟通交流，嘱患者保持心情舒畅，避免忧思郁怒。

（7）运动指导：沿足阳明胃经自上而下轻轻拍打，每次拍打15遍，每日1次，以开胸理气，清胃泄热，改善局部血液循环。

## 三、按语

本例患者因外力撞击致脉络肿胀，气血瘀滞，乳络阻塞，引起乳汁郁积；加之恣食膏粱厚味，以致乳稠难排，阳明胃热亢盛，腑气不通，诸火妄动，灼伤乳络，发为乳痈，来势急迫，高热不退。故患者的治疗护理原则为清热透邪，通乳消肿。

李氏铜砭刮痧疗法治疗乳痈发热具有起效快、即时退热效果稳定的优势。该法尤其注重补泻，以调气为首，以“通”为核心，善于以通为治，以通为补，以通为泻。该法的局部渗透作用更深，行气活血的能力更强，可激发卫表阳气，推陈出新，增强扶正祛邪、排毒的功效。另外，该法选用的刮具为黄铜所制的刮痧板，铜属金，肺主皮毛，刮痧时铜砭直接接触人体的皮肤，符合中医学“同气相求”的原理。在本案所选的穴位中，大椎为三阳及督脉之会，可通行督脉，调整全身功能，具有退热解表的作用，为治疗热证的要穴；曲池为手阳明大肠经之合穴，与肺相表里，具有解表除邪、调和营血、清热解毒之功，善治外感发热；胸腺为机体的重要淋巴器官，刮拭胸腺可以充分调动人体的自愈能力，改善局部的血液循环。[4]芒硝局部外用可使局部血管扩张，血流加快，从而改善微循环，促进炎症的吸收和消散，发挥通乳散结、消肿止痛之功效。[5]

由此可见，在使用抗生素效果欠佳的情况下，选择李氏铜砭刮痧联合芒硝外敷疗法符合该患者的治疗原则，起到“用力寡而获效捷”的作用。

## 【知识小锦囊】

**李氏铜砭刮痧疗法的八大基础理论**

（1）通论：以通为补，以通为泻，以通为治，以通为健。

（2）整体论：中医的整体论是砭法的灵魂，也是实践过程中非常重要的理论依据之一。人是一个完整的整体，任何地方出问题，触一发而动全身。系统论的弱点是按系统的，其实中医的五行理论就把人连为一个整体，城门失火，殃及池鱼，不可把人的某一个器官独立对待。

（3）肝胆论：相关资料显示，现代人大量的疾病起源于肝胆的问题。

（4）脊柱中心错位疾病理论：相关资料显示，很多疾病的根源在于脊柱。

（5）生物全息论：张颖清教授提出了生物全息论，其认为人的每一个局部都能反映一个整体。

（6）溪谷理论:《素问·气穴论》言:“肉之大会为谷，肉之小会为溪。肉分之间，溪谷之会，以行营卫，以会大气。”溪谷理论指导临床治病有神奇的效果，而且用刮痧更加容易操作。

（7）徐而和论:“徐而和”的手法与传统中医所说的补泻概念不同，它可以双向调整，实则泻之，虚则补之。

（8）四井排毒论：四井，指肘膝关节以下的四肢部位。中医学认为，井穴是十二经穴的起源之处。痧毒从全身而来，汇聚在四肢及五输穴的井穴。手和脚是排毒的一个出口，就像从井里抽水，由于密度比较高，此部位的痧毒排出之后，周围的毒素可以源源不断地汇聚到这个排毒的点上。

## 【参考文献】

［1］宋雪，吴玮，司徒红林，等. 急性乳腺炎中医治疗思路与特色优势分析［J］. 中华中医药杂志，2021，36（12）：7131-7134.

［2］乔楠，丁晓雯，倪毓生. 中西医结合治疗急性哺乳期乳腺炎并脓肿形成临床疗效观察［J］. 中华中医药杂志，2020，35（3）：1580-1582.

［3］李淑女，魏伟，刘海欣，等. 赵华英以中医综合疗法治疗乳痈的经验总结

［J］. 中医临床研究，2020，12（36）：101–103.

［4］张利娟，郑静霞，徐艳，等. 李氏铜砭刮痧对脓毒症外感发热患者即时退热效果的影响［J］. 现代中西医结合杂志，2021，30（34）：3845–3849.

［5］刘岩，孙梓程，陈海军，等. 乳根穴穴位注射地塞米松联合芒硝外敷治疗急性乳腺炎临床效果观察［J］. 解放军医药杂志，2021，33（12）：109–112.

# 案例4　基于回阳生肌法运用雷火灸疗法辅助治疗腰椎术后患者切口感染

腰椎后路融合内固定术是治疗腰椎退行性病变的主要方法，手术切口感染是其常见的并发症。它增加了患者的住院时间和医疗费用，并可能造成内固定失败、假关节形成、永久性神经功能障碍甚至死亡等后果[1]。腰椎术后切口感染属于中医外科疮疡类疾病，本病成脓期脓毒蕴于肌肉深部，正虚毒盛，不能外达，属于正邪斗争的僵持阶段，手术清创引流可使脓毒移深居浅、消散引流，是临床治疗化脓性疾病的金标准[2]。古代众多医家认为疮疡的基本病机主要为脏腑不和，元气不足，气血壅滞，毒邪致伤。外科疾病早在《黄帝内经》中即以“痈疽”称之，以脏腑隶之。结合现代研究可知，疮疡的发生发展与气血、经络、脏腑密切相关[3]。

## 一、案例导入

### （一）病例简介

廖某，女，78岁，因“反复腰痛10年余，加重伴双下肢麻痛8月余”轮椅入院。

**既往史：**既往有高血压病31年，规律口服降压药；既往有糖尿病3年，规律口服降糖药。2016年于我院行左侧髋关节置换术。

**现病史：**患者10余年前劳累后出现腰部酸胀、疼痛，坐位或活动时加重，卧床后减轻，不伴双下肢疼痛、麻木，无明显间歇性跛行。后患者上述症状反复发作，8月余前无明显诱因而腰痛较前加重，伴双下肢疼痛、麻木感，以右侧大腿外侧疼痛、小腿外侧及足底麻木为主，症状严重时影响睡眠，伴间歇性跛行，最远行走距离约为100m。保守对症治疗后效果不明显，症状逐渐加重，为求系统治疗现来我院就诊，门诊以腰痛收入院。

**入院诊断：**中医诊断：腰痛——血瘀气滞证。西医诊断：①腰椎管狭窄。②腰椎间盘突出。③高血压2级。④2型糖尿病。⑤腰椎术后切口感染。

## （二）病程介绍（表 2-7）

**表 2-7　病程介绍**

| 住院节点 | 病情及诊治过程 |
| --- | --- |
| 入院 | 患者神清，精神疲倦。T 36.3℃，P 75 次 / 分，R 22 次 / 分，BP 143/88mmHg。腰椎旁肌肉紧张、压痛及叩击痛（+），压痛向右下肢放射痛。双侧踝背伸肌力右侧Ⅳ级，左侧Ⅴ级；踇背伸肌力右侧Ⅳ级，左侧Ⅴ级；踝跖屈肌力右侧Ⅳ级，左侧Ⅴ级。予一级护理，完善相关检查。中医治疗以活血化瘀、行气通络为主要治则，予热罨包舒筋通络止痛、桂原舒筋合剂改善患者腰部疼痛。西医治疗予复方氯唑沙宗片消炎止痛，甲钴胺营养神经。实验室检查：血红蛋白 65g/L，白细胞计数 $11.13\times10^9$/L，中性粒细胞百分比 79.7%。辅助检查：腰椎 $L_{3-4}$、$L_{4-5}$ 椎间盘突出，腰椎退行性病变 |
| 手术 | 在气管全麻下行腰椎后路 $L_{3-4}$、$L_{4-5}$ 椎间盘切除、神经根松解、椎管扩大减压、黄韧带切除、Cage 椎间植骨融合、经皮钉棒系统内固定术。术后予骨科一级护理，西医治疗予化痰、湿化气道、抗感染、营养神经对症处理。中医外治法予耳穴压豆缓解术后呕吐，双涌泉敷贴助眠，神阙穴敷贴促进肠道蠕动预防便秘，红外线治疗以促进伤口愈合 |
| 住院第 5 天 | 患者术后发热，体温最高为 40℃，切口渗出，考虑腰椎术后感染，急诊送手术室在气管全麻下行清创引流、探查、负压封闭吸引术，转入 ICU |
| 住院第 13 天 | 患者病情稳定，转回科室，继续负压封闭吸引，抗感染、补液对症处理 |
| 住院第 22 天 | 患者疮疡量化评分 20 分，伤口愈合不良。经评估后，予雷火灸，配合芪归生化合剂促进伤口愈合 |
| 住院第 25 天 | 患者伤口愈合有所改善，但由于久病气血亏虚，脏腑阴阳失衡，指导患者行经络拍打术，力度和缓适中，以通畅脉络，旺盛气血，改善下肢活动无耐力 |
| 住院第 28 天 | 坚持雷火灸；指导患者自行经络拍打；在中药制剂芪归生化合剂的基础上，予回阳生肌汤以健脾益气、活血通络 |
| 出院 | 患者腰椎术后伤口愈合有效，病情稳定出院，嘱继续中医护理门诊随诊治疗 |
| 出院后 1 个月 | 对患者随访，患者腰椎术后伤口愈合有效，治疗护理效果满意 |

## 二、分析与讨论

### （一）专科及中医护理评估（表 2–8）

**表 2–8　专科及中医护理评估表**

<table>
<tr><th>评估维度</th><th colspan="3">具体内容</th></tr>
<tr><td rowspan="4">专科评估</td><td colspan="3">1. 精神疲倦，双侧瞳孔等大等圆，蜷卧</td></tr>
<tr><td colspan="3">2. 疮疡量化评分 20 分，为Ⅲ级丙类感染切口</td></tr>
<tr><td colspan="3">3. 疲劳量表 –14（FS–14）10 分，重度疲劳</td></tr>
<tr><td colspan="3">4. 负压封闭引流出暗红色血性液体，引流通畅，固定在位</td></tr>
<tr><td rowspan="20">中医护理评估</td><td rowspan="5">望诊</td><td colspan="2">神：神疲乏力，神清</td></tr>
<tr><td colspan="2">面色：少华，唇色淡</td></tr>
<tr><td colspan="2">形：形体适中，手脚干裂起皮</td></tr>
<tr><td colspan="2">态：蜷卧，时有叹息</td></tr>
<tr><td colspan="2">舌：舌质淡暗，少津，少苔，有裂痕，舌下有瘀络</td></tr>
<tr><td rowspan="2">闻诊</td><td colspan="2">声音：少气懒言，声音低沉</td></tr>
<tr><td colspan="2">气味：未闻及异常气味</td></tr>
<tr><td rowspan="10">问诊<br>（十问歌）</td><td>一问寒热</td><td>畏寒</td></tr>
<tr><td>二问汗</td><td>无汗</td></tr>
<tr><td>三问头身</td><td>偶有头晕，腰部疼痛及左下肢麻痛，自觉乏力</td></tr>
<tr><td>四问便</td><td>正常</td></tr>
<tr><td>五问饮食</td><td>纳可</td></tr>
<tr><td>六问胸腹</td><td>无明显胸闷胸痛</td></tr>
<tr><td>七问聋</td><td>无异常</td></tr>
<tr><td>八问渴</td><td>无耳鸣耳聋，有口干口苦不欲饮</td></tr>
<tr><td>九问睡眠记忆力</td><td>自觉困倦，记忆力正常</td></tr>
<tr><td>十问月经</td><td>绝经</td></tr>
<tr><td rowspan="3">切诊</td><td colspan="2">脉：弦细</td></tr>
<tr><td colspan="2">腹部：平软</td></tr>
<tr><td colspan="2">伤口：皮温正常，负压引流出暗红色血液</td></tr>
</table>

（二）辨证施护

**1. 护理难点问题**

术后伤口愈合不良。

**2. 辨证思路**

（1）八纲辨证：①辨表里：患者神疲乏力，蜷卧，口干口苦，眠差，为里证。②辨寒热：患者畏寒，偶有头晕，腰部疼痛及左下肢麻痛，为寒证。③辨虚实：患者蜷卧，时有叹息，神疲乏力，少气懒言，声音低沉，偶有头晕，面色少华，舌质淡暗，少苔，唇色淡，为虚证。④辨阴阳：患者蜷卧，面色少华，口干口苦不欲饮，疮疡难愈，创面苍白，引出暗红色血性液体，为阴证。故患者为里、寒、虚、阴的阴性疮疡。

（2）疮疡的基本病机：主要为脾肾阳虚，元气不足，气血壅滞，毒邪致伤。①从外因分析：一方面由于手术创伤耗伤气血致气血亏虚，另一方面邪去正伤，正虚邪恋，致邪气致瘀，导致疮疡。②从内因来看：患者年老体弱，气血两虚，肾精亏虚，故而伤口不愈合。

（3）辨证论治：该患者伤口久不愈合，证候为气血两虚，脾肾阳虚，气滞血瘀；病位在肝、肾、脾；病性为本虚标实；治护法则为补益气血，温脾养肾，行气化瘀。《素问·阴阳应象大论》有言："阳化气，阴成形。"故选择回阳生肌法以治疗阴证疮面，推动阳生阴长，在机体阴阳之气的共同作用下，促进精血津液等有形物质的化生及输布，加速机体新陈代谢，从而促进疮面愈合。刘完素在《素问病机气宜保命集·卷下·疮疡论第二十六》中论述："凡疮疡已觉，微漫肿硬，皮血不变色，脉沉不痛者，当灸之，引邪气出而方止。"故选择回阳生肌法外治法中的灸法——雷火灸。对于寒证，雷火灸祛风散寒，除阴毒，开郁破溃；对于虚证，其补益气血，健脾补肾，扶正祛邪；对于瘀证，其将热力、红外线照射渗透深部组织，促进创面愈合。《灵枢·经脉》曰："经脉者，所以能决死生，处百病，调虚实，不可不通。"故指导患者按照人体经络循行路径，先阳经后阴经，依次拍打足太阳膀胱经、足少阳胆经、足厥阴肝经、足少阴肾经，以促进全身的血液循环和新陈代谢，改善下肢活动无耐力。

**3. 证候施护**

（1）病情观察：评估创面愈合情况，包括创面面积、肉芽组织、有无渗出、切口愈合情况的量化指标，明确切口分类和愈合等级。

（2）基于回阳生肌法运用雷火灸

1）取穴：委中、环跳、阳陵泉、足三里、地机。

2）手法：①中小回旋灸法：补益气血，温散寒邪。②雀啄灸法：泻邪之力较强。③推拿点按法：加强刺激，降低灸疗处的温度，使雷火灸累积的热力更易透达经络深处，加强疗效。

3）治疗时间：每次 20 分钟，每日 1 次。

（3）运动指导：①指导患者进行经络拍打术，按照足太阳膀胱经→足少阳胆经→足厥阴肝经→足少阴肾经的顺序，每侧 3 ～ 5 分钟，两侧肢体交替进行，每日 1 次。②指导患者循序渐进地进行踝泵运动、直腿抬高、股四头肌等长收缩等练习。

（4）生活起居：保持病室安静、整洁，经常开窗通风；指导患者正确进行体位移动。

（5）饮食指导：宜清淡富含营养的食物；多饮水；进食补益气血、温脾养肾之品，如莲子、黑豆、山药、羊肉、栗子等；忌肥厚油腻、生冷寒凉之品。

（6）情志调理：本病病程缠绵，多影响患者的情绪，可向患者介绍本疾病的发生、发展及转归，以及成功案例，树立信心。建议患者平时多听轻柔、舒缓的音乐，如《春江花月夜》《假日的海滩》等，以转移对疾病的注意力，保持积极乐观的心态。

（7）用药护理：遵医嘱正确用药，注意观察用药后的效果及不良反应。中药宜应餐后温服、顿服，勿随意增减药量或停药。

## 三、按语

治疗疮疡，应注重整体调理与局部治疗相结合。患者在进行如回阳生肌汤以健脾益气、活血通络，经络拍打以通畅脉络、旺盛气血等整体调理时，运用中医辨证施护的方法，做好护理评估和中医证候的观察与记录，并运用中医适宜技术对症状进行管理，促进患者转归。

查阅我国古代对皮肤损伤疾患的治疗方法可以发现，艾灸的运用较早，也最为广泛，灸法贯穿于皮肤疾患治疗的全程，且历代医家都强调灸法的运用宜早。如果灸法介入的时机得当，甚至可以只用灸法，无需配合其他辅助疗法就可取得良好疗效[4]。因此，本案从病机及患者证候出发，选择雷火灸结合辨证取穴，有效地缓解了腰椎术后切口疼痛，减轻了术后创面炎性肿胀，加速了创面坏死组织的脱落，促进了创面的愈合，缩短了创面愈合的时间。

此外，该患者有高血压、糖尿病，应规律服用降压、降糖药物，监测血压、血糖，将血压、血糖控制在稳定数值内。患者蜷卧，精神疲倦，应注重其情志护理、用药指导，耐心做好解释工作，使患者解除顾虑，积极配合治疗。

### 【知识小锦囊】

#### 上病下治

《素问·五常政大论》云："气反者，病在上，取之下；病在下，取之上；病在中，傍取之。”又《灵枢·终始》记载：“病在上者下取之，病在下者高取之，病在头者取之足，病在腰者取之腘。”

【参考文献】

［1］洪海南，潘文俊，郭宇华. 腰椎后路融合内固定术后手术切口感染的危险因素分析［J］. 临床骨科杂志，2022，25（6）：787–790.

［2］杨扬. 中医外科托法联合病灶清除与持续冲洗引流治疗腰椎化脓性感染［D］. 济南：山东中医药大学，2021.

［3］赵思婷，冯永洪，李真，等. 五味消毒饮联合闭式灌洗引流术治疗腰椎内固定术后早期感染随机平行对照研究［J］. 实用中医内科杂志，2019，33（6）：20–23.

［4］阚宇. 艾灸促进创伤模型大鼠伤口愈合的机制研究［D］. 北京：中国中医科学院，2019.

# 案例5　雷火灸疗法联合芒硝外敷改善股骨粗隆间骨折患者下肢肿胀

股骨粗隆间骨折是指股骨颈基底至小粗隆水平以上的骨折，即股骨上端大粗隆和小粗隆之间的骨折。其常见于老年人，占全身骨折的1.4%，主要是由老年人骨质疏松的生理特性以及外界暴力因素所致。伤后髋部即大腿根附近疼痛，不能站立或行走，下肢短缩及外旋畸形明显。肿胀是骨折后常见的并发症之一，若肿胀时间过长，不仅影响伤口愈合，引发感染，还可导致骨折愈合延迟，严重者还可出现深静脉血栓、骨筋膜室综合征，遗留肢体功能障碍而残疾[1]。中医学认为肿胀属于“瘀血”“水肿”范畴，主要原因是局部筋脉瘀阻，津渗于外，聚于腠理，气滞血瘀，瘀聚则胀[2]。

## 一、案例导入

### （一）病例简介

张某，女，68岁，因“右髋疼痛伴活动受限9小时”平车入院。

**既往史**：子宫肌瘤术后。

**现病史**：患者于9小时前被他人撞倒摔伤致右髋部疼痛，活动受限，后于我院急诊就诊，X线检查提示“右股骨粗隆间骨折”，遂以右股骨粗隆间骨折收入院。

**入院诊断**：中医诊断：骨折——气滞血瘀证。西医诊断：右侧股骨粗隆间粉碎性骨折。

### （二）病程介绍（表2-9）

**表2-9　病程介绍**

| 住院节点 | 病情及诊治过程 |
| --- | --- |
| 入院 | 患者平车入院，神志清，痛苦面容，右股骨大粗隆处明显压痛（+），右髋部及右大腿肿胀明显，皮肤发亮，皮纹消失，未有水疱，右大腿腿围68cm，左大腿腿围59cm，肤温正常，局部皮下未见明显青紫瘀斑，肢体末梢血运，脚趾活动、感觉正常。T 36.4℃，P 84次/分，R 20次/分，BP 114/62mmHg。予一级护理，低盐低脂饮食，完善术前常规检查，双下肢动静脉彩超排除血栓。中药汤剂以桃红四物汤；中成药予正骨紫金丸行气活血止痛；中医适宜技术予四子散（白芥子、莱菔子、吴茱萸、紫苏子）热熨敷双涌泉穴以促进血液循环，耳穴压豆止痛促睡眠。西医治疗予洛芬待因缓释片止痛 |

续表

| 住院节点 | 病情及诊治过程 |
| --- | --- |
| 住院第 2 天 | 在腰硬联合麻醉下行右股骨粗隆下骨折闭合复位髓内针内固定术，术后予止痛、增强骨质等治疗，指导患者行股四头肌等长收缩运动、踝泵运动练习 |
| 住院第 3 天 | 患者手术切口敷料干洁，肢端感觉、血运及脚趾活动正常，肤温正常，右下肢肿胀未见改善，右大腿腿围 69cm，左大腿腿围 59cm。术后完善双下肢动静脉彩超排除血栓。根据患者的证候特点辨证分析、循经取穴，增加雷火灸、芒硝外敷疗法 |
| 住院第 5 天 | 患者右大腿肿胀较前改善，与左大腿相比仍有肿胀，但皮纹尚在，右大腿腿围 65cm，左大腿腿围 59cm |
| 住院第 7 天 | 右大腿腿围 61cm，左大腿腿围 59cm |
| 出院 | 患者手术切口愈合良好，下肢肿胀明显改善，右大腿腿围 60cm，左大腿腿围 59cm，嘱继续中医护理门诊随诊治疗 |
| 出院后 1 个月 | 对患者随访，手术切口愈合良好，右侧肢体肿胀消失，与健侧皮肤颜色、状态对比无异常，治疗护理效果满意 |

## 二、分析与讨论

### （一）专科及中医护理评估（表 2–10）

**表 2–10　专科及中医护理评估表**

<table>
<tr><th>评估维度</th><th colspan="2">具体内容</th></tr>
<tr><td rowspan="5">专科评估</td><td colspan="2">1. 右大腿肿胀程度Ⅱ°</td></tr>
<tr><td colspan="2">2. Caprinin 血栓风险评估 8 分，高风险</td></tr>
<tr><td colspan="2">3. VAS 疼痛评分 5 分，中度疼痛</td></tr>
<tr><td colspan="2">4. Morse 跌倒风险评分 50 分，高风险</td></tr>
<tr><td colspan="2">5. Braden 压疮风险评分 18 分，轻度风险</td></tr>
<tr><td rowspan="7">中医护理评估</td><td rowspan="5">望诊</td><td>神：神清，精神稍疲倦</td></tr>
<tr><td>面色：荣润</td></tr>
<tr><td>形：发育正常，形体偏胖</td></tr>
<tr><td>态：被动体位，查体合作</td></tr>
<tr><td>舌：舌暗红，苔薄白</td></tr>
<tr><td rowspan="2">闻诊</td><td>声音：言语清晰，呼吸平稳</td></tr>
<tr><td>气味：无异常</td></tr>
</table>

续表

| 评估维度 | 具体内容 | | |
|---|---|---|---|
| 中医护理评估 | 问诊（十问歌） | 一问寒热 | 无畏寒畏热 |
| | | 二问汗 | 无自汗盗汗 |
| | | 三问头身 | 无头晕头痛 |
| | | 四问便 | 二便调 |
| | | 五问饮食 | 胃纳一般 |
| | | 六问胸腹 | 无心慌胸闷 |
| | | 七问聋 | 无异常 |
| | | 八问渴 | 口干口苦 |
| | | 九问旧病 | 子宫肌瘤术后 |
| | | 十问因 | 摔伤至右髋部疼痛 |
| | 切诊 | 脉：弦细 | |

（二）辨证施护

**1. 护理难点问题**

术后下肢肿胀。

**2. 辨证思路**

患者伤后右髋部胀痛，痛有定处，局部肿胀瘀斑，舌质暗红，苔薄白，脉弦细。中医学认为骨折患者筋脉受损，营血离经，脉络阻塞，瘀停于肌腠，溢于皮下，发为肿胀。[3]《普济方·折伤门》指出："若因伤折，内动经络，血行之道不得宣通，瘀积不散，则为肿为痛。"下肢经络气机阻滞，津液分布失常，水津外溢，湿气积滞下注引起下肢肿胀，故骨折早期的主要病机为气滞血瘀。肿胀与肾、脾、肺关系密切，与肝脏功能也有重要关系，《黄帝内经》即有"其本在肾，其末在肺"及"诸湿肿满，皆属于脾"之说。本例老年患者，由于外伤导致骨折，血脉瘀滞，发为肢体肿痛，加之其年老体衰、肝肾不足、脾气虚弱，因此治疗护理上以"活血化瘀、祛瘀通络，兼以补肝益肾、温阳健脾"为主。

**3. 证候施护**

（1）关注：右下肢肢端感觉、血运及脚趾活动情况，每天测量腿围，评估肿胀情况，避免局部受压。

（2）雷火灸疗法

1）第一疗程：每日 1 次，每次 40 分钟，连续灸 3 次。部位：右下肢。配穴：涌泉、太冲、足三里、血海、三阴、委中、太溪。手法：运用横行灸法、纵行灸法、螺旋灸法、中小回旋灸法艾灸右下肢，火头距离皮肤 2 ～ 3cm，灸至皮肤发红、深部组织发热，艾灸时间不少于 20 分钟；运用雀啄灸法艾灸涌泉、太冲、足三里、血海、三阴、委中、太溪，火头距离皮肤 1 ～ 2cm，雀啄 7 次为一壮，每穴灸 7 壮；运用雀啄灸法艾灸十趾冲，火头距离皮肤 1 ～ 2cm，雀啄 7 次为一壮，每穴灸 3 壮。患者证属气滞血瘀，治疗上宜活血通络，早期以泻法为主。

2）第二疗程：第一疗程后休息 1 日，再连续灸 3 次，每次 40 分钟。该疗程艾灸部位及配穴与第一疗程相同。因患者年老体弱，肝肾不足，肿胀较前消退后还需要以补肝益肾、温阳健脾为主，此疗程艾灸手法以平补平泻为主，同时运用摆阵法，取穴涌泉、太溪，达到疏经通络、温阳益气之功效。

（3）芒硝湿敷：清洁局部皮肤，将浸泡过芒硝的纱块均匀湿敷于肿胀部位，避开伤口处，每次持续 20 ～ 30 分钟，每日 4 次，至纱布药液全部吸收为止，注意观察局部皮肤有无不适。

（4）生活起居：慎起居，避风寒。

（5）饮食指导：进食活血化瘀、行气止痛、补肝益肾、健脾和胃的食物。推荐食疗方：田七瘦肉汤、山药莲子粥等。

（6）情志调理：运用情志相胜法、移情变气法、认知疗法，通过缓解不良情绪，达到调节脏腑、疏通气血的作用。

（7）运动疗法：指导患者做双下肢踝泵运动，每天 500 组，分次进行；股四头肌等长收缩运动，每天 100 分钟，分次进行。

## 三、按语

根据患者的证候特点进行病因病机分析，其中医辨病为骨折，辨证为气滞血瘀证。患者骨折术后肢体肿胀，与气血瘀滞、运化失调有关，加之年老体衰、肝肾不足、脾气虚弱，故患者的治疗护理原则为活血化瘀、祛瘀通络，兼以补肝益肾、温阳健脾。

患者术后下肢肿胀，早期予四子散中药热熨敷涌泉穴等治疗，肿胀改善不明显。而后选择雷火灸、芒硝湿敷等中医适宜技术，配合人体经络学循经辨证取穴，以疏通经络，运化气血。尤其雷火灸疗法具有较强的活血化瘀、祛风除湿、消肿止痛、扶正祛邪的作用。同时配合芒硝湿敷，芒硝性味咸、苦、寒，归胃、大肠经，有清热消肿的功效。《中药大辞典》中记述："芒硝味苦咸，苦能泻热，咸能软坚；其性善消，入血分，故善消瘀血，能通化一切瘀滞。"[4]

## 【知识小锦囊】

### 艾灸的补泻手法

艾灸的补泻手法早在《灵枢·背腧》就已经出现："以火补者，毋吹其火，须自灭也；以火泻者，疾吹其火，传其艾，须其火灭也。"补法者，不吹其火，待其慢慢燃烧直至熄灭；泻法者，迅速使火变旺，火力旺，使其火灭。总而言之，较长时间的温和火力灸法能够使真气聚而不散，达到补法之功；时间较短的猛烈火力灸法能够使邪气消散，达到泻法之功。

## 【参考文献】

［1］曹锦涛，钱凤娥，王海涛，等．艾灸治疗四肢骨折术后肿胀研究进展［J］．中医药临床杂志，2023，35（2）：399-403.

［2］韩艳荣．自拟中药熏蒸联合水疗对四肢骨折术后疼痛及肿胀的疗效分析［J］．中国烧伤创疡杂志，2020，32（6）：415-418.

［3］刘旺鑫，徐新宇，王一帆，等．中医药治疗骨折术后肿痛研究进展［J］．中国中医药信息杂志，2020，27（4）：141-144.

［4］钟春花，陈小灵．芒硝湿敷对减轻 pilon 骨折肿胀和疼痛的观察与护理［J］．当代护士（上旬刊），2019，26（9）：117-119.

# 案例6　老年骨质疏松性胸椎压缩性骨折患者合并慢性失眠的个案护理

胸腰椎骨折是脊柱骨折中较多见的损伤类型，而脊柱骨折占全身骨折5%～6%[1]，多由创伤所致，患者主要表现为腰背部疼痛、活动受限等。老年人多骨质疏松，极易发生脊柱损伤，是胸腰椎骨折的高发人群。

慢性失眠是指失眠时间超过3个月且未发现明确病因的睡眠障碍。在我国60岁以上的人群中，慢性失眠的发病率为47.2%，女性高于男性，长期失眠会加剧老年人躯体、精神等方面的问题，增加公共卫生负担。[2]目前西医多采取镇静催眠类药物对症处理，非但难以治愈失眠，长期用药还存在睡眠结构紊乱、认知损害、药物依赖、药物滥用、骤然停药失眠加重等不良反应。中医学称失眠为“不寐”“目不瞑”等，中医学认为不寐的病机总属阳盛阴衰、阴阳失交，治疗以补虚泻实、调理脏腑阴阳平衡为主。

## 一、案例导入

### （一）病例简介

余某，女，76岁，因“胸背部疼痛、活动受限1周”轮椅入院。

**既往史：**失眠3年余，夜间睡眠时间均不超过3小时，未口服促进睡眠、安神等药物；高血压病，规律口服缬沙坦氨氯地平片。

**现病史：**患者诉1周前不慎摔倒，当即感胸腰部疼痛，腰部活动受限，无昏迷史，无一过性遗忘史，无头晕头痛，无呕吐，未行任何诊治，以休息为主，1周来上述症状无明显改善，胸腰部出现束带感，且胸腰背部疼痛逐渐加重，遂来我院门诊求治，以胸椎压缩性骨折收入院。

**入院诊断：**中医诊断：骨折——气滞血瘀证。西医诊断：①胸椎压缩性骨折（$T_{11}$）。②$L_5$椎体Ⅰ°滑脱。③脊柱侧弯。④重度骨质疏松。⑤高血压病。

## （二）病程介绍（表 2-11）

表 2-11　病程介绍

| 住院节点 | 病情及诊治过程 |
| --- | --- |
| 入院 | 患者轮椅入院，神清，精神疲倦，胸腰背部疼痛，VAS 疼痛评分 7 分，腰部活动受限，绝对卧床休息。T 36.5℃，P 58 次 / 分，R 20 次 / 分，BP 152/96mmHg。予一级护理，低盐低脂饮食，留陪人，防跌倒，监测血压，完善相关检查。中医调护：避风寒，畅情志。根据中医骨折处理原则，骨折早期以制动休息为主。中药治疗以活血化瘀、行气止痛为法，予身痛逐瘀汤加减。西医予苯磺酸氨氯地平降压、洛芬待因缓释片止痛等对症治疗。匹兹堡睡眠质量指数（PSQI）评分 19 分，睡眠质量差 |
| 住院第 1 天 | 绝对卧床休息，予耳尖放血及耳穴压豆改善睡眠，予中药热罨包、中药熏蒸、三黄膏敷贴胸腰部以行气活血、消肿止痛 |
| 住院第 3 天 | 患者血压稳定，在局部麻醉下行胸椎压缩性骨折经皮穿刺 $T_{11}$ 椎体成形术，术后予心电监护、血氧饱和度监测，低流量吸氧，静脉滴注氟比洛芬酯镇痛，并予以补液、能量等支持治疗。嘱患者卧床休息，适当清淡饮食。注意观察肢端、感觉、血运及脚趾活动情况 |
| 住院第 4 天 | 患者神志清，精神尚可，血压稳定，手术切口轻度疼痛，胸腰背部疼痛较前缓解，VAS 疼痛评分 5 分。西医予静脉滴注鹿瓜多肽强筋壮骨，以及改善循环、抗骨质疏松治疗。中医外治法予中药热罨包改善肢体循环，避免血栓形成。患者仍有不寐，PSQI 评分 17 分，予耳穴压豆及耳部刮痧治疗 |
| 住院第 9 天 | 患者手术切口无疼痛，胸腰背部疼痛明显缓解，VAS 疼痛评分 3 分，无双下肢麻痛，佩戴腰围下床行走，加强防跌倒宣教。患者 PSQI 评分 12 分，继续予耳穴压豆、耳部刮痧治疗，并予引阳入阴推拿法改善患者睡眠 |
| 出院 | 患者手术切口Ⅰ级愈合，予拆线；生命体征正常，胸腰背部轻度疼痛，VAS 疼痛评分 3 分，PSQI 评分 7 分，睡眠质量明显改善，办理出院，行出院指导 |
| 出院后 1 个月 | 对患者随访，活动时腰部有轻度疼痛，PSQI 评分 8 分，睡眠质量较好，对治疗护理效果满意 |

# 二、分析与讨论

## （一）专科及中医护理评估（表 2-12）

表 2-12　专科及中医护理评估表

| 评估维度 | 具体内容 |
| --- | --- |
| 专科评估 | 1. 腰部活动受限，双下肢活动正常，双下肢肌力Ⅳ$^+$级，双下肢感觉正常 |
| | 2. 双侧直腿抬高试验 60°（–），“4”字试验（–） |

续表

| 评估维度 | 具体内容 | | |
|---|---|---|---|
| 专科评估 | 3. 腰背部 VAS 疼痛评分 7 分，重度疼痛 | | |
| | 4. PSQI 评分 19 分，睡眠质量差 | | |
| 中医护理评估 | 望诊 | 神：神志清，少神，疲倦 | |
| | | 形：形体适中，无异常动作 | |
| | | 面色：少华，偏白 | |
| | | 舌：舌红，苔黄厚腻，有裂纹，舌底脉络怒张 | |
| | 闻诊 | 声音：言语清晰，音调正常，呼吸平稳 | |
| | | 气味：口腔稍有异味 | |
| | 问诊 | 一问寒热 | 平素怕冷 |
| | | 二问汗 | 有盗汗 |
| | | 三问头身 | 偶有头晕，无头痛，腰部活动受限，胸腰部疼痛，四肢凉 |
| | | 四问便 | 大便 3 ～ 4 天 / 次，大便干结；夜尿多 |
| | | 五问胸腹 | 心烦，无胸闷、胸痛、腹胀等 |
| | | 六问饮食 | 胃纳可，饮食偏咸 |
| | | 七问聋 | 偶有耳鸣 |
| | | 八问渴 | 口干、口苦，喜饮热水 |
| | | 九问睡眠记忆力 | 夜寐差，不易入睡，间断睡眠，易醒，每晚睡 2 ～ 3 小时，多梦 |
| | | 十问因 | 患者有高血压病，紧张时血压升高，规律口服缬沙坦 |
| | | 问月经 | 已绝经 |
| | 切诊 | 脉：滑数 | |

### （二）辨证施护

**1. 护理难点问题**

严重失眠。

**2. 辨证思路**

患者年老体弱，失眠时间较长，失眠程度较重，致肾阴不足，不能上济于心，心火亢盛，心阳不能下达以交于肾阴，而骨折术后失血、忧虑、疼痛，使真阴精血进一步亏虚，加重心肾不交的症状。因此，患者的不寐病机为阳盛阴衰，阴阳失交。患者舌红，苔黄厚腻，有裂纹，脉滑数均为心肾不交之征。故该患者的治疗护理应以交通心肾，宁心安神为主。患者在使用耳尖放血、耳穴压豆治疗后，不寐症状稍有改善，因患者多梦易醒，头晕目眩，故佐以补益心脾、养心安神，采用耳穴疗法联合引阳入阴推拿法。

**3. 证候施护**

（1）关注：患者疼痛的时间、性质变化。

（2）耳穴疗法：隔日 1 次。

1）耳部按摩：耳郭循环按摩，以促进全身气血运行。

2）耳部刮痧：由下向上，由外向内。①基础刮痧：耳前的推刮方向依次是耳垂→耳轮→耳舟→对耳轮→耳甲腔→耳甲艇→耳甲→三角窝→耳前。耳背的推刮方向依次是耳背心→耳背肺→耳背脾→耳背肝→耳背肾→胸锁乳突肌。②辨证推刮：根据辨证，选择重点刮拭部位。先推刮病变区阳性点，再推刮治疗不寐的穴位或经验穴，最后根据脏腑经络选取配穴。手法：平补平泄。每次 20 分钟。

3）耳穴压豆：主穴选神门、枕、催眠点、失眠穴、多梦区、睡眠深沉点。配穴选心、脾、胃、肾。指导患者每天按压 3 次，以感到酸麻胀痛为宜，每次每穴按压 30 秒。

（3）引阳入阴推拿：每日 1 次。

1）开天门：用两拇指以一指禅推法从眉心印堂向上直推至发际，交替直推 3 分钟。由印堂按揉至百会，每次 3 分钟，重点按揉印堂、神庭、上星、囟会、前顶、百会。

2）推坎宫：用双手大鱼际及拇指自印堂沿眉向眉梢成一横线分推至太阳穴，每次 3 分钟。

3）揉太阳：以蝴蝶飞手法用拇指指端按揉太阳穴，每次 2 分钟。

4）揉百会：用拇指按揉百会穴，每次 2 分钟。

5）勾风池压安眠：以中指指端由风池穴勾至安眠穴处交替按压，每次 2 分钟。

6）勾廉泉压承浆：以中指指端由安眠穴顺势勾至下颌，以中指指端勾按廉泉穴，拇指按压承浆穴，每次 3 分钟。

（4）生活起居：起居有常，不妄作劳，慎避外邪。

（5）饮食指导：进食益气补血、健脾和胃的食物。推荐食疗方：枸杞瘦肉汤、山药百合大枣粥。

（6）情志调理：与患者多沟通交流。根据中医五行理论，指导患者选用宫调式曲目如《无锡景》《沧海一声笑》等和徵调式曲目如《洞庭秋思》《渔歌》等，入脾心二经，以补气健脾、调达升降、安神定志。分别于午休和晚上入睡之前聆听，每次 20 ～ 30 分钟。

（7）功能锻炼：指导患者行踝泵运动、直腿抬高等练习，并告知五点支撑法，注意循序渐进，量力而为。

## 三、按语

本例患者为重度骨质疏松，外伤引起骨折伴不寐症状反复，迁延不愈，并伴有腰部疼痛及不良情绪，严重影响其生活质量。本例患者在对症治疗的基础上，基于中医辨证，实施敷贴、耳穴疗法、引阳入阴推拿等中医特色护理技术，养护结合，有效地改善了患者腰部疼痛及睡眠质量。中医学认为，脏腑功能失和与阳不入阴导致神志不宁是睡眠障碍的主要病机。

引阳入阴推拿契合中医的病机理论及经络腧穴理论，通过刺激特定的穴位使体内的阳气恢复正常流注从而起到引阳入阴，调和阴阳，促进睡眠的作用。从病机及患者证候出发，选择引阳入阴推拿符合该患者的治疗原则。

### 【知识小锦囊】

“经络不通，病生于不仁，治之以按摩”

《素问・血气形志》认为“经络不通，病生于不仁，治之以按摩醪药”。本案例中的开天门手法基于中医基础理论为指导，以任督二脉、两侧膀胱经、胆经为作用点，推拿按揉头面部诸穴，督任同调，以头部按摩通过轻微刺激促进阳气归于阴经，达到心肾相交、平衡阴阳的作用。

### 【参考文献】

［1］朱红艳，徐维昉．脊髓损伤型胸腰椎骨折患者术后早期发生低氧血症预测模型的建立［J］．护理研究，2023，37（8）：1338-1343.

［2］陈瑞丹，代景妍，吴贝贝，等．基于因子分析及关联规则的老年慢性失眠组方规律分析［J］．现代中西医结合杂志，2021，30（30）：3372-3376.

# 案例7　运用刺络药物罐联合大灸疗法缓解颈椎神经根鞘囊肿患者疼痛

神经根鞘囊肿又称Tarlov囊肿，基本特征是在囊壁和囊腔中含神经纤维或神经节细胞。其病因与发病机制尚不清楚，可能与神经根鞘膜的炎症、创伤性出血后继发的囊状变性、先天性憩室等有关[1]。该病发病率低，见于脊椎的任何节段，常发生于骶椎内，颈胸段少见[2]。当囊肿压迫颈椎神经根时，临床症状主要表现为颈肩疼痛伴有上肢麻木、脖子僵硬、头晕、肌肉无力等，严重影响患者的生活质量，病情严重者可引起瘫痪。颈椎神经根鞘囊肿属于中医学“项痹”等范畴，发病根本原因在于血瘀气虚，表实本虚。

## 一、案例导入

### （一）病例简介

陶某，女，42岁，因“颈部疼痛伴左上肢麻木2年，加重5天”步行入院。

**既往史：**平素身体健康。

**现病史：**患者2年前无明显诱因出现颈部疼痛伴左上肢麻木，间断保守治疗，症状反复，5天前因出差劳累后再次出现颈部疼痛伴左上肢麻木，经休息后无明显缓解，并逐渐加重，遂至我院门诊就诊，以颈椎病收入院。

**入院诊断：**中医诊断：项痹——脾虚血瘀证。西医诊断：①神经根鞘囊肿（多发）。②原发性单侧膝关节病。

### （二）病程介绍（表2-13）

**表2-13　病程介绍**

| 住院节点 | 病情及诊治过程 |
| --- | --- |
| 入院 | 患者步行入院，神志清，精神可，痛苦面容，颈部疼痛，左肩胛骨部放射痛，NRS数字疼痛评分6分，左上肢麻木，左膝关节疼痛，NRS数字疼痛评分5分，疼痛影响睡眠，胃纳一般，时有胃胀，二便调。T 36.3℃，P 77次/分，R 20次/分，BP 107/73mmHg。予二级护理，清淡饮食，完善相关检查。中医治疗以补脾益气、活血止痛为治法，中药以八珍汤加减，中医外治法予针刺、推拿、中药热罨包、中药熏洗等。西医予营养神经、消肿止痛等对症治疗 |

续表

| 住院节点 | 病情及诊治过程 |
| --- | --- |
| 住院第 2 天 | 患者颈部、左肩胛骨部及左膝关节疼痛无缓解，左上肢麻木，增加耳穴压豆治疗 |
| 住院第 3 天 | 患者神志清，精神可，颈部及左肩胛骨疼痛缓解，NRS 数字疼痛评分 5 分，左上肢麻木，左膝关节疼痛缓解，NRS 数字疼痛评分 4 分，睡眠一般。酌加温针温经止痛治疗。请中医护理专科小组会诊，予增加刺络药物罐放血疗法、大灸疗法，并行个性化中医调护 |
| 住院第 7 天 | 患者颈部及左肩胛骨疼痛明显缓解，NRS 数字疼痛评分 3 分，左上肢麻木减轻，左膝关节疼痛减轻，NRS 数字疼痛评分 2 分，眠差改善 |
| 出院 | 患者颈部疼痛及左肩胛骨部放射痛减轻，NRS 数字疼痛评分 1 分，左上肢麻木基本消失，左膝关节无明显疼痛，病情稳定出院，嘱门诊随诊 |
| 出院后 1 个月 | 对患者随访，无颈部疼痛及左肩胛骨部无放射痛，左膝关节无疼痛，左上肢麻木基本消失，治疗护理效果满意 |

## 二、分析与讨论

### （一）专科及中医护理评估（表 2–14）

**表 2–14　专科及中医护理评估表**

| 评估维度 | 具体内容 | |
| --- | --- | --- |
| 专科评估 | 1. NRS 数字疼痛评分 6 分，中度疼痛 | |
| | 2. 世界卫生组织（WHO）疼痛级别 2 级，中度疼痛 | |
| | 3. Morse 跌倒风险评分 15 分，低风险 | |
| 中医护理评估 | 望诊 | 神：有神，精神可 |
| | | 面色：少华 |
| | | 形：发育正常，形体中等 |
| | | 态：行走正常，无异常动作 |
| | | 舌：舌淡暗，苔白 |
| | 闻诊 | 声音：言语清晰，呼吸平稳 |
| | | 气味：无异常 |

续表

| 评估维度 | 具体内容 | | |
|---|---|---|---|
| 中医护理评估 | 问诊 | 一问寒热 | 畏寒怕冷 |
| | | 二问汗 | 正常 |
| | | 三问头身 | 颈部疼痛，左肩胛骨部放射痛，左上肢麻木，左膝关节疼痛 |
| | | 四问便 | 二便调 |
| | | 五问饮食 | 胃纳一般 |
| | | 六问胸腹 | 无心慌胸闷，时有胃胀 |
| | | 七问聋 | 无异常 |
| | | 八问渴 | 无口干口苦 |
| | | 九问旧病 | 颈椎神经根鞘囊肿 2 年 |
| | | 十问因 | 平素坐位低头工作时间较长 |
| | | 问月经 | 量少，色暗红 |
| | 切诊 | 脉：沉细涩 | |

### （二）辨证施护

**1. 护理难点问题**

颈部疼痛伴左上肢麻木。

**2. 辨证思路**

患者为中老年女性，从事珠宝镶嵌工艺，长期伏案工作，“久坐伤肉”，脾主肌肉，伤肉连及伤脾，且患者时有胃胀，可见其脾胃运化能力失调。其脏腑化生气血不足致血运不畅，不能濡养颈肩经筋，所谓“不荣则痛”。脾气虚则推动力弱，加之伏案久坐，致肩颈部气血运行不利而成瘀，所谓“瘀则不通”，“不通则痛”，故见颈部、左肩胛骨疼痛，左上肢麻木。患者舌淡暗、苔白、脉沉细涩为脾虚血瘀之征。故该患者的治疗护理应以补脾益气，活血止痛为主。

**3. 证候施护**

（1）关注：左侧肩颈及膝关节疼痛、左上肢麻木症状的变化。

（2）刺络药物罐疗法：采用循经取穴法和软组织压痛点取穴法，肩颈部取天柱、大椎、风府、肩井、天宗、肩贞、颈夹脊、阿是穴，左上肢取曲池、手五里、手三里、合谷，在皮肤上做好定位标示，用特制刺络笔刺破表皮及皮下组织，取煮沸后的竹罐吸附在相应穴位上。每次留罐 16 ～ 20 组，每周 1 ～ 2 次，每次 15 分钟。

（3）大灸疗法：将柏子仁、熟地黄、酒川芎、知母、木香等 20 味中药材打磨成粉，用温水调和成药泥状，敷于督脉及双侧足太阳膀胱经处，配合生姜的辛温走窜及艾绒的温热作用，可达到健脾和胃、温经通络、活血化瘀之功效。每周 1 次，每次 30 ～ 40 分钟。

（4）生活起居：起居有常，不妄作劳，慎避外邪。

（5）饮食指导：进食补脾益气、活血化瘀的食物。推荐食疗方：山药、当归、薏仁煲瘦肉汤，田七煲猪脚筋汤。

（6）情志调理：与患者多沟通交流。根据中医五行理论，指导患者选用宫调式曲目如《春江花月夜》《月儿高》等和羽调式曲目如《梁祝》《二泉映月》等，入脾肾二经，以达补气健脾、调达升降之效。分别于早上和下午聆听，每次 20 ～ 30 分钟。

（7）运动指导：行手阳明经经络拍打，以空心拳由上直下拍打，拍打力度以感受到酸胀麻等得气感觉为宜，以减轻麻木，每日 3 次，每次 5 ～ 10 分钟。

### （三）特色中医护理技术简介——刺络药物罐疗法

刺络药物罐疗法是对刺络拔罐的继承和创新，其将常用的火罐闪火法改为水罐法，是集药液、拔罐、刺络、中药熏蒸等多种技法于一体的中医特色疗法[3]，具有简、便、验、廉的特点。

刺络药物罐疗法的独特之处：①传承宫廷理筋术的百年中药配方，具有通络行气、强筋、理气活血、散瘀止痛的功效。②特制针具针尖长度 0.5cm，具有进针迅速、疼痛刺激小的特点。③中药竹罐采用特制的竹罐，罐口直径仅 1.5 ～ 2.5cm，可以不受限制地吸拔于人体任何部位，定位更精确；煮沸后的竹罐不仅可以保持相对恒定的负压，而且吸附性强，可达到出血量适宜之目的；竹罐一人一用一弃，安全卫生。

操作者在辨证取穴刺络的基础上，将竹罐置入熬制好的中药药液中，使中药的有效成分充分渗透到竹罐中，再趁热吸附在治疗部位上，通过穴位的刺激、竹罐的拔吸功能，把藏在筋骨深层的瘀血、痰浊、寒湿等毒邪拔出体外，同时通过竹罐的热烫、药物的渗透可引导营卫之气输布，鼓动经脉气血，调理五脏六腑、机体阴阳平衡，达到行气活血、祛瘀生新之效。

**1. 刺络药物罐疗法适应证**

（1）颈、肩、腰、腿痛及关节痛。

（2）急性腰扭伤、慢性软组织损伤等疾病。

（3）咽喉肿痛、头痛、风湿痹痛。

（4）面瘫、中风引起的口眼歪斜和肢体活动不利。

（5）久坐久站、长期低头伏案造成的上、下交叉综合征，腰椎管狭窄症。

**2. 刺络药物罐疗法禁忌证**

（1）皮肤损伤、有凝血机制障碍者慎用。

（2）严重心血管疾病、糖尿病末梢神经损伤者慎用。

（3）妇女经期、孕期禁用。

（4）恶性肿瘤、活动性肺结核者禁用。

（5）身体虚弱、情绪激动、精神异常及不配合患者禁用。

**3. 刺络药物罐操作方法**

（1）循经取穴定位（图 2–3 ～图 2–5）

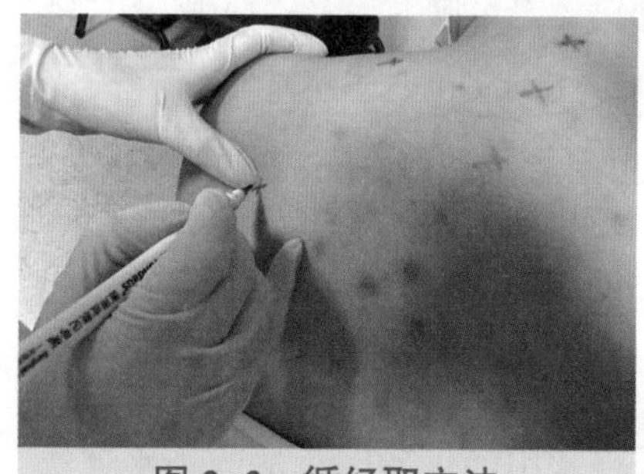

图 2–3　循经取穴法

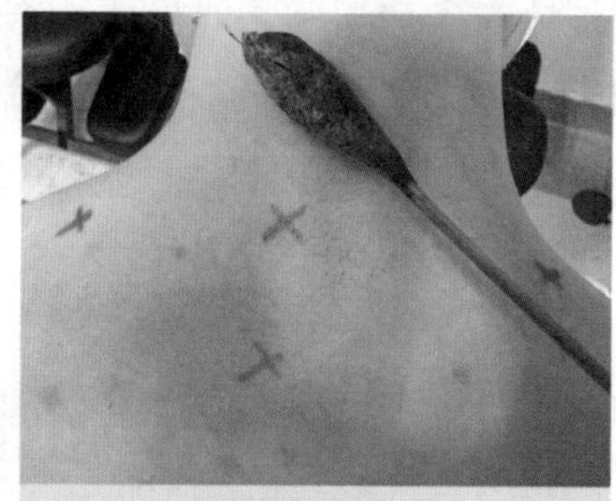

图 2–4　消毒

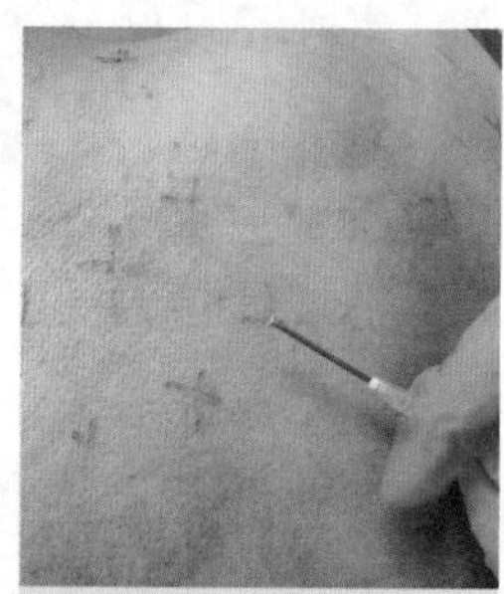

图 2–5　点刺腧穴

（2）定罐流程（图 2–6 ～图 2–8）

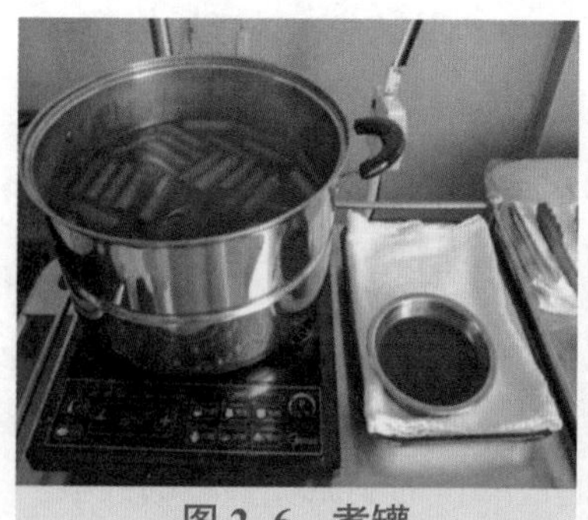

图 2–6　煮罐

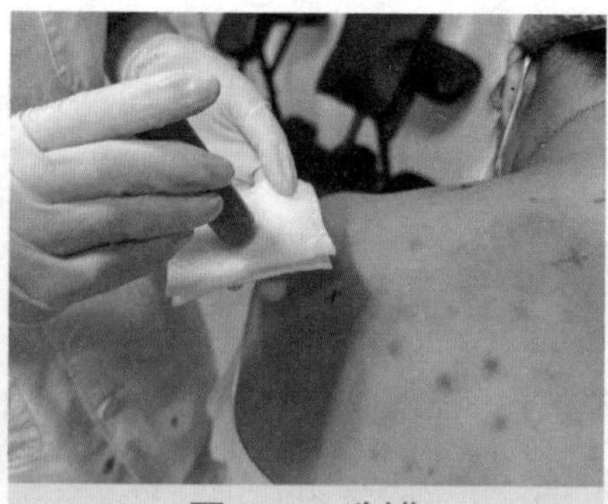

图 2–7　选罐

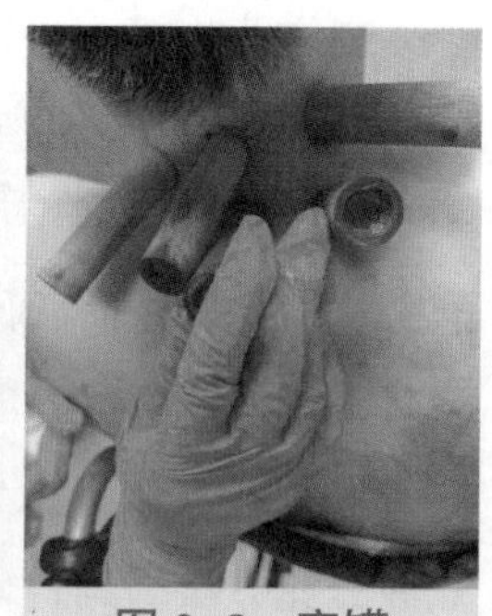

图 2–8　定罐

**4. 刺络药物罐操作注意事项**

（1）治疗前充分评估患者病情、凝血机制、皮肤情况、对疼痛的耐受力及对操作的接受程度。

（2）中药竹罐定罐时间为 15 分钟。

（3）操作者严格执行无菌操作要求，掉罐后重新更换竹罐，不可反复使用。

（4）将竹罐内煮沸的药液甩至干净，避免烫伤患者。

（5）治疗每周 2 次，第二次治疗时需避开前一次点刺留罐部位。

（6）如出现小水疱，一般可自行吸收；大水疱者，需用碘伏消毒后用注射器抽出渗液，并涂抹湿润烧伤膏，每日 2 次。

## 三、按语

本案患者是因为长期伏案工作，“形劳而倦”而产生项痹相关症状，结合其症状及舌脉特点，予补脾益气、通经活络止痛治疗，同治失眠。

该案例中，刺络药物罐作为祛瘀的主要治疗手段，发挥了中药、刺络、拔罐的多重效应，直接祛除局部的瘀滞，逼迫稽留于经络中的实邪随败血外出，从而改善了“瘀”的病理状态。其选穴特点有表里经取穴、循经取穴和取特定穴等。煎煮竹罐的中药汤液配方选川芎、大黄为君，独活、川牛膝为臣，当归、乳香、没药为佐，赤芍、红花为使，共奏活血通络、散瘀止痛之功。另外，值得注意的是，该案例治疗护理上除了祛寒湿瘀滞之标实，还顾护正气不足之本虚，在祛瘀通络止痛之外，采用具有温阳扶正、平衡阴阳的大灸疗法。

在预防方面，项痹相关症状往往是积劳成疾，量变引起质变，故应嘱咐患者注意起居有常，劳逸结合，调畅情志，适当锻炼以防病于未然。

### 【知识小锦囊】

**“不荣则痛”与“不通则痛”**

中医学认为疼痛的产生原因主要有两点：不荣和不通。“不荣则痛”是指由于人体气血不足，导致脏腑、经络等得不到充分的滋养而产生疼痛。这种疼痛多为隐痛，绵绵不绝或时痛时止，且往往喜按，属于虚证，治疗时多采用补虚荣养的方法，以恢复气血的充足和经络的荣养，从而缓解疼痛。“不通则痛”则指由于瘀血、寒凝、痰湿、热盛、气滞等各种“邪”阻滞脏腑经络气机，使气血运行不畅而产生疼痛。这种疼痛多为实证，疼痛性质较为剧烈，且往往拒按，治疗时采取疏通经络、活血化瘀等方法，以恢复人体的正常气血运行。

### 【参考文献】

［1］何鸿义，黎昌强，罗茂，等．颈胸段神经根鞘囊肿误诊为顿挫型带状疱疹 1 例［J］．重庆医学，2017，46（6）：862-863.

［2］闫广辉，张庆胜，靳宪辉，等．罕见 $C_7/T_1$ 椎间孔神经根鞘囊肿合并 $T_{10}/T_{11}$ 椎间孔神经根神经节细胞瘤 1 例报道［J］．肿瘤防治研究，2016，43（6）：541-542.

［3］李艺文，邝盈妍，陈颖，等．金远林教授运用刺络药物罐疗法经验［J］．中医药导报，2021，27（10）：198-200.

# 案例 8　肝硬化合并脾虚血瘀型腰椎间盘突出症患者疼痛的个案护理

腰痛是指腰骶部的急性或慢性疼痛，伴有或不伴有下肢的放射性疼痛，其中椎间盘病变占腰痛病因的 39%～42%[1]。腰椎间盘突出症（lumbar disc herniation，LDH）属于中医学“腰腿痛”“痹证”范畴，主要因脏腑亏虚、外感风寒湿邪、跌扑损伤所致[2]。目前已有研究证实，中医护理措施在腰椎间盘突出患者群体中具有良好的应用效果，能够使 80%左右的患者症状得到改善[3]。

## 一、案例导入

### （一）病例简介

钟某，女，44 岁，因“腰痛伴左下肢酸胀麻痛 1 天”轮椅入院。

**既往史**：肝硬化 10 月余，口服恩替卡韦抗病毒；2 型糖尿病 10 月余，口服降糖药控制血糖，甲钴胺营养神经。

**现病史**：患者因受寒出现腰部疼痛，伴左下肢酸胀疼痛，活动不利，伴左下肢乏力、脚踩棉花感 1 周，纳寐差，为求进一步诊疗，于我院门诊就诊后收住院治疗。

**入院诊断**：中医诊断：腰痹——脾虚血瘀证。西医诊断：①腰椎间盘突出症。② 2 型糖尿病。③肝硬化。

### （二）病程介绍（表 2-15）

**表 2-15　病程介绍**

| 住院节点 | 病情及诊治过程 |
|---|---|
| 入院 | 患者轮椅入院，神清，精神可，腰部疼痛，疼痛评分 7 分，活动不利，伴左下肢酸胀疼痛乏力，脚踩棉花感，纳寐差，二便调。T 36.5℃，P 80 次 / 分，R 20 次 / 分，BP 148/92mmHg。进入腰痹临床路径管理，予针灸科护理常规，二级护理，低盐低脂清淡饮食，制动卧硬板床休息，活动时佩戴腰围，完善相关检查。西医予脱水、消炎治疗。中医治疗予针灸以补脾益气，耳穴压丸以调动全身气血，中药热罨包热敷患处以疏经通络止痛 |

续表

| 住院节点 | 病情及诊治过程 |
|---|---|
| 住院第 2 天 | 患者腰部疼痛较前稍改善，疼痛评分 6 分，仍有左下肢乏力。MR 腰椎平扫：$L_{4-5}$、$L_5$–$S_1$ 椎间盘变性、突出（中央型） |
| 住院第 3 天 | 患者神清，精神可，腰部疼痛稍缓解，疼痛评分 5 分，活动不利略缓解，左下肢酸胀疼痛、乏力及脚踩棉花感缓解明显，纳寐差。请科室高级进阶中医专科护士查房，增加耳部刮痧、耳尖 + 轮四放血及刺络药物罐疗法，并行个性化中医调护 |
| 住院第 6 天 | 患者神清，精神可，腰部疼痛明显好转，疼痛评分 2 分，无左下肢酸胀疼痛，活动正常，无左下肢乏力、脚踩棉花感，纳寐可，二便调 |
| 出院 | 患者腰部疼痛已缓解，疼痛评分 1 分，症状基本消失，病情平稳予出院，嘱居家康复锻炼以保持腰部正常功能 |
| 出院后 1 个月 | 对患者随访，腰部疼痛及左下肢乏力基本消失，治疗护理效果满意 |

## 二、分析与讨论

### （一）专科及中医护理评估（表 2–16）

**表 2–16　专科及中医护理评估表**

| 评估维度 | | 具体内容 |
|---|---|---|
| 专科评估 | | 1. NRS 数字疼痛评分 7 分，WHO 疼痛级别 2 级，中度疼痛 |
| | | 2. 基本日常生活活动能力（BADL）评分 60 分，中度依赖 |
| | | 3. Morse 跌倒风险评分 35 分，中度危险 |
| | | 4. 匹兹堡睡眠质量指数（PSQI）评分 16 分，睡眠质量差 |
| 中医护理评估 | 望诊 | 神：得神，精神可 |
| | | 面色：荣润 |
| | | 形：发育正常，形体中等 |
| | | 态：行走乏力，依扶家具 |
| | | 舌：舌暗，苔白 |
| | 闻诊 | 声音：言语清晰，呼吸平稳 |
| | | 气味：无异常 |

续表

| 评估维度 | 具体内容 | | |
|---|---|---|---|
| 中医护理评估 | 问诊（十问歌） | 一问寒热 | 平素畏寒怕冷 |
| | | 二问汗 | 出汗正常 |
| | | 三问头身 | 腰部冷痛，左下肢酸胀麻木 |
| | | 四问便 | 二便调 |
| | | 五问饮食 | 胃纳差 |
| | | 六问胸腹 | 无心慌胸闷 |
| | | 七问聋 | 无异常 |
| | | 八问渴 | 口干不渴 |
| | | 九问旧病 | 眠差约2年 |
| | | 十问因 | 平素较为劳倦 |
| | 切诊 | 脉：沉细 | |

## （二）辨证施护

**1. 护理难点问题**

用甘露醇联合地塞米松注射液及中药热罨包热敷治疗后，腰部疼痛及左下肢酸胀痛改善不明显。

**2. 辨证思路**

患者因受寒出现腰部及左下肢疼痛伴活动不利，寒邪为病，寒伤阳，主收引，腰府阳气既虚，络脉又壅遏拘急，故生腰痛。另外患者为中年女性，长期劳累，脾胃气虚，不能推动血脉运行，不通则痛，故见腰痛，不能久坐、久站。舌暗、苔白、脉沉细为脾虚血瘀之征。其病位在腰，病性为虚实夹杂。李东垣在《脾胃论》中提及“脾胃虚则九窍不通”。《景岳全书·腰痛》记载：“腰痛证，凡悠悠戚戚，屡发不已者，肾之虚也；遇阴雨或久坐痛而重者，湿也；遇诸寒而痛，或喜暖而恶寒者，寒也……当辨其所因而治之。”患者腰部冷痛重着，转侧不利，痛处喜温，得热则减。《素问·血气形志》记载：“形苦志乐，其病在筋，治之以熨引。”药热熨可使腰部的血液循环得以改善。故该患者的治疗护理应以温经散寒，补脾益气为主。

**3. 证候施护**

（1）关注：疼痛部位及疼痛程度，左下肢肌力、酸胀程度及肢体活动的变化。

（2）刺络药物罐疗法：选取肾俞、气海俞、大肠俞、关元俞、腰阳关、环跳、委中及承山等穴，使用特制针具，刺破经穴络脉，将已高压注入中药后的竹罐趁热吸附在治疗部位上，通过穴位的刺激、竹罐的拔吸功能等，把藏在筋骨深层的瘀血及寒湿类毒邪拔出体外。每周 2 次，每次留罐 15 分钟。

（3）中药热罨包热敷疗法：将装有吴茱萸、白芥子、菟丝子、莱菔子、粗盐的热罨包加热后外敷腰骶部及左下肢酸胀处，配合滚、推、搓、揉等手法来回熨烫，力度均匀，以达活血化瘀、行气止痛之功效。每日 1 次，每次 15 ～ 20 分钟。

（4）耳部刮痧疗法：评估耳部的皮肤情况后，首刮耳前，再由耳垂开始，沿着耳轮、对耳轮、耳甲腔、耳甲艇到三角窝的方向刮，接着由上至下刮耳前根，时间约 10 分钟。耳背刮拭由下至上，由耳垂背面开始，再沿着耳轮背面至对耳轮后沟、耳甲腔后隆起、耳甲艇后隆起、对耳轮下脚后沟、三角窝后隆起的方向刮，最后耳后根由上至下至安眠区，再到胸锁乳突肌，约 10 分钟。两耳交替进行，每日 1 次。

（5）生活起居：起居有常，慎避外邪，劳逸结合。

（6）饮食指导：进食补益脾气的食物。推荐食疗方：山药、当归、薏苡仁煲瘦肉汤，党参怀山鲜鱼汤。推荐茶饮：干姜甘草散寒温中茶。

（7）情志调理：与患者多沟通交流，关注患者的情绪变化，做好思想疏导，树立信心；鼓励家属多陪伴。

（8）运动指导：早期指导患者行踝泵运动、股四头肌等长收缩运动，恢复期指导患者行直腿抬高运动、抗阻力训练，康复期居家行八段锦练习。每组动作 30 次，每次 5 组，循序渐进地增加次数。

## 三、按语

本例患者腰痛伴左下肢酸胀痛活动不利，发病诱因及临床症状在临床上较常见，若失治误治，病延日久，痛久入络，气郁血阻于络脉，邪气益痼，营血益虚，腰部筋肉骨节失荣，严重影响其生活质量。其中医辨病为腰痹，辨证为脾虚血瘀证。故患者的治疗护理原则为温经散寒，补脾益气。

患者腰痛急性期，西医治疗予甘露醇注射液消除水肿，地塞米松磷酸钠注射液消炎止痛，护理观察要点为药品输入滴数控制、不良反应反馈及防止高危药品外渗等。因考虑患者有肝硬化，故采用中医外治法来改善患者的症状。患者病位在腰部，涉及足厥阴肝经、足少阴肾经、足太阳膀胱经、足少阳胆经等，入院后予针灸、耳穴压豆、中药热罨包等治疗，症状缓解不明显。通过辨证及医护一体化查房，选择耳尖 + 轮四穴放血及刺络药物罐疗法，患者腰部疼痛及左下肢酸胀乏力症状进一步得到改善。患者疼痛与不寐并存，与心脾气血虚不能滋养心神有关，辨证施予耳部刮痧联合耳穴压豆改善睡眠质量。

## 【知识小锦囊】

**分清标本先后缓急**

《证治汇补·腰痛》指出："唯补肾为先，而后随邪之所见者以施治，标急则治标，本急则治本，初痛宜疏邪滞，理经隧，久痛宜补真元，养血气。"这种分清标本先后缓急的治疗原则，对临床很有意义。

## 【参考文献】

[1] 岳寿伟. 腰痛的评估与康复治疗进展［J］. 中国康复医学杂志，2017，32（2）：136–139.

[2] 李姣，黄委委，陶林，等. 名老中医治疗腰椎间盘突出症经验荟萃［J］. 颈腰痛杂志，2022，43（2）：283–284，290.

[3] 俞梅，覃应莲，牙爱萍，等. 基于微信的中医护理技术延续护理干预在腰椎间盘突出症出院病人中的应用［J］. 护理研究，2019，33（4）：679–681.

# 案例9 火龙罐联合大灸疗法改善强直性脊柱炎患者脊柱功能障碍

强直性脊柱炎（Ankylosing Spondylitis，AS）已成为我国发病率最高的难治性自身免疫疾病之一，主要累及中轴关节，致残性高。腰背疼痛、僵硬、脊柱活动度下降是AS患者最为常见且迫切需要改善的脊柱功能障碍问题[1]。青壮年为主要发病群体，我国发病率约为0.3%[2]。目前西医治疗以非甾体抗炎药、糖皮质激素、慢作用抗风湿药及生物制剂为主，但由于价格昂贵、不良反应多、适应证严格以及疗效不稳定等因素导致在临床中无法达到很好的疗效。中医古籍中无强直性脊柱炎这一病名，归属于中医的“大偻”“历节”范畴。AS的病因病机是复杂的，其内因归属于正气不足，气血阴阳脏腑经络亏虚，外因风、寒、湿、热等邪气乘虚而入，最终导致气血阻滞，痰瘀内生，经脉不通，痰瘀滞留关节而致疼痛、僵硬。

## 一、案例导入

### （一）病例简介

李某，男，30岁。因“反复胸骨、腰背痛3年余，加重1个月”步行入院。

**既往史**：无。

**现病史**：患者3年前受凉后出现胸骨、腰背部沉重痛，翻身困难，活动、受凉及阴雨天加重，活动后可稍减轻，于当地某医院行相关检查，考虑强直性脊柱炎，予柳氮磺吡啶片、塞来昔布等西药治疗，症状逐渐改善。后未坚持服药，近1个月患者因劳累疼痛加重，为进一步治疗而由门诊收入院。

**入院诊断**：中医诊断：大偻——血瘀气滞证。西医诊断：强直性脊柱炎。

### （二）病程介绍（表2–17）

**表2–17 病程介绍**

| 住院节点 | 病情及诊治过程 |
| --- | --- |
| 入院 | 患者步行入院，神志清，精神疲倦，胸骨及腰骶部疼痛，局部呈酸胀痛，左侧尤甚，晨起、久躺及劳累后加重，伴活动受限，颈背部疼痛，局部肌肉僵硬，伴活动受限，VAS疼痛评分6分。T 36.3℃，P 62次/分，R 18次/分，BP 127/73mmHg。予二级护理，普食，完善相关检查。中医治疗以活血化瘀为治法，中药予血府逐瘀汤加减口服，中医理疗予干扰电、低频理疗仪改善微循环，中医适宜技术予隔姜灸治疗温补肾阳、中药热罨包治疗疏通经络、耳穴治疗促进阴阳平衡。西医予消炎止痛治疗 |

续表

| 住院节点 | 病情及诊治过程 |
|---|---|
| 住院第 3 天 | 患者精神好转，颈腰疼痛稍好转，VAS 疼痛评分 5 分，肌肉僵硬及活动受限无好转，增加针刺治疗。辅助检查：红细胞沉降率（ESR）27mm/h。骶髂关节及腰椎 MR：$L_{3-4}$、$L_{4-5}$、$L_5$–$S_1$ 椎间盘未见异常，符合强直性脊柱炎（活动期） |
| 住院第 6 天 | 患者神志清，精神尚可，颈腰 VAS 疼痛评分 3 分，但颈腰活动受限缓解不明显，医护一体化查房后辨证施术，予增加火龙罐及大灸疗法，并行个性化中医调护 |
| 住院第 10 天 | 患者颈腰 VAS 疼痛评分 2 分，活动受限明显缓解 |
| 出院 | 患者病情稳定出院，嘱门诊随诊 |
| 出院后 1 个月 | 对患者随访，颈腰疼痛、活动受限基本缓解，偶有出现，失眠改善，效果满意 |

## 二、分析与讨论

### （一）专科及中医护理评估（表 2–18）

**表 2–18　专科及中医护理评估表**

| 评估维度 | 具体内容 | | |
|---|---|---|---|
| 专科评估 | 1. VAS 疼痛评分 6 分，中度疼痛 | | |
| | 2 强直性脊柱炎测量指数（BASMI）评分 13 分 | | |
| | 3. 匹兹堡睡眠质量指数（PSQI）评分 17 分，睡眠质量差 | | |
| 中医护理评估 | 望诊 | 神：得神，精神疲倦 | |
| | | 面色：晦暗 | |
| | | 形：发育正常，形体中等 | |
| | | 态：步态正常，无异常动作 | |
| | | 舌：舌暗淡，苔薄白 | |
| | 闻诊 | 声音：声高，言语清晰 | |
| | | 气味：无异常 | |
| | 问诊（十问歌） | 一问寒热 | 怕冷不怕热 |
| | | 二问汗 | 无自汗盗汗，运动后微出汗 |
| | | 三问头身 | 颈肩、胸骨及腰骶部疼痛，局部呈酸胀痛，颈腰脊部僵硬，活动受限 |

续表

| 评估维度 | 具体内容 | | |
|---|---|---|---|
| 中医护理评估 | 问诊（十问歌） | 四问便 | 二便正常，大便质软 |
| | | 五问饮食 | 胃纳可 |
| | | 六问胸腹 | 无腹胀、呃逆 |
| | | 七问聋 | 无耳聋耳鸣 |
| | | 八问渴 | 无口干口苦 |
| | | 九问旧病 | 睡眠障碍 |
| | | 十问因 | 工作劳累 |
| | 切诊 | 脉：沉涩 | |

## （二）辨证施护

**1. 护理难点问题**

患者颈腰活动受限。

**2. 辨证思路**

患者平素劳累，导致肾精不足，髓不能满，筋骨肌肉失养，肢体关节失用，不荣则痛，正如《圣济总录》中所云："肾气既衰，阳气不足，寒气内攻，经脉拘急，所以腰髋强直而痛，不能俯仰也。"肾虚易致督脉亏虚。督脉督一身之阳，督受邪则阳气不得开阖而失于布化，肾受邪则骨失淖泽，且不能养肝，肝失养则血海不足，冲任失调，筋骨失养；肾督两虚，脊背腰膀之阳失布化、失营荣，瘀阻则凝涩而致腰胯疼痛，舌暗淡、苔薄白、脉沉涩为血瘀气滞之征象。本病病位在中轴脊柱区域，涉及督脉、足太阳膀胱经及足厥阴肝经、足少阴肾经，属于中医学"尪痹"范畴，发病原因在于血瘀气滞。故该患者的治疗护理应以"活血化瘀，益气通络，兼以温阳通督"为主。患者在口服有活血化瘀之功的"血府逐瘀汤"及温经通络之效的针刺疗法、理疗后，颈腰疼痛缓解明显，但其活动受限症状改善不明显。患者瘀血阻滞，精血不荣渐致筋脉僵急；督阳失布，气血不化而致脊柱僵曲受限。大灸属于温阳疗法，能起到温补督脉、强壮真元、调和阴阳和温通气血之功，符合患者的证情。

**3. 证候施护**

（1）关注：疼痛的部位、频率、发作时间、强度等变化，颈腰活动受限的程度。

（2）大灸疗法：患者俯卧于治疗床上，背部裸露，取背部督脉及膀胱经腧穴，即大椎，至腰阳关，大杼至关元俞，附分至志室，评估患者皮肤及无过敏史后，根据辨证论治，一人一方。该患者选取活血益气方，将药泥铺于背部皮肤，铺姜粒，将艾绒均匀铺于姜粒上，点燃施灸。每次 30 ～ 40 分钟，每 3 日 1 次，与火龙罐交替进行。

（3）火龙罐疗法：运用大罐平推于督脉及两侧膀胱经，重点选肾俞、腰俞、腰阳关、命门、八髎、秩边，每穴 3 ～ 5 分钟；运用小罐运用刮法作用于颈肩，重点选取大椎、肩贞、天宗、肩井、颈夹脊，每穴 3 ～ 5 分钟。每次约 30 分钟，每 3 日 1 次。

（4）生活起居：起居有常，不妄作劳，慎避外邪。

（5）饮食指导：食疗方推荐川芎瘦肉粥、皮蛋瘦肉粥、山楂粥。

（6）情志调理：与患者多沟通交流。根据中医五行理论，指导患者选用羽调式曲目如《二泉映月》等，入肝肾二经，以达补肾之效。分别于午休和晚上入睡之前聆听，每次 20 ～ 30 分钟。

（7）运动指导：指导患者进行八段锦锻炼，早晚各 1 次，每次 10 ～ 15 分钟。

### （三）特色中医护理技术简介——大灸疗法

大灸疗法是间接灸法的一种，也是传统温热疗法之一，其因施灸的范围涉及背、腹部面积广泛的区域，临床常起大症，故以“大灸”命名[3]。大灸疗法采用“一人一证（证候）一方（方药）”辨证论治，集艾灸、姜灸、药灸等的治疗作用于一体，且较长时间作用于人体督脉，可起到强力得温通作用，使火热之力直达骨髓，从而发挥温阳补气、祛寒除痹之功。

**1. 大灸疗法适应证**

（1）慢性支气管炎。

（2）慢性胃炎。

（3）增生性脊柱炎、强直性脊柱炎。

（4）颈椎病。

（5）慢性腰肌劳损。

（6）膝关节疾病等。

**2. 大灸疗法禁忌证**

（1）有出血倾向者慎用。

（2）心力衰竭者慎用。

（3）孕妇腹部及腰骶部慎用。

（4）恶性肿瘤者慎用。

（5）高热抽搐者慎用。

（6）皮肤溃疡、破损者慎用。

（7）对艾烟、药物过敏者禁用。

3. 大灸操作方法（图 2–9 ~ 图 2–12）

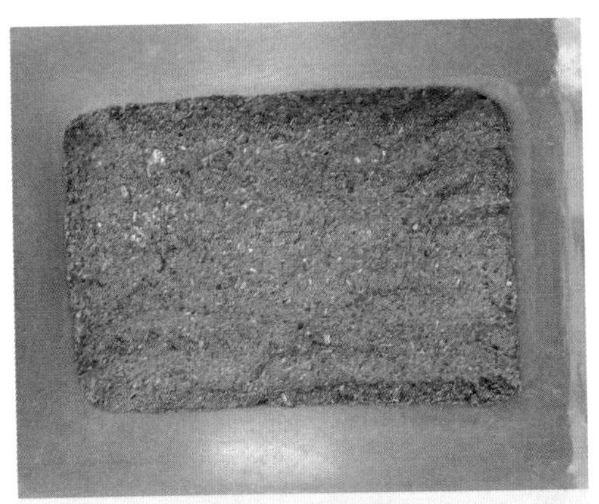
图 2–9 选择药方

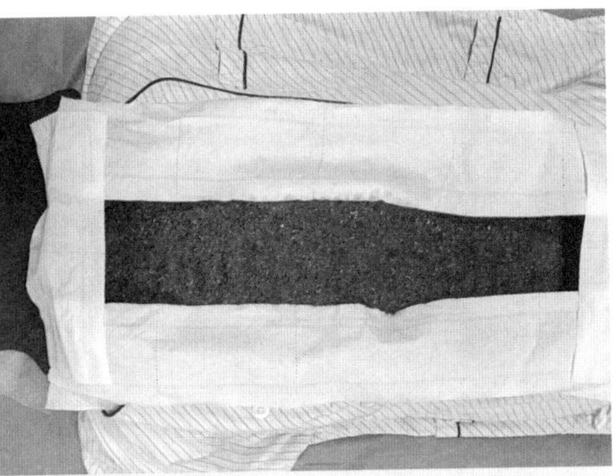
图 2–10 平铺药泥

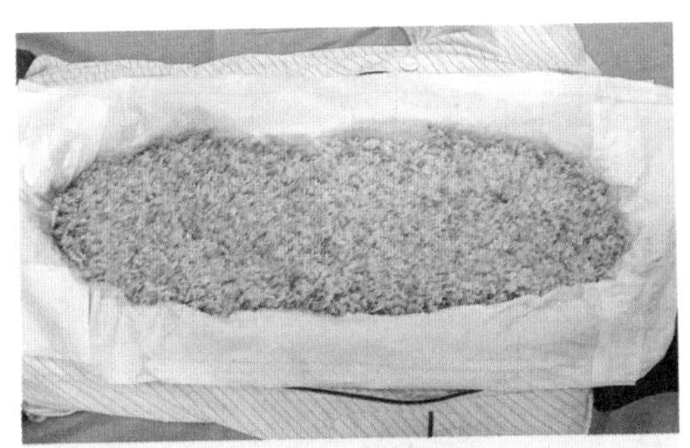
图 2–11 平铺姜粒

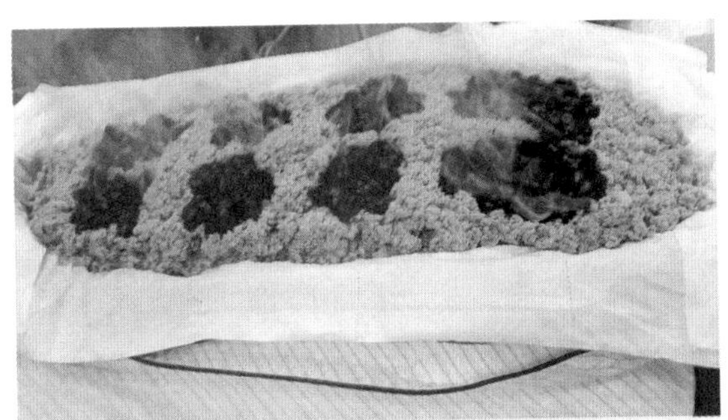
图 2–12 平铺、点燃艾绒

4. 大灸操作注意事项

（1）治疗前充分评估患者病情、皮肤情况、对热的耐受力及对操作的接受程度。

（2）协助患者取合适体位，治疗部位需暴露皮肤，注意备屏风，去除患者身上金属物品。如区域内有汗水，应擦干后治疗。

（3）根据患者的耐受程度，热度控制得当，以免发生烫伤。

（4）治疗过程中应经常观察、询问患者反应及皮肤情况，如有头晕、心慌等不适，应停止治疗，及时处理。

（5）大灸治疗后 4 小时内不宜洗澡，避风寒，多饮水。

（6）治疗期间，注意观察患者皮肤的感知情况，避免将治疗药物与人体直接接触；做好隔热措施，治疗部位过烫时予局部降温；每次治疗的时间不超过 1 小时。

（7）治疗药物层次分明，每层药物应固定结实，避免过于松散。

（8）治疗时患者应选择舒适体位，不要随意移动体位，以免药物松动，引起倒塌。

## 三、按语

强直性脊柱炎发病以肾虚为本，邪、瘀为标，属本虚标实之证。腰背僵硬疼痛与活动受限是治疗干预的重点。本例患者处于急性活动期，治疗护理应在补肾的基础上兼以温督、祛邪化瘀。

从病机及患者证候出发，本案例采用针、灸、药并重的治疗方法，针灸导其气，汤药攻其后。针刺直达病所，疏通局部经气，调和气血，扶正祛邪；大灸温通督脉及膀胱经诸穴，温补肾阳，扶正祛邪，从而推动气血运行，则顽疾自愈；中药汤剂在内扶正，在外祛邪，共奏扶正祛邪、通络止痛之功。针、灸、药三者互补，利用不同的优势，将辨证、辨病、对症治疗有机结合，立体施治，疗效倍增。

### 【知识小锦囊】

**腰痛其本虚**

《医学衷中参西录·论腰痛治法》说："凡人之腰痛，皆脊梁处作痛，此实督脉主之。肾虚者，其督脉必虚。"由此可以看出，腰背疼痛多由肾精不足，气血亏虚，腰背无力御邪，寒湿之邪侵犯腰部所致。腰部为肾脏所居之地，又与督脉密切相关。督脉循行于后背正中，总督一身之阳气，督领六阳经，为"阳脉之海"，且督脉贯脊属肾，肾为一身之本，亦为一身元阳之根本，督脉亦受肾气充养。肾气亏虚，元阳失养，则督脉失养，则出现腰骶部疼痛，故其本在肾气亏虚，感受外邪为标。

### 【参考文献】

［1］李丽，王元红．强直性脊柱炎脊柱功能障碍患者督灸治疗体位管理的循证实践［J］．护理学报，2023，30（10）：52-57.

［2］包利红，张丽平，可易弘，等．强直性脊柱炎中医治疗护理研究进展［J］．中医临床研究，2023，15（3）：81-84.

［3］陈今尧，戴红芳，孙冠珠，等．大灸疗法对强直性脊柱炎炎症因子影响的研究［J］．现代中西医结合杂志，2015（4）：375-377.

# 案例 10　基于肝肾同治理论的温通刮痧联合雷火灸疗法改善肝肾亏虚型膝痹患者的症状

膝骨关节炎（knee osteoarthritis，KOA）是一种慢性退行性疾病，随着社会老龄化进程的加快，KOA 患病率逐年攀升[1]。其主要临床特征为慢性进行性肿胀、疼痛和僵硬，活动受限，严重者可致膝关节畸形，影响患者生活质量。[2]该病属中医学“痹证”“膝痹”范畴，与肝肾亏虚关系密切。若人体出现肝脏气血衰弱，则筋经失养而运动不利；肾气亏虚，筋骨失濡则致脚弱无力。“骨弱则筋病”，筋骨共同维持膝关节的正常生理功能。肝肾同源，相互化生，故肝肾盈亏是影响该病的内在因素[3]。在五行学说中，肝木的生长靠肾水的滋养，肝藏血，肾藏精，肝血的充足依赖于肾水的涵养，肾精又有赖于肝血的补充。然肾阴不足，水不能涵木，肝失疏泄，则为肾病及肝。肝肾同源，故临床上可以肝肾同治。

## 一、案例导入

### （一）病例简介

周某，女，67 岁，因“左膝关节疼痛，活动受限 2 年，加重 1 周”步行入院。

**既往史：**慢性萎缩性胃炎。

**现病史：**2 年来患者左膝关节屈伸不利，僵硬，酸软，冷痛，不能久站久立，遇劳遇冷加重，休息则有所缓解，伴有跛行。间断治疗，症状反复。1 周前因劳累症状加重，遂来我院就诊。

**入院诊断：**中医诊断：膝痹——肝肾亏虚证。西医诊断：左膝骨关节炎。

### （二）病程介绍（表 2–19）

**表 2–19　病程介绍**

| 住院节点 | 病情及诊治过程 |
|---|---|
| 入院 | 患者步行入院，神志清，精神可，左膝关节局部压痛，VAS 疼痛评分 6 分，左膝研磨试验（+）、浮髌试验（+）。左膝关节活动度：主动屈曲 60°，伸直 0°。骨关节炎指数评分（WOMAC）120 分（重度）。T 36.6℃，P 80 次 / 分，R 18 次 / 分，BP 136/74mmHg。予以二级护理，清淡饮食，防跌倒，完善相关检查。中医以行气止痛、舒筋通络为治法，中药以独活寄生汤加减，中医外治法予以中医定向透药、中药热罨包、中药敷贴治疗 |

续表

| 住院节点 | 病情及诊治过程 |
| --- | --- |
| 住院第 2 天 | 患者左膝 VAS 疼痛评分 5 分。左膝关节活动度：主动屈曲 60°，伸直 0°。增加针刺治疗，每日 1 次。左膝部 MR 提示膝关节退行性病变，关节腔少量积液 |
| 住院第 3 天 | 患者神志清，精神可，左膝 VAS 疼痛评分 5 分。左膝关节活动度：主动屈曲 65°，伸直 0°。医护一体化查房，望耳见左耳对耳轮上脚有 3 条明显的淡红色血络，以六合耳穴疗法为指导，判定左下肢筋脉失养，气血瘀滞运行不畅，共同调整治疗方案：基于肝肾同治理论，予以循经温通刮痧联合雷火灸治疗，辅以六合耳穴贴压，并给予个性化健康指导 |
| 住院第 4 天 | 患者左膝 VAS 疼痛评分 3 分。左膝关节活动度：主动屈曲 80°，伸直 0°。维持原有治疗方案 |
| 住院第 8 天 | 患者左膝 VAS 疼痛评分 1 分。左膝关节活动度：主动屈曲 100°，伸直 0°。望耳见左耳对耳轮上脚的 3 条淡红色血络消失。维持原有治疗方案 |
| 出院 | 患者 VAS 疼痛评分 1 分，左膝关节活动度恢复为 110°，WOMAC 评分 60 分，予以出院，行出院健康宣教 |
| 出院后 1 个月 | 对患者进行随访，左膝关节偶有夜间疼痛，但活动尚可，对于治疗护理效果满意 |

## 二、分析与讨论

### （一）专科及中医护理评估（表 2-20）

**表 2-20　专科及中医护理评估表**

| 评估维度 | 具体内容 | |
| --- | --- | --- |
| 专科评估 | 专科情况 | 左膝关节局部压痛，左膝研磨试验（+）、浮髌试验（+）。左膝关节活动度：主动屈曲 60°，伸直 0° |
| | 量表评估 | 骨关节炎指数评分（WOMAC）120 分，VAS 疼痛评分 6 分；基本日常生活活动能力（BADL）评分 60 分；压疮 Braden 评分 20 分；Morse 跌倒风险评分 55 分；Caprinin 血栓风险评分 1 分 |
| 中医护理评估 | 望诊 | 神：神清，精神可 |
| | | 面色：暗 |
| | | 形：发育正常，形体中等 |
| | | 耳：左耳部对耳轮上脚有 3 条明显的淡红色血络 |
| | | 舌：舌暗淡，少苔，舌边有齿痕，舌下脉络迂曲 |
| | | 唇：暗 |

续表

| 评估维度 | 具体内容 | | |
|---|---|---|---|
| 中医护理评估 | 闻诊 | 声音：语声低弱，懒言 | |
| | | 气味：无异味 | |
| | 问诊（十问歌） | 一问寒热 | 怕冷不怕热 |
| | | 二问汗 | 无自汗盗汗，运动后微出汗 |
| | | 三问头身 | 左膝关节僵硬，屈伸不利，酸软，冷痛 |
| | | 四问便 | 小便清长，夜尿 1 ～ 2 次，大便质软 |
| | | 五问饮食 | 食欲可，喜热饮 |
| | | 六问胸腹 | 无心慌胸闷，无腹胀、呃逆 |
| | | 七问聋 | 无异常 |
| | | 八问渴 | 无口干口苦 |
| | | 九问睡眠记忆力 | 夜醒 2 ～ 3 次，每晚睡眠不足 6 小时，记忆力正常 |
| | | 十问旧病 | 慢性萎缩性胃炎 |
| | 切诊 | 脉：沉细 | |

### （二）辨证施护

**1. 护理难点问题**

左侧膝关节疼痛活动受限，采用传统中医外治法，护理效果不明显。

**2. 辨证思路**

患者为老年女性，花甲之年，肝肾精气亏虚，肝主筋，肾主骨，肝肾亏虚，气血衰弱，无力推动气血津液运输；血滞成瘀，津停成痰，脉道受阻，阻痹筋脉则致关节屈伸不利；痰浊瘀血，痹阻经络，深入骨髓，致关节僵硬；痹证日久，气血失于输布，经脉痹阻瘀滞，难以充养骨髓，则“不荣则痛”，发为膝痹。此病乃本虚标实之证，肝肾亏虚为本，左膝关节疼痛为标。故该患者的治疗护理原则以补益肝肾、通络止痛、标本兼治为主。基于肝肾同治理论，通过雷火灸选取近治、远治穴位，调肝补肾、固本培元，通过温通刮痧调节局部气血、疏经通络、散瘀止痛，以期肝肾同治，治疗疾病之本。同时运用配穴治其标，以达到标本兼治之目的。

**3. 证候施护**

（1）关注：左膝疼痛、活动情况的变化。

（2）温通刮痧疗法：选取足少阴肾经、足厥阴肝经、足太阴脾经、足阳明胃经、足少阳胆经循行于左膝部、左小腿部位，每3天1次，每次30分钟。患者取舒适卧位，充分暴露治疗部位，按照开穴、刮痧、推拿按摩的顺序依次进行：温通刮痧器具装好艾炷后开穴；将皮肤均匀涂抹润滑油，由上向下刮，以皮肤发红或出痧为宜；待杯身发热时，利用杯口或杯身进行按、揉、拨筋等手法，提高局部刺激以促进血液循环。

（3）雷火灸疗法：选取阴谷、曲泉、三阴交、足三里、阴陵泉、血海、犊鼻、内膝眼、膝阳关、百会、涌泉，每穴2分钟，每日1次；阿是穴，每穴5分钟，每日1次。

（4）六合耳穴贴压：选取对耳轮上角阳性反射区、坎卦（肾）、震卦（肝）、离卦（心）、坤卦（脾），隔日1次，双耳交替进行。

（5）生活起居：注意膝部保暖，起居有常，防跌倒。

（6）饮食指导：宜食补益气血、益肝肾之品，可用熟地黄、当归、黄芪煲鸡汤，杜仲、牛膝煲脚筋，桃仁熬粥。忌生冷、肥腻之品。

（7）功能锻炼：指导患者行踝泵运动，每天5次，每次5分钟，循序渐进，量力而行。

（8）情志护理：指导患者选用角调式曲目如《胡笳十八拍》《塞上曲》和羽调式曲目如《紫竹调》《木棉花开》等，入肝肾二经以调补肝肾，分别于午休和晚上入睡前施乐20分钟，嘱患者跟随音乐的旋律调整呼吸节奏。

### （三）特色中医护理技术简介——温通刮痧疗法

温通刮痧是将艾灸、刮痧和按摩这三种中华传统疗法结合在一起的中医护理技术，具有温热、以热引邪、不伤正气的治病特色。该疗法通过调节人体气血，实现内在系统的动态平衡，起到解表散寒、益气补中、疏通经络的作用，且具有改善局部血液循环、促进淋巴液回流、加快新陈代谢等作用，能缓解疼痛和改善关节功能[4]。

**1. 温通刮痧疗法适应证**

（1）体质虚寒者。

（2）鼻炎、慢性阻塞性肺疾病、寒哮稳定期、慢性咳嗽、失眠、头痛等难治性疾病的调理。

（3）寒湿闭阻所致的疼痛性疾病、慢性虚损性疾病，如面瘫、颈肩痛、腰腿痛、尿潴留等。

**2. 温通刮痧疗法禁忌证**

（1）对热敏感度不高者，且不能耐受刮痧者。

（2）气促、胸闷等，病情不稳定需要氧疗，不能耐受较长时间温刮者。

（3）对艾叶、刮痧介质过敏者。

（4）皮肤有破损、皮疹、瘢痕或严重水肿者。

（5）极度疲劳、酒后、空腹或饱餐、大汗淋漓、精神异常、情绪不稳定者。

（6）妊娠期妇女禁温刮，月经期及经后 3 天内妇女腰骶部腹部慎温刮。

（7）传染病、高热、胸廓及脊柱畸形等。

（8）血糖控制不稳定者。

（9）凝血功能异常者。

**3. 温通刮痧常用操作手法（图 2–13 ～图 2–17）**

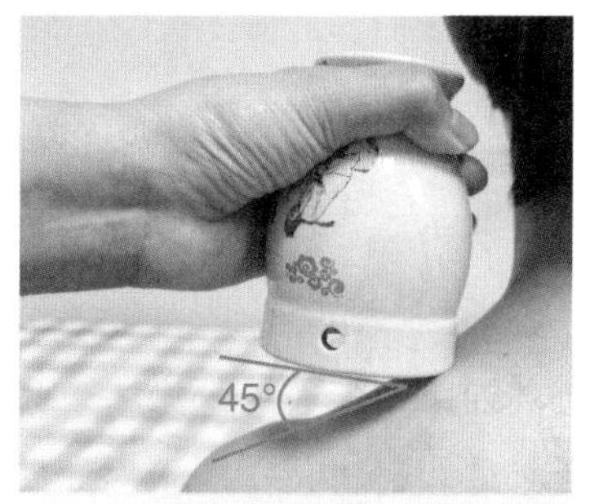


图 2–13　点拨法

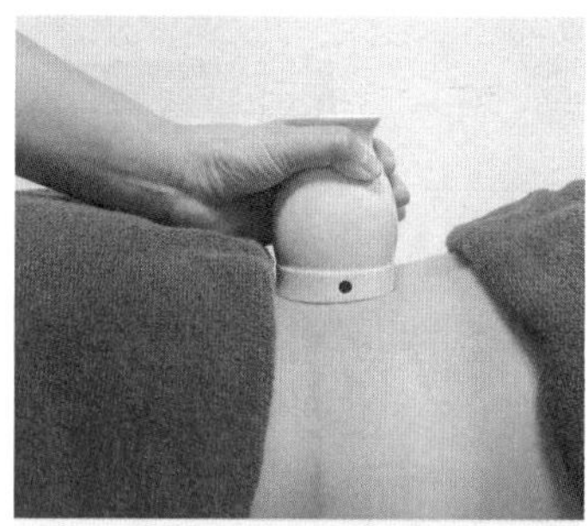

图 2–14　平推法

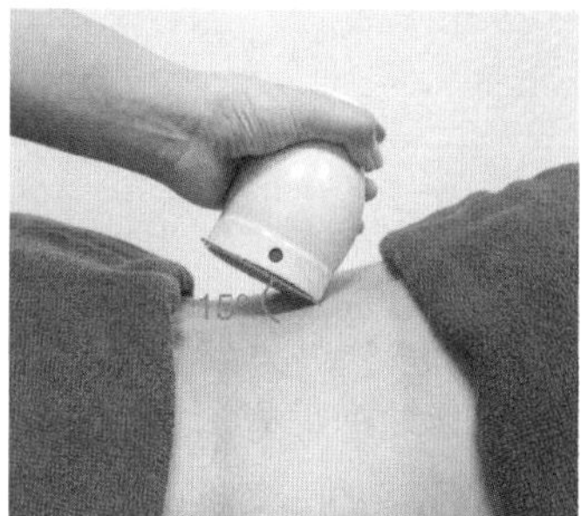


图 2–15　单边刮法

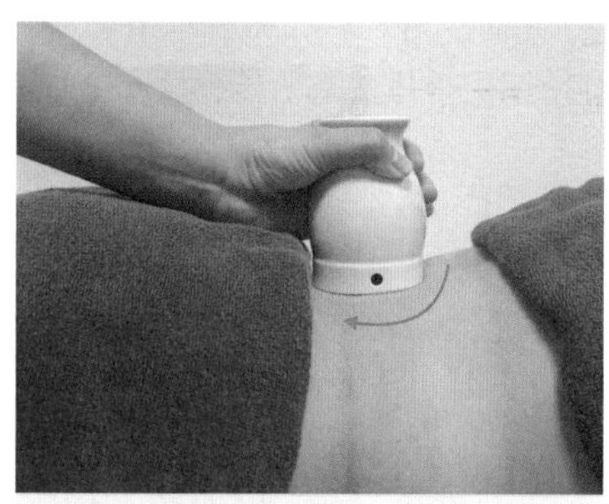

图 2–16　揉刮法

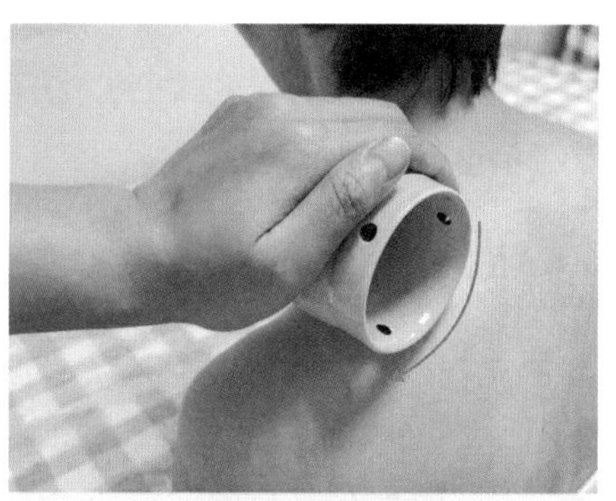

图 2–17　滚法

**4. 温通刮痧的补泻手法**

（1）补法：补法刮拭按压力小，速度慢，能激发人体正气，使低下的功能恢复正常。临床多用于年老、体弱、久病、重病或形体瘦弱之虚证患者。

（2）泻法：泻法刮拭按压力大，速度快，能疏泄病邪，使亢进的功能恢复正常。临床多用于年轻、体壮、新病、急病或形体壮实的实证患者。

（3）平补平泻法：亦称平刮法。其包括 3 种刮拭手法：第一种为按压力大，速度慢；第二种为按压力小，速度快；第三种为按压力中等，速度适中。具体应用时可根据患者的病情和体质灵活选用。其中按压力中等、速度适中的手法易被患者接受。平补平泻法介于补法和泻法之间，常用于日常保健或虚实夹杂证。

**5. 温通刮痧操作注意事项**

（1）刮痧过程中需密切观察患者的反应，并询问患者的主观感受，随时查看其是否出现水疱，以防烫伤。

（2）刮痧顺序为从上至下、从内至外，掌握适当而均匀的力度，以皮下出血，凝固成米状红斑为宜。

（3）刮痧时需涂抹刮痧油，使皮肤保持润滑，避免刮痧时伤及皮肤。

（4）停止刮痧或刮痧结束后，需要及时保暖，避免外感风寒。

## 三、按语

本例患者膝痹为本虚标实之证，以肝肾亏虚为本，风寒湿邪为标，故将肝肾同治理念应用于治疗护理中，体现了中医辨证论治的优势和特色。温通刮痧循足少阴肾经、足厥阴肝经、足太阴脾经、足阳明胃经、足少阳胆经，既能行气通络，疏通局部瘀堵，又能补益肝肾。雷火灸药物艾条燃烧时，产生强大的火热力及红外辐射力，作用于病灶局部和穴位处，可达到循经感传、温通经络和调节微循环的作用。选取百会、肾俞、肝俞、足三里、阴陵泉、血海、犊鼻、内膝眼等穴进行雷火灸，既有近治功能，舒筋活络，亦有远治疗效，调节肝肾。两种方法联合使用，整体效果明显，且安全舒适，患者容易接受，值得临床借鉴。

## 【知识小锦囊】

**1. 肝主筋，膝为筋之府**

"肝主筋"最早出自《灵枢·九针论》。中医学认为，人体筋膜的营养来源于肝脏，肝之气血充盛，筋膜得其所养，则筋力强健，运动灵活。《素问·脉要精微论》指出："膝者，筋之府，屈伸不能，行则偻附，筋将惫矣。"膝之屈伸自如，有赖于筋之维络，而膝部筋最多，为"筋会"之处，故称膝为筋之府。筋得血养，则膝部关节屈伸自如；若血不养筋，则屈伸不利，偻附手杖而行。

**2. 跪膝法——养筋之法**

中医称"膝为筋之府"。跪膝可引血下行至膝盖，膝盖气血充足，使寒气散，积液消，肿痛化，以养筋。

## 【参考文献】

［1］唐学章 . 中西医结合治疗膝骨关节炎（膝痹）专家共识［J］. 世界中医药，2023，18（17）：2407-2412.

［2］陈佳，杨思霞，杨尚真，等 . 富血小板血浆联合膝痹 1 号方治疗寒湿痹阻型膝

骨关节炎临床研究［J］. 实用中医内科杂志，2024，38（6）：139-142.

［3］姚共和，刘向前，卢敏，等. 膝关节骨关节炎中医病证诊疗方案研究［J］. 中华中医药学刊，2015，23（12）：2125-2127.

［4］水晓洋，郭马珑，水根会，等. 温通刮痧疗法治疗膝骨关节炎应用探讨［J］. 中国民间疗法，2023，31（9）：4-7.

# 案例 11　隔姜灸联合火龙罐疗法改善血瘀气滞型腰痹患者活动受限

腰椎间盘突出症（lumbar disc herniation，LDH）是骨科的常见病，当腰椎纤维环发生破裂时，突出的髓核压迫周围的脊神经脊膜支及神经根，主要临床表现为腰腿的疼痛、麻木和活动受限[1]，以 $L_{4-5}$ 椎间盘和 $L_5-S_1$ 椎间盘突出最为常见，约占 90% 以上[2]。中医学将腰椎间盘突出症归于“腰痹”“腰腿痛”等范畴，病位以肝、脾、肾为主，认为本病为脾气损伤，导致气血生化不足，椎间盘失于濡养，从而诱发腰部的疼痛等症状[3]。临床辨证以气滞血瘀型最常见，为正气推动无力导致，皆为标虚本实、虚实夹杂[4]。

## 一、案例导入

### （一）病例简介

刘某，男，54 岁，因“反复腰痛 7 年，加重伴活动受限、右下肢麻痛 1 周”入院。

**既往史**：既往体健。

**现病史**：患者 7 年前无明显诱因出现腰痛及右下肢疼痛，呈间歇性胀痛，劳累及长时间弯腰后明显，休息后稍缓解，无发冷、乏力、间歇性跛行等伴随症状，其间自行服药治疗，症状稍好转但反复发作。3 年前在外院诊断为腰椎间盘突出症，行保守治疗，效果不明显。1 周前症状加重，伴活动受限及右下肢麻痛，为求治疗，由轮椅推送入我院门诊就诊而收入院。

**入院诊断**：中医诊断：腰痹——血瘀气滞证。西医诊断：腰椎间盘突出症。

### （二）病程介绍（表 2–21）

**表 2–21　病程介绍**

| 住院节点 | 病情及诊治过程 |
|---|---|
| 入院 | 患者轮椅入院，神志清，精神疲倦，腰痛伴活动受限、右下肢麻痛，VAS 疼痛评分 7 分，无法配合完成前屈、后伸、左右侧屈和左右旋转动作。眠差。T 36.3℃，P 79 次 / 分，R 18 次 / 分，BP 109/78mmHg。入院后予一级护理，清淡饮食，完善相关检查。指导患者卧床休息，下地时佩戴腰围。予针灸、推拿治疗以行气活血、祛瘀止痛、舒筋展痹，予中药热罨包治疗疏通经络，予超激光治疗改善局部微循环 |

续表

| 住院节点 | 病情及诊治过程 |
|---|---|
| 住院第 2 天 | 患者腰痛，右下肢麻痛伴活动受限，VAS 疼痛评分 6 分，腰部无法前屈，可后伸 5°，无法完成左右侧屈和左右旋转动作，眠差，易醒。增加腰椎牵引治疗，每日 1 次，每次 20 分钟 |
| 住院第 3 天 | 患者腰痛伴活动受限、右下肢麻痛，VAS 疼痛评分 6 分，腰部活动度前屈 10°、后伸 5°、左右侧屈 15° 和左右旋转 15°。指导患者睡前以通痹方沐足，沐足后行涌泉穴拍打，每日 1 次，每次 50 ～ 100 下。予耳穴贴压，取穴神门、枕、垂前、口、心、肾等以助神安眠，每日至少按压 5 次，每次每穴按压 10 ～ 20 秒 |
| 住院第 4 天 | 患者症状同前。在原有治疗的基础上增加火龙罐和隔姜灸治疗。火龙罐疗法：选穴肾俞、腰阳关、命门、八髎、环跳、委中、昆仑、阿是穴等，3 日 1 次。隔姜灸疗法：选穴肾俞、腰阳关、命门、膈俞、阿是穴等，隔日 1 次 |
| 住院第 5 天 | 患者 VAS 疼痛评分 4 分，腰部活动度前屈 35°、后伸 8°、左右侧屈 23°、左右旋转 23°，右下肢麻痛较前减轻，眠差较前好转 |
| 住院第 7 天 | 继续予火龙罐和隔姜灸治疗，治疗后腰部活动度前屈 40°、后伸 10°、左右侧屈 28°、左右旋转 28°，右下肢麻痛进一步减轻，VAS 疼痛评分 3 分，眠差改善 |
| 住院第 10 天 | 继续予火龙罐和隔姜灸治疗，治疗后腰部活动度前屈 60°、后伸 15°、左右侧屈 30°、左右旋转 35°，右下肢麻痛缓解，VAS 疼痛评分 2 分，睡眠进一步改善 |
| 住院第 12 天出院 | 患者腰部活动度前屈 60°、后伸 15°、左右侧屈 30°、左右旋转 35°，右下肢稍有麻痛，VAS 疼痛评分 1 分，眠可。病情进一步好转，予办理出院，嘱如病情反复，推拿科门诊随诊 |
| 出院后 1 个月 | 对患者随访，腰部疼痛消失，活动自如，右下肢稍有麻痛，眠可，治疗效果满意 |

## 二、分析与讨论

### （一）专科及中医护理评估（表 2–22）

**表 2–22　专科及中医护理评估表**

| 评估维度 | 具体内容 | |
|---|---|---|
| 专科评估 | 专科情况 | 腰椎活动度：无法配合完成前屈、后伸、左右侧屈和左右旋转动作。$L_3$–$S_1$ 椎旁压痛（+），腰椎叩击痛（+），右侧髂缘压痛（+），右侧梨状肌、臀大肌、臀中肌压痛（+），右侧坐骨神经出口处压痛（+），右下肢直腿抬高试验 60°（+）、加强试验 55°（+） |
| | 量表评估 | 1. VAS 疼痛评分 7 分，重度疼痛 |
| | | 2. Morse 跌倒风险评分 40 分，中风险 |

续表

| 评估维度 | 具体内容 | | |
|---|---|---|---|
| 中医护理评估 | 望诊 | 神：神清，精神疲倦 | |
| | | 面色：荣润 | |
| | | 形：发育正常，形体中等 | |
| | | 舌：舌暗，苔白 | |
| | | 唇：淡 | |
| | 闻诊 | 声音：言语清晰，呼吸平稳 | |
| | | 气味：无异常 | |
| | 问诊（十问歌） | 一问寒热 | 怕冷不怕热 |
| | | 二问汗 | 无自汗盗汗，运动后微出汗 |
| | | 三问头身 | 腰骶部疼痛，伴活动受限、右下肢麻痛 |
| | | 四问便 | 二便调 |
| | | 五问饮食 | 胃纳可 |
| | | 六问胸腹 | 无心慌胸闷，无腹胀、呃逆 |
| | | 七问聋 | 无异常 |
| | | 八问渴 | 无口干口苦 |
| | | 九问睡眠记忆力 | 眠差，易醒，记忆力正常 |
| | | 十问因 | 平素久坐久站 |
| | 切诊 | 脉：沉涩 | |

## （二）辨证施护

**1. 护理难点问题**

腰痛伴活动受限、右下肢麻痛。

**2. 辨证思路**

《丹溪心法·腰痛》认为，腰痛的病机多为“湿热、肾虚、瘀血、挫闪、有痰积”。该患者为中年男性，平素久坐久站，损及腰部经筋，腰部气血运行不畅，瘀血阻滞经脉，“不通则痛”，故见腰部疼痛不适，痛有定处，经脉不通则见下肢放射痛，舌暗、苔白、脉沉涩为血瘀气滞之征象。本病病变部位在腰部，与肝、肾有关，涉及足太阳膀胱经及足厥阴肝经。故本例患者的治疗护理以疏通气血、活血化瘀为主。

**3. 证候施护**

（1）关注：腰腿疼痛的性质、程度，腰部的活动及右下肢麻木、活动的变化。

（2）火龙罐疗法：选穴肾俞、腰阳关、命门、八髎、膈俞、腰夹脊、环跳、秩边、委中、昆仑、血海、阿是穴等，每个穴位以梅花罐口点按30秒；然后以推法、摩法、揉法作用于两侧膀胱经，以皮肤红晕为度；在疼痛部位外围主要施以碾法和拨法进行疏通，避免在局部强刺激；最后以熨罐收尾。3天1次，每次40分钟。

（3）隔姜灸疗法：选穴肾俞、腰阳关、命门、八髎、膈俞、腰夹脊、阿是穴等。隔天1次，每次30分钟。

（4）中药热罨包疗法：将装有干姜、小茴香、厚朴、莱菔子、白术的热罨包加热后外敷腰部，每日1次，每次15～20分钟。

（5）生活起居：避风寒，畅情志，注意劳逸结合。

（6）饮食指导：宜活血祛瘀之品，如田七煲猪脚筋汤、金针云耳蒸鸡等，忌食肥甘厚腻之品。

（7）情志调理：疼痛时出现情绪烦躁，可使用安神静志法，即闭目静心，全身放松，平静呼吸，以达到周身气血的流通舒畅。也可以听轻音乐，分散对疼痛的注意力。

（8）穴位按摩：指导患者按摩腰痛点、命门、肾俞、委中、血海、秩边、足三里等穴位，每日2次，每次每穴按揉100下，以有酸胀感为宜。

（9）功能锻炼：卧位直腿抬高、交叉蹬腿及五点支撑以锻炼腰背肌功能，每次每个动作5～10分钟。

（10）健康宣教：做好腰部保护，防止腰部受到外伤，尽量不弯腰提重物，减轻腰部负荷。告知患者捡拾地上的物品时宜双腿下蹲，腰部挺直，动作要缓。指导患者在日常生活与工作中注意对腰部的保健，提倡坐硬板凳，宜卧硬板薄软垫床。工作时要做到腰部姿势正确，劳逸结合，防止过度疲劳，同时还要防止寒冷等不良因素的刺激。指导患者正确咳嗽、打喷嚏的方法，注意保护腰部，避免诱发和加重疼痛。腰椎间盘突出症病程长、恢复慢，鼓励患者应保持愉快的心情，用积极的态度对待疾病。

### （三）特色中医护理技术简介——火龙罐疗法

火龙罐完全不同于传统火罐，它由玄石加紫砂混合烧制而成，罐口一圈形成规则的花瓣型结构，另加入金、银金属，取金补银泻的治疗作用。其将艾灸、砭石和运动相结合，通过揉、碾、推、按、点、摇、闪、震、熨、烫等手法，兼以艾炷燃烧时产生的温热效应和远红外辐射效应，可增加局部血液循环和新陈代谢[5]，以达到调理脏腑、疏通经络、行气活血、滑利关节、温补阳气的目的。治疗时在局部皮肤上涂抹专用精油可增加治疗效果，并可完全避免刮痧及负压走罐的疼痛感，以及传统火罐造成的皮下瘀血罐印，痧即出，即化，即修补，是一种治疗性和舒适性并存的特色治疗新方法。

**1. 火龙罐疗法适应证**

（1）脊柱类病症，如颈椎病、腰椎间盘突出症、强直性脊柱炎。

（2）腰背部肌肉损伤，如上背痛、急性腰扭伤、局部肌肉拉伤。

（3）胃肠类疾病，如便秘、便溏、腹胀、消化不良。

（4）妇科疾病，如月经不调、痛经、子宫肌瘤。

（5）风、寒、湿所致的痹痛。

（6）外伤骨折后的水肿，中风后遗症，糖尿病微循环障碍所致的酸、麻、胀、痛。

**2. 火龙罐疗法禁忌证**

（1）急性病者慎用。

（2）糖尿病末梢神经损伤者慎用。

（3）孕妇腰骶部和腹部慎用。

（4）不明原因内出血者禁用。

（5）接触性过敏或艾烟过敏者禁用。

（6）严重外伤未缝合伤口局部禁用。

（7）传染性疾病者禁用。

（8）情绪激动、精神疾病者、醉酒者、吸毒者禁用。

**3. 操作基本手法（图 2–18 ~ 图 2–25）。**

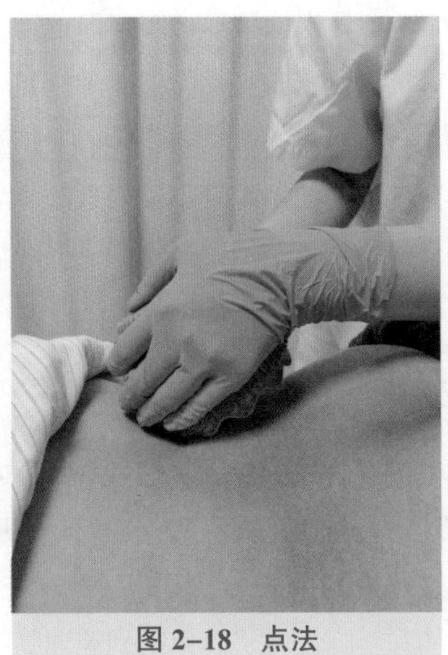

图 2–18　点法

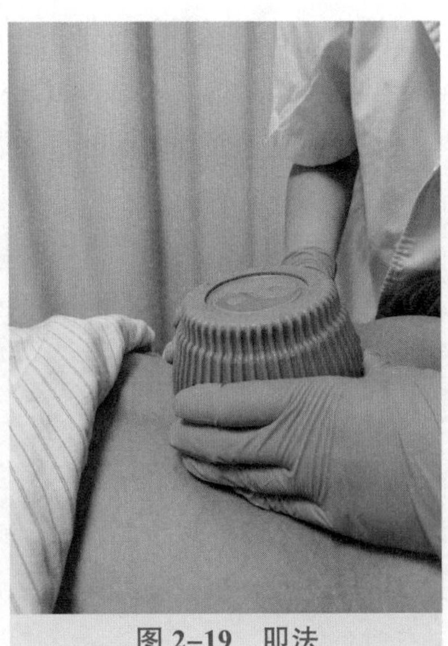

图 2–19　叩法

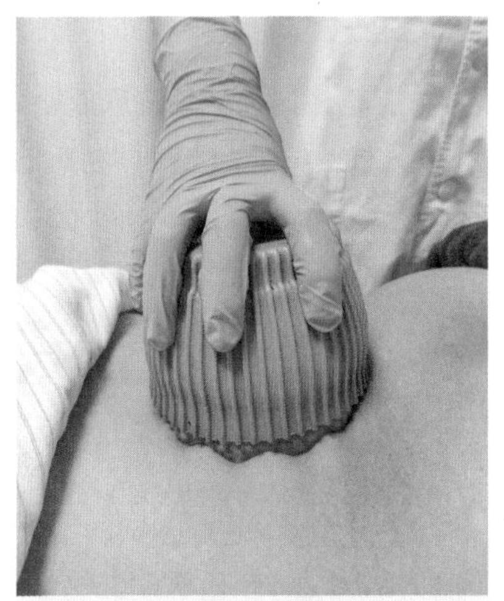
图 2-20 震法

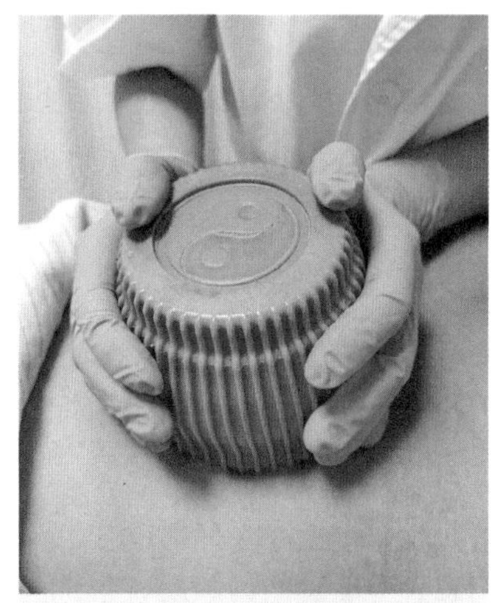
图 2-21 推法

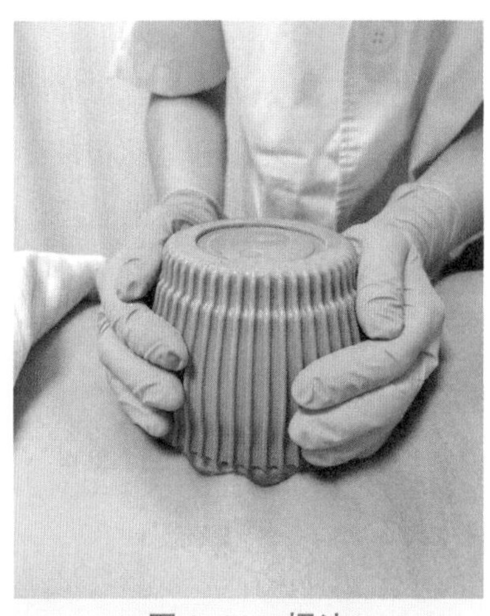
图 2-22 揉法

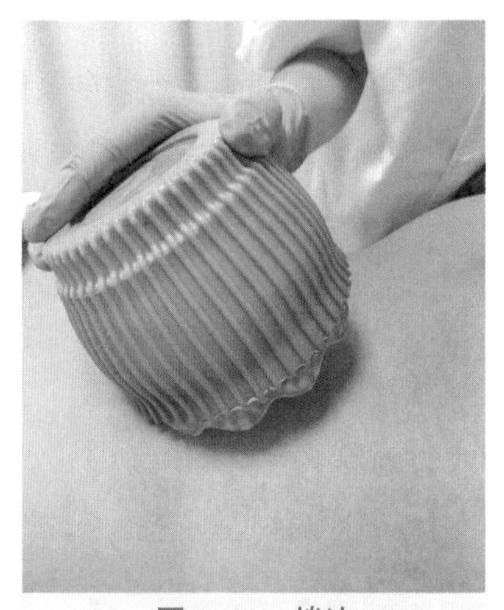
图 2-23 拨法

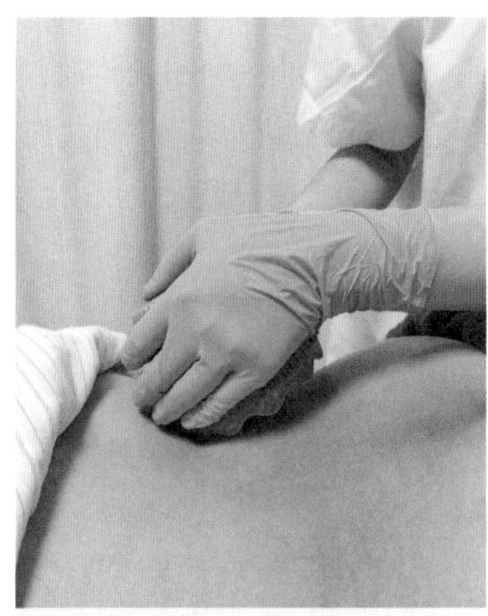
图 2-24 碾法

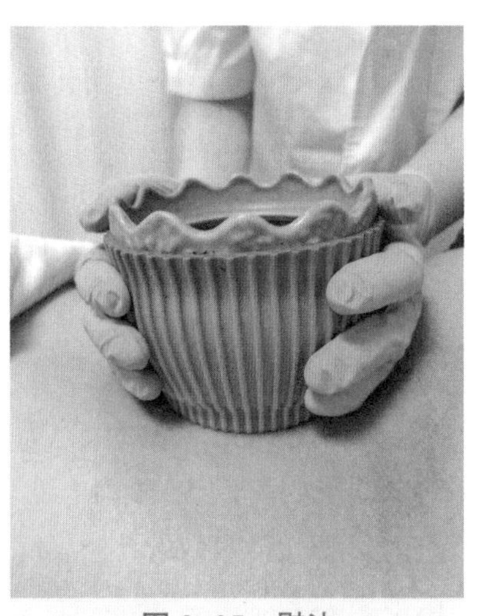
图 2-25 熨法

**4. 操作注意事项**

（1）注意持罐推拿与普通推拿手法的不同及要点，运罐时注意使皮肤放松。

（2）防止烫伤：①点火时避免烧到罐口。②注意做好一摸、二测、三观察。③操作过程中注意把控罐温，注意施灸量和火候，避免过度和不正规晃动，以免艾条或艾灰脱落，引起烫伤。

（3）治疗结束后嘱患者注意保暖，避免受凉。

（4）若出现口干舌燥等上火症状，可适量饮用淡盐水。

## 三、按语

本例患者中医辨病为腰痹，辨证为血瘀气滞，通过以活血化瘀、舒筋活络为主的治疗护理，可实现“通则不痛”的目标。同时，在治疗时应注重整体调理与局部治疗相结合。

从病机及患者证候出发，选择火龙罐疗法、隔姜灸疗法等具有显著局部治疗作用的中医特色技术符合该患者的治疗原则。火龙罐疗法将艾灸、砭石和运动相结合，通过各种手法的刺激，可以减轻局部炎症反应，解除肌肉痉挛，改善血液淋巴循环，松解患处软组织粘连，恢复周围关节力学平衡，缓解活动受限，减轻疼痛。隔姜灸能改善腰部血液循环，促进病变局部的新陈代谢，达到消炎止痛、活血化瘀的效果。二者联合应用，可缓解气滞血瘀所致的腰痛、活动受限及下肢麻痛等不适症状。

此外，患者睡眠质量欠佳，予耳穴贴压、中药药液沐足、按揉拍打涌泉穴以改善睡眠状况。

## 【知识小锦囊】

**“腰背委中求”**

《四总穴歌》云：“肚腹三里留，腰背委中求。头项寻列缺，面口合谷收。”委中穴又叫“腘中”“郄中”“血郄”，属于足太阳膀胱经。膀胱经属于多气多血之经，而委中穴又恰恰是膀胱经的下合穴，是这条经脉上气血汇聚的穴位。该穴常用于治疗腰背疼痛、下肢痿痹、腹痛、急性吐泻、小便不利、丹毒等。

## 【参考文献】

［1］梁庆晨，孙凤龙，王宏庆，等．经皮脊柱内镜椎板间隙入路治疗微小腰椎间盘突出症的短期临床观察［J］．中国内镜杂志，2023，29（3）：31–36.

［2］CHENG Z X，ZHENG Y J，FENG Z Y，et al．Chinese Association for the Study of Pain：Expert consensus on diagnosis and treatment for lumbar disc herniation［J］．World

J Clin Cases，2021，9（9）：2058–2067.

［3］林汉强. 中医针灸推拿联合桃仁通痹丸治疗腰间盘突出症（血瘀气滞）临床观察［J］. 亚太传统医药，2019，15（6）：153–155.

［4］戎志，段应飞，占茂林. 身痛逐瘀汤加减联合理任调督手法治疗腰椎间盘突出症急性发作（气滞血瘀证）的临床观察［J］. 中国中医急症，2023，32（5）：893–895.

［5］曾秋霞，钟华，冉白灵，等. 火龙罐疗法改善脑卒中后肩手综合征患者症状［J］. 护理学杂志，2021，36（12）：52–55.

# 案例 12 雷火灸在克罗恩病患者术后切口不愈合中的应用

克罗恩病（Crohn disease，CD）是一种慢性、非特异性炎症性肠病，好发于回肠末端、右半结肠，它可以影响口腔到肛门的任何部位。其发病原因和机制尚不清楚，目前常见诱因和发病机制包括地理和食物因素、肠道细胞损伤、肠道菌群失调、肠道黏膜或相关组织病理生理改变和免疫功能失调等[1]。在 CD 疾病进展过程中，35% ～ 45% 的患者合并有肛周疾病，其中肛瘘最为常见[2]。肛瘘通常临床无法自愈，需要手术治疗才能根治。手术方法虽多，但因肛门特殊的解剖位置，术后开放性的创伤不可避免，术后创面愈合时间比较长，且复发率高。对术后创面愈合造成影响的因素非常多，主要为营养不良、局部感染、创面渗液等，同时手术切口经常接触粪便，极易引起局部感染，加大创面愈合难度。

## 一、案例导入

### （一）病例简介

陈某，女，22 岁，因“反复腹泻 3 年，肛门术后伤口未愈合 10 个月”步行入院。

**既往史：**“肛瘘切除术 + 混合痔切除术”，术后伤口未愈合。

**现病史：**患者 3 年前无明显诱因出现腹泻，每周 2 ～ 3 天会出现不成形大便，色黄，每日排便 2 ～ 3 次，若食生冷及刺激食物该症状加重，每日 3 ～ 4 次。10 个月前患者因肛瘘、混合痔行手术治疗，伤口恢复欠佳，术后伤口持续未闭合，反复流脓血，其间无发热无恶寒。术后腹泻情况加重，急时甚至无法控制，色黄质稀。2 个月前患者门诊复查时伤口进行清创切开，继续换药，之后伤口仍愈合较慢。为求系统治疗，予入院治疗。

**入院诊断：**中医诊断：肠澼——脾虚湿盛证。西医诊断：①克罗恩病。②手术后切口不愈合。

## （二）病程介绍（表 2–23）

表 2–23 病程介绍

| 住院节点 | 病情及诊治过程 |
| --- | --- |
| 入院 | 患者步行入院，神志清，精神良好，大便次数增多，每日 3 ～ 4 次，质稀不成形，肛门伤口不愈合，偶有肛门坠胀不适，偶有疼痛。T 36.8℃，P 78 次 / 分，R 20 次 / 分，BP 103/60mmHg。予二级护理，清淡饮食，完善相关检查。中医治疗以健脾和胃祛湿止泻为治则，中药以参苓白术散加减。中医外治法：①耳穴压豆：行气止痛，活血升阳。②院内制剂“痔消散”：活血止痛，生肌化腐，预防肛周伤口感染，促进愈合。③中药保留灌肠：涩肠止泻。④马应龙麝香痔疮膏：促进伤口恢复。西医治疗予肛泰栓术后外用促进伤口恢复，复方多粘菌素 B 软膏外涂以防止伤口感染，美沙拉嗪肠溶片抗炎，双歧杆菌调节肠道菌群等 |
| 住院第 2 天 | 患者精神易倦怠，大便次数多，每日 3 ～ 4 次，质稀不成形，肛门伤口不愈合，创面疼痛，肛门坠胀感，予腹部隔姜灸治疗 |
| 住院第 3 天 | 患者仍精神易倦怠，大便仍次数多，每日 3 ～ 4 次，质稀不成形，肛门伤口不愈合未见明显改善。通过中医专科护理小组病例讨论、查阅文献，予增加雷火灸疗法 |
| 住院第 5 天 | 患者精神可，大便次数减少，每日 1 ～ 2 次，质稀不成形较前改善，肛门伤口愈合明显改善，创面疼痛、肛门坠胀感消除，继续予雷火灸疗法 |
| 住院第 7 天 | 患者大便次数减少，每日 1 ～ 2 次，质稀烂略成形，肛门伤口愈合继续好转 |
| 住院第 9 天 | 患者大便次数正常，每日 1 ～ 2 次，质软成形，肛门伤口愈合良好 |
| 出院 | 患者肛周伤口无渗液，已长新鲜肉芽组织 |
| 出院后 2 周 | 随访，患者排便正常，肛周伤口已愈合 |

# 二、分析与讨论

## （一）专科及中医护理评估（表 2–24）

表 2–24 专科及中医护理评估表

| 评估维度 | 具体内容 |
| --- | --- |
| 专科评估 | 1. 肛门外 5 点位可见 1 个约 3cm 的放射状切口，通向肛内，有少许质稀白色分泌物附着 |
| | 2. 肠鸣音听诊 5 ～ 6 次 / 分 |
| | 3. VAS 疼痛评分 3 分，轻度疼痛；焦虑评分（SAS）57 分，轻度焦虑 |

续表

<table>
<tr><th>评估维度</th><th colspan="3">具体内容</th></tr>
<tr><td rowspan="18">中医护理评估</td><td rowspan="5">望诊</td><td>望神</td><td>少神、易倦怠</td></tr>
<tr><td>望形</td><td>形体适中</td></tr>
<tr><td>望色</td><td>面色少华，萎黄</td></tr>
<tr><td>望舌</td><td>舌淡，苔白，边有齿痕，舌下络脉未见异常</td></tr>
<tr><td>望唇</td><td>暗红</td></tr>
<tr><td rowspan="2">闻诊</td><td colspan="2">气息平顺，语言清楚，语声较低</td></tr>
<tr><td colspan="2">气味：无异常</td></tr>
<tr><td rowspan="10">问诊<br>（十问歌）</td><td>一问寒热</td><td>怕冷，无发热，肢体不温</td></tr>
<tr><td>二问汗</td><td>无动则出汗，无自汗盗汗</td></tr>
<tr><td>三问头身</td><td>无头晕头痛</td></tr>
<tr><td>四问便</td><td>小便调，大便每日 2 ～ 3 次，急时甚至无法控制，色黄质稀</td></tr>
<tr><td>五问饮食</td><td>纳可</td></tr>
<tr><td>六问胸腹</td><td>偶有腹痛、腹胀，腹部喜温</td></tr>
<tr><td>七问聋</td><td>无异常</td></tr>
<tr><td>八问渴</td><td>无口干口苦</td></tr>
<tr><td>九问睡眠记忆力</td><td>眠可，记忆力正常</td></tr>
<tr><td>十问月经</td><td>月经有血块，痛经，量正常</td></tr>
<tr><td>切诊</td><td colspan="2">脉：细弱</td></tr>
</table>

### （二）辨证施护

**1. 护理难点问题**

皮肤感染，焦虑。

**2. 辨证思路**

中医学认为脾气虚弱，运化功能失调，湿邪内阻，中阳受困致大便次数增多，质稀不成形，从而影响肛门伤口愈合。

八纲辨证：①阴阳：怕冷，大便质稀，属阴证。②表里：腹痛，痛经，日久不愈，属里证。③寒热：腹痛喜温，怕冷，大便质稀，舌淡，苔白，脉细弱，属寒证。④虚实：神倦怠，肢体不温，偶有腹胀腹痛，腹部喜温，属虚实夹杂证。

证候分析：脾主运化，胃主受纳，患者平素饮食不节导致脾胃虚弱，运化无权，清浊不分，水谷不化，则大便溏泄；脾阳不振，运化失常，故脘腹胀闷不舒，稍进油腻食物则大便次数增多；久泻不止，脾胃虚弱，气血生化乏源，故面色萎黄，神疲倦怠；舌淡，苔白，边有齿痕，脉细弱，为脾胃虚弱之象[4]。本病病位在结直肠肛门部，病性属本虚标实，治法以健脾和胃、祛湿止泻为主。

**3. 证候施护**

（1）关注：大便的性质、手术切口创面的变化。

（2）雷火灸疗法：①施灸部位：腹部、肛周。②穴位：神阙、天枢、中脘、气海、关元、足三里、肛周。③施灸手法；小回旋灸法、雀啄灸法、纵向灸法、横向灸法、拉辣式灸法，每次治疗时间 20 ～ 30 分钟。

（3）情志调理：予耳穴压豆，取交感、神门、内分泌、心、脾，联合运耳术，每日按压 3 ～ 4 次，以达安神、调节焦虑功效。

（4）饮食指导：宜进食健脾利湿之品，如赤小豆汤、土茯苓粥；补脾止泻、利水渗湿之品，如芡实粥；暖胃之品，如小米粥；滋胃阴之品，如石斛汤。忌肥甘厚腻、生冷刺激之品。

（5）生活起居：起居有常，不妄作劳，慎避外邪。

## 三、按语

本例患者腹泻症状反复，加上手术后切口久治不愈，严重影响其生活质量。其中医辨病为肠澼，辨证为脾虚湿盛证，故患者的治疗护理原则为健脾和胃、祛湿止泻。

患者在进行治疗时，运用中医辨证施护的方法，做好护理评估和中医证候的观察与记录，并运用中医适宜技术对症状进行管理，促进患者症状的转归。本例从病机及患者证候出发，选择适宜的中医护理技术雷火灸疗法，利用其独特的热力与红外线辐射作用，加速组织新陈代谢，促进血液循环，使得药效快速渗入穴位，加速了伤口的愈合。

### 【知识小锦囊】

**雷火灸的独特优势**

《医学入门》有云：“凡药之不及，针之不到，必须灸之。”可见，灸法有着极其重要的临床作用。而相较于普通的艾灸，雷火灸又具有独特的优势：①在燃烧温度方面：雷火灸的燃烧温度可达到 240℃，热力更高，渗透性更强。②在治疗区域方面：雷火灸燃烧时可形成“人体面（病灶周围）– 位（病灶位）– 穴”的高浓药治疗区域，灸疗区域更为广泛。③在材料制作方面：雷火灸在艾绒的基础上还添加辨证配伍的中药粉末，疗效更佳。④在治疗操作方面：具有操作简单、无痛、无针刺不适感、不良反应少、燃烧出的药物清香、患者容易接受等优点[4]。

【参考文献】

[1] 黄杨文，范琳，刘育梅，等. 克罗恩病诊断方法的研究进展 [J]. 赣南医学院学报，2022，42(6)：649-655.

[2] 李含璐，吕琳. 克罗恩病肛瘘研究进展 [J]. 胃肠病学，2022(11)：66-76.

[3] 刘磊，王灵. 雷火灸疗法的临床应用研究进展 [J]. 智慧健康，2021，7(2)：45-47，52.

[4] 吴霞，谭金曲，沈福隆，等. 曲池穴主治病症的古代文献研究 [J]. 中医药临床杂志，2021，(7)：1285-1290.

# 案例13 中药溻渍疗法在热毒蕴结型乳癌患者放射性皮肤损伤中的应用

乳腺癌是全世界女性最常见的侵袭性肿瘤之一，其发病率高居女性肿瘤榜首，对女性健康造成了极大威胁[1-2]。乳腺癌的发病机制目前尚不明确，遗传、雌激素水平、生长因子、细胞因子、激酶和非编码RNA等均在肿瘤细胞生长中起重要作用[3-4]。放射性皮肤损伤是放疗过程中最常见的不良反应之一，发生率高达90%，是一类易被忽视的急慢性创面，轻者皮肤疼痛、红斑、脱皮，重者可出现水疱、出血，甚至是经久不愈的溃疡，引起局部或全身感染，继而影响放疗的进程和最终疗效[5-6]。放射性皮肤损伤的出现不仅加重医药经济负担，还给患者身心带来极大痛苦，甚至导致整体状况恶化。

## 一、案例导入

### （一）病例简介

潘某，女，49岁，因“乳腺癌术后4年余，乏力伴右胸壁溃烂20天”入院。

**既往史：**右乳改良根治术后，锁骨上淋巴结继发恶性肿瘤。

**现病史：**患者于2017年10月行右侧乳腺癌改良根治术，术后于2017年11月至12月行右乳区放疗25次，其间出现放射性皮炎。2019年3月患者开始口服长春瑞滨化疗。2020年5月患者开始口服艾瑞布林，出现右侧胸壁溃烂，逐渐蔓延至右侧上臂、右侧肩背部。目前患者行培美曲塞联合阿帕替尼治疗。

**入院诊断：**中医诊断：乳癌——热毒蕴结证。西医诊断：①乳腺恶性肿瘤（右乳浸润性导管癌三阴型T4N3M0 Ⅲc期→Ⅳ期新辅助化疗后右乳改良根治术后，辅助放疗后胸壁转移瘤多线治疗后进展姑息治疗中）。②锁骨上淋巴结继发性恶性肿瘤。③腋下淋巴结继发性恶性肿瘤。④皮肤继发性恶性肿瘤（广泛转移）。

### （二）病程介绍（表 2–25）

表 2–25 病程介绍

| 住院节点 | 病情及诊治过程 |
| --- | --- |
| 入院 | 患者神志清，精神疲倦，右侧胸壁、右上肢多处溃烂，溃烂部位大小不一，其中右侧胸壁可见 20cm×20cm 溃疡面，伴有疼痛、瘙痒，中央可见 1cm×1cm 凹陷，局部有大量脓性分泌物、渗液，闻及腥臭味。右胸壁及腋下可见手术瘢痕。T 36.5℃，P 68 次 / 分，R 20 次 / 分，BP 125/76mmHg。予一级护理，低盐低脂饮食，留陪人，完善相关检查。西医给予对症治疗。中医予内服、外敷治法相结合，内服以益气养阴扶正为法，外敷以清宣透热、软坚散结为法，右胸创面清创换药隔日 1 次，清创后给予膏剂外敷 |
| 住院第 2 天 | 患者神志清，精神疲倦，右胸壁及其他溃烂面予清创，清创后用青蒿鳖甲汤调成膏状行中药溻渍疗法 |
| 住院第 4 天 | 患者神志清，精神疲倦，右胸壁溃烂面局部脓性分泌物、渗液较前减少，无明显异味，无明显触痛。请中医特色护理专科小组会诊，增加温通刮痧、拔罐治疗，并行个性化中医调护 |
| 住院第 14 天 | 患者右乳溃疡面较前缩小，约 18cm×18cm，中央凹陷较前略有变浅，局部脓性渗液较前减少，无明显异味，皮肤红活鲜艳，边界不规则，与正常皮肤分界明显，继续予青蒿鳖甲汤中药溻渍疗法 |
| 出院 | 患者右胸壁溃疡面较前明显收敛、变浅，约 14cm×14cm，无明显渗出物，无明显异味，无明显触痛，皮肤呈粉红色，嘱继续伤口护理门诊随诊治疗 |
| 出院后 1 个月 | 对患者随访，溃疡范围 10cm×10cm，颜色变浅，溃疡中心凹陷消失，局部无渗液，无明显异味，无明显触痛，溃疡周围皮肤已收敛，边界不规则，与正常皮肤分界明显，治疗护理效果满意 |

## 二、分析与讨论

### （一）专科及中医护理评估（表 2–26）

表 2–26 专科及中医护理评估表

| 评估维度 | 具体内容 |
| --- | --- |
| 专科评估 | 1. 放疗后右侧胸壁、右上肢多处溃烂，溃烂部位大小不一，右胸壁溃烂面约 20cm×20cm，中央可见 1cm×1cm 凹陷，脓性渗液量约 10mL/d |
| | 2. Morse 跌倒风险评分 35 分，中风险 |
| | 3. 功能状态评分（KPS）40 分 |

续表

<table>
<tr><th>评估维度</th><th colspan="3">具体内容</th></tr>
<tr><td rowspan="19">中医护理评估</td><td rowspan="5">望诊</td><td colspan="2">神：神清，精神差</td></tr>
<tr><td colspan="2">面色：萎黄</td></tr>
<tr><td colspan="2">形：营养一般，形体中等</td></tr>
<tr><td colspan="2">舌：舌淡红，少苔</td></tr>
<tr><td colspan="2">皮肤：右侧胸壁、乳房周围溃烂，可见 20cm×20cm 溃疡面，中央可见 1cm×1cm 凹陷，似岩穴，局部可见脓性分泌物及渗液，周围皮肤红活鲜艳，疮面边界不清，表面凹凸不平</td></tr>
<tr><td rowspan="2">闻诊</td><td colspan="2">声音：言语清晰，呼吸平稳</td></tr>
<tr><td colspan="2">气味：可闻及腥臭味</td></tr>
<tr><td rowspan="10">问诊（十问歌）</td><td>一问寒热</td><td>喜冷</td></tr>
<tr><td>二问汗</td><td>动则汗出</td></tr>
<tr><td>三问头身</td><td>全身乏力，右上肢牵拉痛，皮肤破溃处瘙痒疼痛</td></tr>
<tr><td>四问便</td><td>二便调</td></tr>
<tr><td>五问饮食</td><td>无异常</td></tr>
<tr><td>六问胸腹</td><td>右胸壁及腋下麻木感，左乳偶有胀痛</td></tr>
<tr><td>七问聋</td><td>无异常</td></tr>
<tr><td>八问渴</td><td>口干多饮</td></tr>
<tr><td>九问睡眠记忆力</td><td>眠差，记忆力正常</td></tr>
<tr><td>十问妇科</td><td>停经</td></tr>
<tr><td>切诊</td><td colspan="2">脉：沉弱</td></tr>
</table>

### （二）辨证施护

**1. 护理难点问题**

右胸壁大面积皮肤溃烂。

**2. 辨证思路**

本案例中患者由于平素情志不遂，肝气失于条达，阻滞乳中经络及胁络，气滞血瘀，日久便生乳中结块，又经放、化疗，热毒外扰，则见疼痛红肿；热毒腐蚀肌肉，则见结肿溃破，甚则溃烂翻花，流水臭秽；疾病日久，气阴耗伤，肌肤失养，则创面经久不愈。

另外，患者患乳癌日久，瘀毒交结，郁而化热，加之放、化疗产生的火热毒邪侵害机体，肝胆郁热；乳癌日久，损伤正气，导致气阴两伤，脾胃不和，中焦运化失司，真气输布受阻而影响下焦，虚火内生、津液输布不畅而脾虚湿热夹瘀。结合舌脉，其辨证属热毒蕴结，治疗护理以清肝利胆、健脾和胃、解毒扶正为主。其内服汤剂予小柴胡汤加减以疏肝利胆；外治采用青蒿鳖甲汤（青蒿、鳖甲、生地黄、知母、牡丹皮等）调成膏状中药溻渍湿敷，滋清兼备，标本兼顾，祛邪而不伤正气。

**3. 证候施护**

（1）中药溻渍疗法

部位：右胸壁、右背部瘙痒溃烂处。

方法：①瘙痒溃烂处中药溻渍：每日 2 次或瘙痒时。②操作：嘱患者取适宜体位，充分暴露治疗部位，保暖；药液温度适宜（40 ～ 42℃），将中药颗粒融化，调制合适的黏稠度，以不滴水为宜，包裹在治疗部位，再依次包裹塑料薄膜，外置热水袋保温；治疗过程中注意保暖，随时询问患者的感觉；治疗结束，协助患者擦干皮肤，观察局部皮肤情况。溻渍时间 30 ～ 60 分钟。治疗前后患者皮肤的变化情况如图（图 2–26 ～图 2–28）。

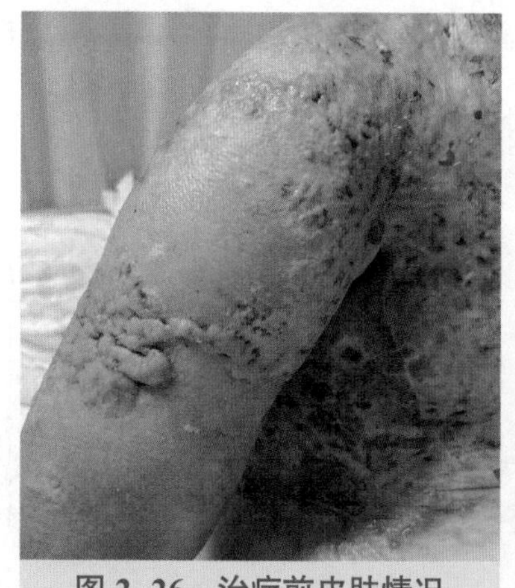
图 2–26　治疗前皮肤情况

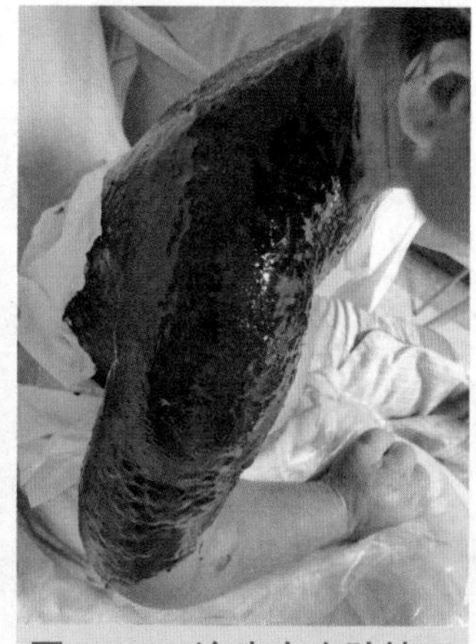
图 2–27　治疗中皮肤情况

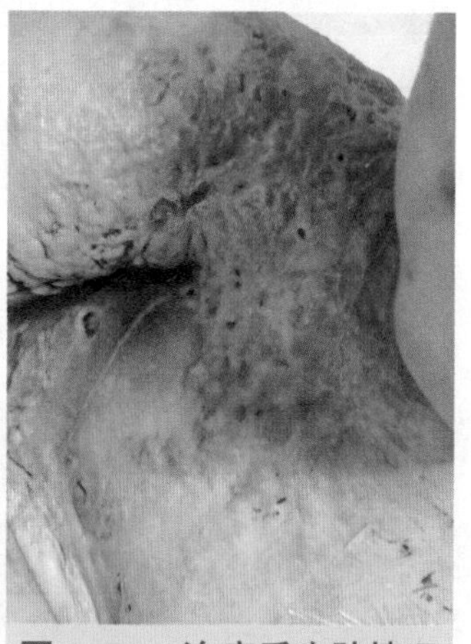
图 2–28　治疗后皮肤情况

（2）温通刮痧 + 拔罐

部位：督脉、膀胱经。

方法：刮督脉，重点刮中焦；刮膀胱经，重点刮胃俞、脾俞、肝俞；予火罐定罐于膀胱经 8 分钟。每 3 日 1 次。

（3）五音疗法

选音：羽音、宫音、角音。

方法：① 7:00 ～ 11:00 羽音：选《梅花三弄》《山间小溪》等，进餐时或餐后 1 小时。② 9:00 ～ 11:00 宫音：选《十面埋伏》，可配合少量红茶。③ 19:00 ～ 23:00 角音：选《胡笳十八拍》《江南竹丝空》。每次 30 分钟，音量在 40 ～ 60 分贝。

（4）伤口护理：伤口渗液过多时，可使用水胶体敷料溶解坏死组织，进行自溶清创，每 3 日 1 次。

（5）生活起居：起居有常，不妄作劳，慎避外邪。

（6）饮食指导：进食益气补血、健脾和胃的食物。推荐食疗方：枸杞瘦肉汤、山药百合大枣粥。

（7）运动指导：指导患者循患肢手阳明大肠经（上肢段）、足阳明胃经（下肢段）轻轻拍打，每次拍打 15 遍，每日 1 次。

### （三）特色中医护理技术简介——中药塌渍疗法

“塌”是将饱含药液的棉絮或纱布敷于患侧，“渍”是将患处浸泡于药液中，临床上两种方法往往同时进行，故合称为塌渍。中药塌渍疗法最早起源于《五十二病方》，该书中记载治疗外伤疾病用中药煎汤外敷。中药塌渍疗法利用药物的本身作用，配合药物加热后产生的热能，使局部血管扩张、加速血液循环；同时可通过肌肤毛孔直接作用于病灶，或使药物经肌腠毛窍而入脏腑，从而达到活血行气、补益肝肾、温宫散寒、化瘀止痛、舒筋通络、祛风除湿、息风止痒等作用。其以操作简单、安全有效等优势，广泛应用于妇科、皮肤科、骨科、免疫科等临床各科[7-8]。

**1. 中药塌渍疗法适应证**

（1）骨科疾病：肩关节痛、腰痛、膝骨关节痛等各种疼痛性疾病。

（2）呼吸系统疾病：哮喘、过敏性鼻炎、慢性支气管炎等。

（3）妇科疾病：月经不调、痛经、盆腔炎、更年期综合征等。

（4）消化系统疾病：腹胀、便秘、胃痛、消化不良、小儿积食等。

**2. 中药塌渍疗法禁忌证**

（1）局部大血管处。

（2）皮肤感觉障碍者。

（3）重度糖尿病、出血性疾病者。

（4）腹部有包块，且性质不明者。

（5）孕妇的腹部、腰骶部。

（6）对配方中的中药过敏者。

**3. 中药塌渍疗法的功效**

（1）通经络：作用于有效腧穴，疏通经络。

（2）行气血：通过药物的直接渗透作用和加热后的热效应，可行气血、祛瘀生新。

（3）化痈肿：外敷于疼痛或痈肿部位，配以红外线照射，可化瘀散结、消肿止痛。

（4）除风湿：气血运行通畅，则风、寒、湿邪随之排出体外。

（5）止痹痛：可结合靶向给药，使药效直达病所，消除痹痛。

（6）息风止痒：湿敷、淋洗、浴渍患部，可有效疏通气血、祛风止痒。

（7）温暖胞宫：药包温热、药性渗透、红外线照射三者合一作用于腹部，可温暖胞宫。

（8）除根固本：药物的有效成分可补肾元精气，使正气内存，阻邪入侵。

**4. 中药塌渍操作注意事项**

（1）室温保持在 22 ～ 25℃，必要时用屏风遮挡。

（2）严格根据医嘱调试温度，使之适宜，一般在 38 ～ 40℃。

（3）治疗过程中密切观察病情，注意观察治疗部位的皮肤情况。如有红肿、瘙痒加重、疼痛等不适症状，应及时停止治疗，并报告医生。

（4）注意消毒处理，防止交叉感染。

## 三、按语

本病例患者的大面积放射性皮炎伴局部溃疡，涉及右侧上肢、右前胸及后背等，皮肤红肿且破溃、疼痛，皮炎分级为Ⅳ级。其病情的严重程度导致生活不能自理，加之病变部位较为隐私，患者情绪低落，故应注重情志调摄。

《医宗金鉴》言："痈疽原是火毒生，经络阻隔气血凝。"体表的溃疡多由火毒内困、痰湿结聚而成。手术、放疗等治疗易造成火毒蕴结、湿瘀内阻，当外热与内毒相结合，火毒壅盛，搏结于肌肤，或外热与内湿相结合，湿热蕴结于肌肤，而致溃疡。热、火、瘀、湿是导致体表溃疡的主要原因。另外，局部病灶的修复有赖于气血的荣养，随着肿瘤的生长，人之气血津液被夺，正气虚弱，局部血运不畅，经络不通，血凝毒滞，亦可导致溃疡难以愈合。

患者经过 22 天的住院治疗及居家继续抗肿瘤治疗 + 中药溻渍疗法，肿瘤无进展，大面积放射性皮炎伴局部溃疡面已收敛，溃疡周围肤色较淡，无渗出物，无异味，表面光滑，部分溃疡已结痂，患者非常满意，但溃疡面有肿瘤细胞浸润，不排除继续恶化，故继续抗肿瘤治疗。

## 【知识小锦囊】

**心部于表**

"心部于表"最早见于《素问・刺禁论》，一方面指心气布达于体表，另一方面指心主宰皮毛肌腠等体表组织的功能活动，并支配人体视听言动等外在活动。心为阳脏，其气象火，有向外运动之趋势；心主血脉，滋养脏腑百骸及皮表；心藏神，乃君主之官，五脏六腑之大主。心与表在生理上相互关联，在病理上亦相互影响，因此表病注重从心辨证，应用入心经药物，可予“泻心火”“调心神”“行心血”之法；而治疗心系疾患时，要慎防风寒，亦可配合辛温解表之品以行散寒通阳之功。

【参考文献】

［1］原瑞霞. 基于 GBD 大数据分析与预测中国女性乳腺癌发病与死亡趋势的研究［D］. 武汉：武汉大学，2019.

［2］师金，梁迪，李道娟，等. 全球女性乳腺癌流行情况研究［J］. 中国肿瘤，2018，26（9）：683-690.

［3］陈迪，肖要来，钟铠泽. 乳腺癌患者再发第二原发性肺癌发病机制及危险因素的研究进展［J］. 中国肺癌杂志，2022，25（10）：750-755.

［4］刘雪梅，刘慧敏，马乐乐，等. 基于心理应激视角探讨中医七情［J］. 中国中药杂志，2021，46（24）：6377-6386.

［5］陈晓宇，吴发胜，李洲强，等. 放射性皮肤损伤的中西医防治进展［J］. 中国中医药现代远程教育，2023，21（9）：189-192.

［6］王艺任，付霄，余丽，等. 基于国内外数据库放射性皮肤损伤研究热点与趋势的可视化分析［J］. 全科护理，2022，20（34）：4753-4759.

［7］赵丽霞，张艳玲. 中药塌渍配合中药贴敷对神经根型颈椎病患者疼痛的疗效观察［J］. 中国社区医师，2019，33（2）：93-95.

［8］历建萍. 中药溻渍的应用研究［J］. 长春中医药大学学报，2021，27（6）：1058.

# 案例 14　肛周脓肿术后难愈性创面的个案护理

肛周脓肿属于中医学“肛痈”范畴，多为平素饮食不节，喜嗜辛辣刺激之品，日久化湿产热，致湿热蕴结于肛门大肠，热盛肉腐成脓，发为肛痈。肛周脓肿术后创面属于中医学“溃疡”范畴，创面为金刃电刀所伤，局部气血经脉损伤，导致水液阻滞，瘀血阻络，不通则痛，故见伤口水肿、疼痛[1]。因术后肛周气血瘀滞，经脉不通，失于濡养，故创面愈合缓慢。

## 一、案例导入

### （一）病例简介

赵某，女，26 岁，因“肛门胀痛不适 3 周”步行入院。

**既往史**：无。

**过敏史**：无。

**现病史**：患者 3 周前因大便稀溏后出现肛门肿胀、疼痛不适，持续性发作，压迫时明显，口服阿莫西林、克林霉素治疗，1 周前脓肿自行破溃，疼痛较前缓解，今为求进一步诊断及治疗，遂至我院门诊就诊，由门诊医师详查患者后以肛周脓肿收入我科。

**入院诊断**：中医诊断：肛痈——热毒蕴结证。西医诊断：①肛周脓肿。②克罗恩病。

### （二）病程介绍（表 2–27）

表 2–27　病程介绍

| 住院节点 | 病情及诊治过程 |
| --- | --- |
| 入院 | 患者步行入院，神清，精神可，肛门肿胀、疼痛不适，持续性发作，大便每日 5 次以上，质偏稀，无便血，小便顺畅，纳眠可。T 36.5℃，P 94 次 / 分，R 20 次 / 分，BP 105/75mmHg。专科检查：肛门位置正常，肛门皮肤平整，入指肛门温度较高，肛缘 5 ～ 9 点可触及一大小约 5cm×4cm 质硬包块，触痛明显，6 点位破溃流脓流液。肛内指诊：6 点位肛窦可触及凹陷，直肠下端光滑，无异常肿块；退指指套未见脓血染指。予二级护理，清淡饮食，完善相关术前准备及检查，拟 10 月 2 日送手术室在腰硬联合加基础麻醉下行肛周脓肿根治术 + 脓腔搔刮术 + 肛周药物注射封闭术 |

续表

| 住院节点 | 病情及诊治过程 |
|---|---|
| 手术 | 10月2日8:00送手术室，在腰硬联合加基础麻醉下行肛周脓肿根治术+脓腔搔刮术+肛周药物注射封闭术。术后予一级护理，禁食禁饮，去枕平卧6小时，予拉氧头孢抗感染，氨基酸+葡萄糖+脂肪乳营养支持，严密观察患者生命体征、伤口疼痛情况及肛门排气排便情况，卧床休息，防跌倒 |
| 术后第1天 | 患者诉伤口疼痛，VAS疼痛评分5分，伤口敷料有少许血性分泌物渗出。继续禁食禁饮，静脉补液予营养支持；并行个性化中医调护，予耳穴压豆安神止痛，中药坐浴清热利湿解毒，中药熏洗祛腐生肌，隔姜灸治疗腹部以改善腹泻，红蓝光治疗促进伤口愈合 |
| 术后第4天 | 患者伤口轻度疼痛，VAS疼痛评分3分，淡红色血性分泌物较多，伤口周围中度水肿，全流饮食，大便已解，质偏稀，每日3次。增加雷火灸治疗伤口，每日1次，每次20分钟 |
| 术后第7天 | 患者伤口轻度疼痛，VAS疼痛评分2分，伤口敷料有少许渗液，擦拭创面可见淡红色分泌物，伤口周围轻度水肿 |
| 出院 | 患者伤口基本不痛，VAS疼痛评分1分，肛周创面愈合情况可，创面无异常分泌物，肉芽组织新鲜无水肿，大便通畅，色黄质软。予办理出院 |

## 二、分析与讨论

### （一）专科及中医护理评估（表2-28）

**表2-28　专科及中医护理评估表**

| 评估维度 | 具体内容 | |
|---|---|---|
| 专科评估 | 1. 伤口VAS疼痛评分3分，轻度疼痛 | |
| | 2. 伤口中度水肿 | |
| 中医护理评估 | 望诊 | 神：精神疲倦 |
| | | 面色：少华 |
| | | 形：发育正常，形体中等 |
| | | 态：无异常动作 |
| | | 舌：舌红，苔黄 |
| | 闻诊 | 声音：言语清晰，呼吸平稳 |
| | | 气味：无异常 |

续表

| 评估维度 | 具体内容 | | |
|---|---|---|---|
| 中医护理评估 | 问诊（十问歌） | 一问寒热 | 无恶寒发热 |
| | | 二问汗 | 动则汗出 |
| | | 三问头身 | 无异常 |
| | | 四问便 | 大便溏 |
| | | 五问饮食 | 嗜辛辣 |
| | | 六问胸腹 | 无心慌胸闷 |
| | | 七问聋 | 无异常 |
| | | 八问渴 | 口渴，喜冷饮 |
| | | 九问旧病 | 无 |
| | | 十问睡眠记忆力 | 睡眠一般 |
| | 切诊 | 脉：弦数 | |

### （二）辨证施护

**1. 护理难点问题**

手术伤口难愈。

**2. 辨证思路**

患者肛周脓肿术后创面大，创口深，易受到污染，导致创面延迟愈合或愈合不良。同时，因手术切割、术后剧痛及排便等刺激，伤口会发生强烈炎症应激反应。雷火灸由艾绒、乳香、附子等制成，具有温经散寒之功效。此外，雷火灸燃烧时可产生240℃左右的高温，使得药物渗透力和温通作用较强，且产生的热效应可扩张局部皮肤毛细血管，加快血液循环，减少炎症渗出，加速炎症渗出物的吸收，促进创面愈合[2]。《素问·骨空论》曰："督脉者，起于少腹……其络循阴器，合篡间，绕篡后，别绕臀……"患者肛周脓肿术后，督脉气血通行受阻，导致营卫不行，阳气不布，血不归经，瘀血阻滞，从而发生疼痛。长强、腰俞穴归属督脉，且距术后创面较近，雷火灸悬灸该两穴，可促进督脉及创面局部的气血运行，达到疏通经络、活血化瘀、消肿止痛、促进伤口愈合的目的。

**3. 证候施护**

（1）关注：伤口分泌物的颜色、性质、量。

（2）伤口护理：保持伤口局部清洁，痔消散坐浴，每日3次，每次10分钟；每日定时换药，红蓝光照射伤口，每日 2 次，每次 20 分钟，以减少渗出，促进肉芽组织生长。

（3）雷火灸：灸创面、长强及腰俞，距离皮肤 3 ～ 5cm。施灸手法：小回旋灸法、雀啄灸法、纵向灸法、横向灸法、拉辣式灸法。每日 1 次，每次 20 分钟。治疗前后创面的变化情况如下图（图 2–29 ～图 2–31）。

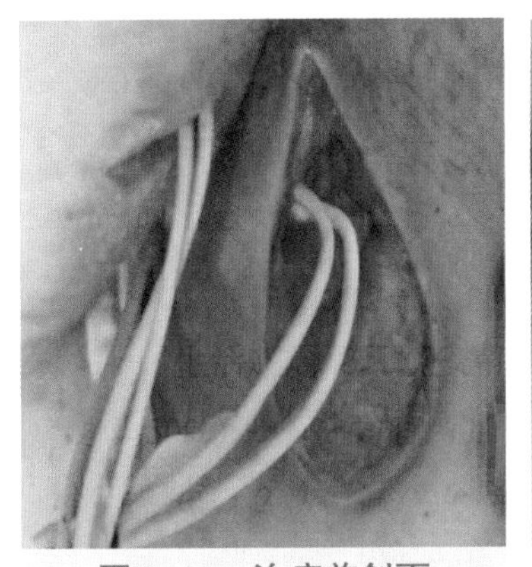
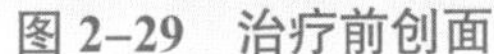
图 2–29 治疗前创面

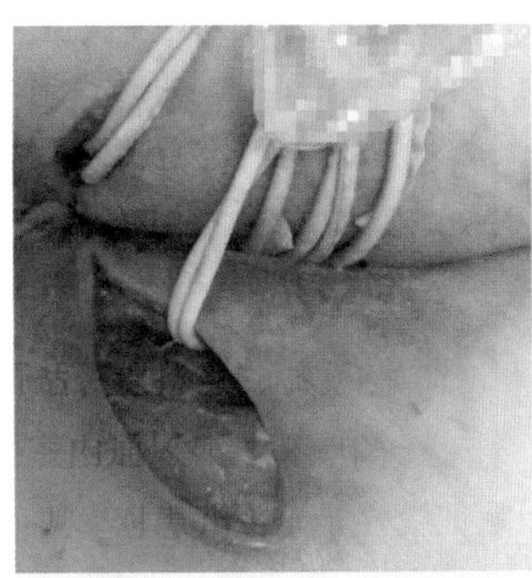
图 2–30 治疗后 4 天创面

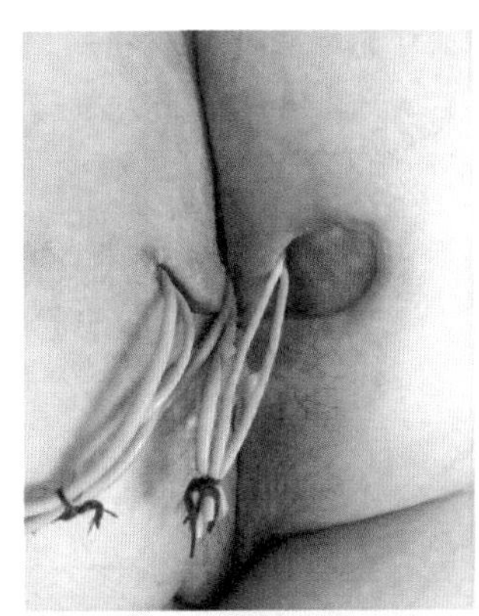
图 2–31 治疗后 8 天创面

（4）生活起居：起居有常，慎避外邪。

（5）饮食指导：进食清热解毒的食物，如苦瓜、芹菜、绿豆、黄瓜等，可用野菊花泡水代茶饮。推荐食疗方：凉拌鲜蒲公英。

（6）情志调理：采用放松术，如听舒缓音乐、全身肌肉放松、与人交谈等方法转移注意力；及时与患者交流，解释疾病的发生、发展及转归，讲解成功病例，帮患者树立战胜疾病的信心。

（7）运动指导：指导患者行提肛运动，每日晨起、睡前各做 20 ～ 30 次。

## 三、按语

肛周脓肿术后创面愈合是局部组织通过再生、修复、重建而进行修补的一系列复杂过程[3]，需要较长时间，给临床治疗和护理增加了难度，也严重影响患者的生活质量。因此，采取有效措施以最大限度地消除影响创面愈合的危险因素，促进创面早日愈合具有重要临床意义。中医学认为，艾灸本身具有通经活络、行气活血以及祛湿散寒的作用，对于减轻术后的伤口疼痛以及消除水肿有着明确的理论支持。而现代研究也证明，艾灸疗法能够通过多种途径来抑制炎症反应，从而减轻局部的疼痛及水肿。本例采用中医特色护理技术雷火灸对伤口进行干预，有效消除了肛周脓肿患者术后的伤口水肿，减轻了患者术后的疼痛，减少了创面的分泌物，促进了肉芽组织的生长，缩短了创面的愈合时间，提高了整体疗效。

【知识小锦囊】

中医艾灸治疗皮肤创伤类疾患运用较早，也最为广泛，贯穿于皮肤疾患治疗的全程，且历代医家多强调：灸法的运用宜早，如果介入的时机得当，甚至可以只用灸法，无需配合其他辅助疗法就可取得良好疗效。《肘后备急方》云："毒病下部生疮者……大丸艾灸下部……"《三因极一病证方论·痈疽灸法》记载："初发并宜灼艾，唯痈成则宜针，疽脓成则宜烙……治初生痈疽发背，神效灸法，累试有验。"《备急千金要方》记载："凡痈疽始发……若无医药处，即灸当头百壮。其大重者，灸四面及中央二三百壮……" 刘完素《素问病机气宜保命集》指出："凡疮疡可灸刺者，须分经络部分，血气多少，俞穴远近。"

【参考文献】

［1］张新．益气养血汤联合痔炎冲洗灵治疗肛周脓肿合并糖尿病患者切开对口引流挂线术后创面愈合的影响［J］．陕西中医，2019，40（3）：368–370.

［2］陈冬妹，王建民，李明，等．艾灸联合中药熏洗对高位复杂性肛瘘术后创面愈合的影响［J］．现代中西医结合杂志，2021，30（16）：1737–1740，1754.

［3］徐向．康复新液湿敷联合红光照射促进肛周脓肿术后创面愈合的临床研究［D］．南京：南京中医药大学，2016.

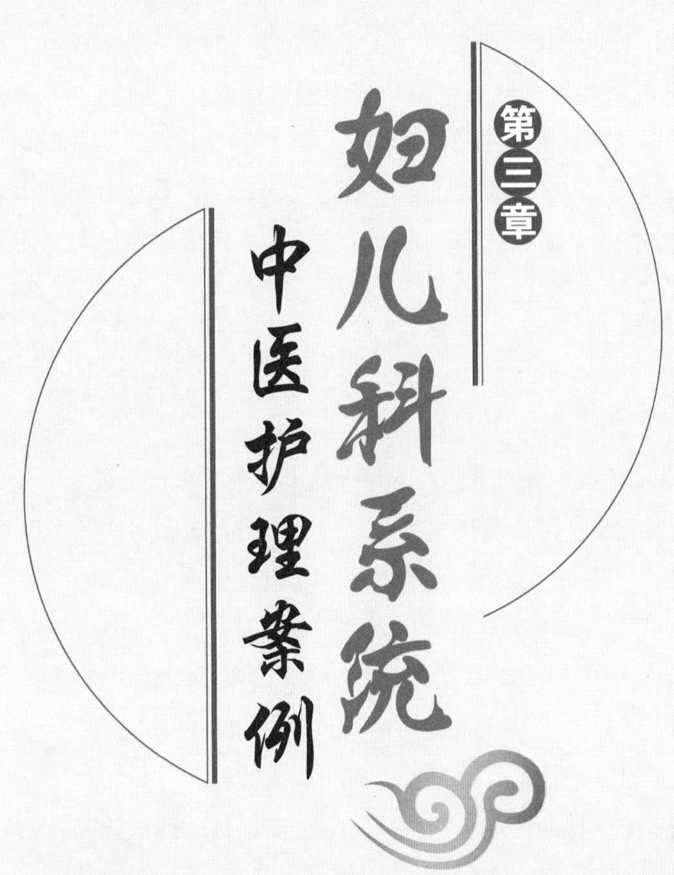

# 第三章 妇儿科系统中医护理案例

# 案例1　经络刷联合八髎灸改善慢性盆腔炎患者的症状

慢性盆腔炎是妇科常见病、多发病，具有病程迁延难愈、反复发作、不易根治的特点，主要是指女性内生殖器官及其周围组织、盆腔腹膜的慢性炎症，包括慢性子宫内膜炎、子宫肌炎、输卵管炎、卵巢炎等，多由急性盆腔炎未彻底治愈，病程迁延及反复发作所致。[1] 其可引起异位妊娠、不孕症、慢性盆腔痛等问题，主要临床表现为下腹部疼痛、坠胀感以及腰骶部酸痛等。此病名中医古籍无记载，根据其临床表现，可归属于“癥瘕”“妇人腹痛”“带下病”“月经不调”等范畴。其病位在胞宫及冲任，病因较为复杂，但可概括为湿、热、瘀、寒、虚五个方面。本病属本虚标实之证。

## 一、案例导入

### （一）病例简介

林某，女，30岁，因“反复右下腹疼痛半月余”步行入院。

**既往史：**盆腔炎、阴道炎反复发作；经阴道闭孔无张力尿道中段悬吊术（TVT–O）+阴道前壁修补术＋陈旧性会阴裂伤修补术；子宫颈锥形电切术。

**现病史：**半月余前患者熬夜后出现右下腹疼痛，呈间断性，曾于我院门诊就诊，考虑盆腔炎，门诊医生予甲硝唑、妇科千金胶囊口服治疗后症状缓解，停药后症状反复，患者未规律诊治。今患者再次来我院门诊就诊，综合患者病情，考虑其为慢性盆腔炎发作，建议住院进行系统诊治，以慢性盆腔炎收入我科。

**入院诊断：**中医诊断：妇人腹痛——寒湿凝滞证。西医诊断：盆腔炎性疾病。

### （二）病程介绍（表3–1）

**表3–1　病程介绍**

| 住院节点 | 病情及诊治过程 |
|---|---|
| 入院 | 患者步行入院，神清，精神一般，右下腹及腰骶部冷痛，呈间断性，胃纳可，睡眠可，小便频数，大便溏泄，舌暗红，苔白腻，脉沉迟。T 36.4℃，P 76次/分，R 20次/分，BP 106/75mmHg。予二级护理，清淡营养饮食，注意腹痛及阴道流血情况，完善相关检查。中医治疗以祛寒除湿、化瘀止痛为治法，中药以少腹逐瘀汤加减，中医外治法予穴位敷贴、子午流注治疗、中药灌肠。西医予静脉滴注头孢曲松钠、甲硝唑积极抗炎治疗 |

续表

| 住院节点 | 病情及诊治过程 |
| --- | --- |
| 住院第2天 | 患者神清，精神一般，小便正常，大便溏泄，右下腹及腰骶部冷痛无缓解，遵医嘱增加八髎灸、经络刷治疗 |
| 住院第4天 | 患者神清，精神可，二便调，无腰骶部冷痛，右下腹冷痛明显缓解，继续予八髎灸、经络刷治疗 |
| 住院第6天 | 患者神清，精神可，无右下腹及腰骶部冷痛，夜间间断入睡，予耳穴压豆治疗 |
| 出院 | 患者无腹痛，夜间安睡，病情稳定出院，嘱继续门诊巩固治疗 |
| 出院后1个月 | 对患者随访，已无腹痛等不适，现继续门诊巩固治疗，治疗护理效果满意 |

## 二、分析与讨论

### （一）专科及中医护理评估（表3-2）

**表3-2 专科及中医护理评估表**

| 评估维度 | 具体内容 | | |
| --- | --- | --- | --- |
| 专科评估 | 1. 外阴已婚式，阴道畅，内见大量分泌物，色白，质稀 | | |
| | 2. 宫颈肥大，柱状上皮异位（中度），触血（+），举摆痛（+） | | |
| | 3. 子宫体前位，压痛（+），反跳痛（+），双侧附件区压痛（+），VAS疼痛评分4分，中度疼痛 | | |
| 中医护理评估 | 望诊 | 神：神清，精神一般 | |
| | | 面色：正常 | |
| | | 形：发育正常，形体中等 | |
| | | 态：步态正常，无异常动作 | |
| | | 舌：舌暗红，苔白腻 | |
| | 闻诊 | 声音：气息平顺，语言清楚 | |
| | | 气味：无异常 | |
| | 问诊（十问歌） | 一问寒热 | 喜热恶寒 |
| | | 二问汗 | 正常 |
| | | 三问头身 | 正常 |
| | | 四问便 | 小便频数，大便溏泄 |

续表

| 评估维度 | 具体内容 | | |
|---|---|---|---|
| 中医护理评估 | 问诊（十问歌） | 五问饮食 | 喜热饮 |
| | | 六问胸腹 | 右下腹、腰骶部冷痛 |
| | | 七问聋 | 无异常 |
| | | 八问渴 | 无口干口苦 |
| | | 九问睡眠记忆力 | 眠可，记忆力正常 |
| | | 十问疼痛 | 右下腹、腰骶部冷痛，经行腹痛加重 |
| | 切诊 | 脉：沉迟 | |

### （二）辨证施护

**1. 护理难点问题**

反复右下腹疼痛。

**2. 辨证思路**

患者寒湿之邪侵袭，留滞冲任、胞宫。寒为阴邪，伤人体阳气，机体阳气受损，脏腑功能减退，致温煦功能下降，可出现喜热恶寒的表现；寒邪侵袭，留滞冲任、胞宫，凝涩血脉，血行不畅，则下腹冷痛，经行加重，寒凝得热暂通，故得热痛缓。又因患者素体阳虚，易感受湿邪，湿邪重浊黏滞，阻滞脏腑经络之气机，致脾虚中阳不振，清阳不升则神疲倦怠，四肢不温；脾虚失运，则大便溏薄；湿邪下注，伤及任带，则带下量多，色白，质稀薄，腰骶冷痛，小便频数。舌暗红，苔白腻，脉沉迟为寒湿凝滞之象。故该患者的治疗护理以祛寒除湿，化瘀止痛为主。

**3. 证候施护**

（1）关注：腹痛的部位、程度、性质、持续时间。

（2）八髎灸疗法：①将姜粒及药酒棉放容器内加热（38 ～ 40℃）备用，艾绒做成艾条（长条状、三角形，高 3cm，宽 5cm）备用。②患者取俯卧位，充分暴露治疗部位的皮肤，注意保暖，备屏风。③将药棉（铺 3 层）平铺于八髎穴，温度、大小面积适宜，紧密贴合皮肤。④治疗部位周围用毛巾将灸具与皮肤隔开，将姜粒平铺于灸具上，厚度平灸具边缘约 2cm。⑤将艾炷置于姜粒上方，用注射器在艾炷上方均匀注入 95% 乙醇助燃，注意艾炷塑形良好，避免过于松散。⑥用点火枪将艾炷点燃，同时询问患者局部皮肤的热度，约 50℃或患者感觉到温热时用湿毛巾灭火，灭火后用双手掌轻压艾炷，使艾燃烧的热力向下导向皮肤及穴位，灭火后去除毛巾，让艾缓慢燃烧，开启吸烟装置置于治疗部位上方抽吸烟雾。⑦待一壮艾炷充分燃烧完后，再继续更换新的艾炷。根据患者情况，一般治疗 3 ～ 5 壮，时长 40 ～ 60 分钟。治疗期间随时询问患者有无不适，密切观察患者的局部皮肤及全身反应。

（3）经络刷治疗：①患者取俯卧位，清洁背部皮肤，涂润滑油。②先在大椎穴定点悬灸 2 分钟，待艾灸杯温热，用边缘轻刮督脉及膀胱经至皮肤微红发热。③在患者整个背部进行疏刷经络（上背部的刮拭有助于肝气条达，重点刷肝胆区域、八髎穴区域、带脉）。④杯具抬起 15°，用弧边点按夹脊。⑤利用温热的杯身进行背部的推拿。⑥利用温热的杯身进行背部的推揉。每次 20 分钟，隔日 1 次。

（4）生活起居：劳逸结合，起居有常，勿久坐久卧湿地和受寒冷，经期注意保暖，慎带水作业，以免外湿寒邪内侵。

（5）饮食指导：饮食宜温补，冬季可食用羊肉等，如当归羊肉汤，以温中散寒；忌生冷瓜果及发物。

（6）情志调理：加强护理人员与患者之间的沟通与交流，及时了解患者心理状态的变化情况，帮助患者有效疏解心中的焦虑情绪、恐惧情绪、抑郁情绪等，使患者保持良好的心态。有效利用各种方式，包括短视频、健康知识手册等，加深患者对慢性盆腔炎的认识，使患者正确对待自身疾病，及时消除患者疑问，帮助患者树立治疗信心。

（7）运动指导：指导患者做盆腔康复操：①腹肌训练：仰卧位，双腿伸直并拢，缓慢向上抬起至足跟距离床面 30cm，保持 5 秒，缓慢放下。②抱膝训练：仰卧位，抬起左臂，右侧髋关节和膝关节屈曲，右侧大腿尽量贴近腹部，维持 5 秒，然后复位。左右交替进行。③提肛训练：仰卧位，吸气时缓慢抬起双腿至足跟距离床面 30cm 处，同时做提肛运动，保持 5 秒，呼气时缓慢放下双腿。④屈腿压腹训练：仰卧位，双上肢侧平举，双膝屈曲并抬起双腿，让大腿尽量贴近腹部，抱膝抬臀，用腿部挤压腹部，然后缓慢复原。⑤分膝训练：仰卧位，膝关节屈曲，下肢向外侧分开至最大限度，维持 2 ～ 5 秒，再向内闭合复原。以上训练操每项重复做 4 组，每日 2 次。

### （三）特色中医护理技术简介——八髎灸

八髎穴是一组穴位，分别为上髎、次髎、中髎、下髎，左右各 4 个，对称分布于腰骶部。八髎穴为盆腔所在之处，邻近胞宫，对盆腔内的器官有着重要的调节作用。八髎灸是指在八髎穴上进行艾灸的一种治疗方法，其采用补肾活血的中药方泡制成药酒作为载体，再辅以姜和艾绒，通过艾火的纯阳热力和药力给人体以温热刺激，通过经络的传导来调节脏腑的阴阳平衡，以达到通经活络、行气活血、祛湿逐寒、消肿散结、防病保健的目的[2]。

**1. 八髎灸疗法适应证**

腰酸、腰痛及女性痛经、不孕症、月经不调、盆腔炎等属脾肾阳虚者。

**2. 八髎灸疗法禁忌证**

（1）有出血倾向者。

（2）高热抽搐、心力衰竭、恶性肿瘤。

（3）妊娠期女性。

（4）局部皮肤溃疡或破损者。

（5）对艾烟过敏者。

**3. 八髎灸操作方法（图 3–1 ~图 3–6）**

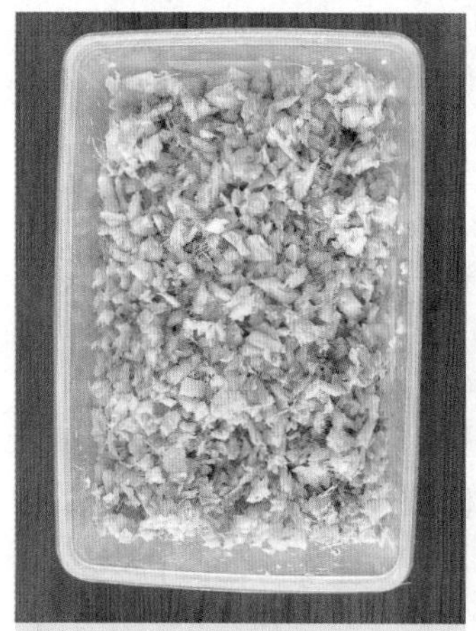
图 3–1　备姜粒

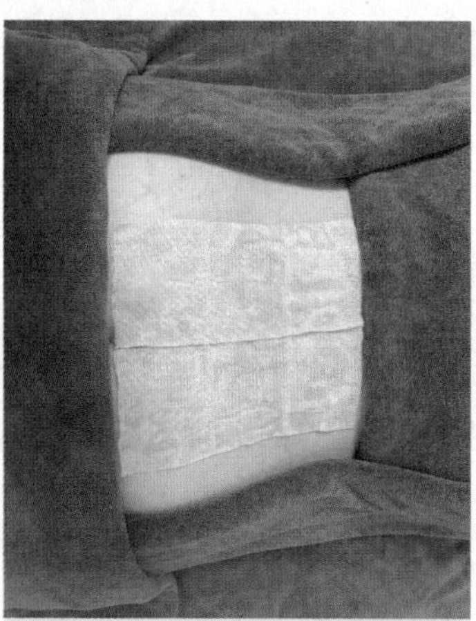
图 3–2　铺毛巾、药酒棉

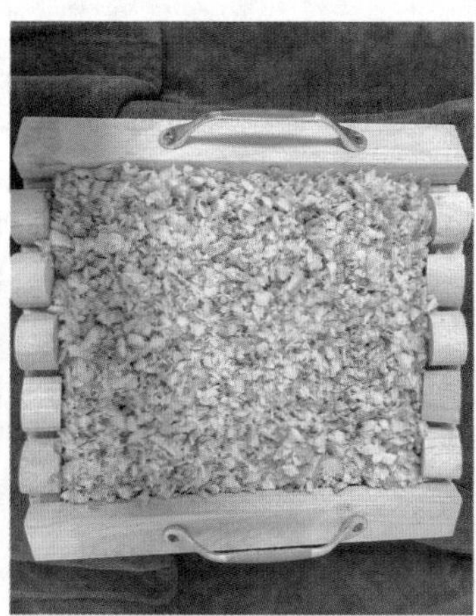
图 3–3　垫灸具，铺姜粒

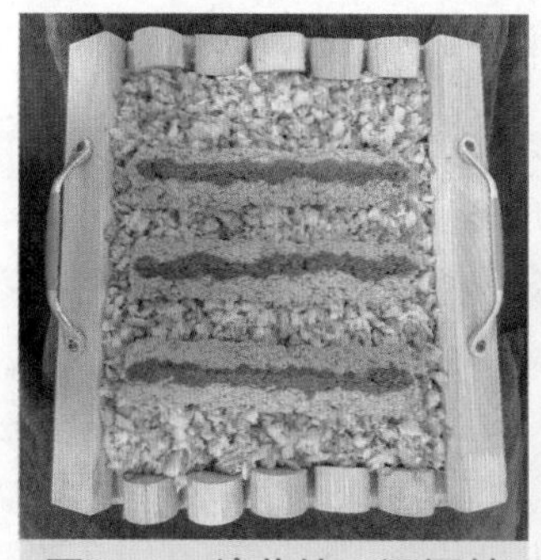
图 3–4　放艾炷、洒酒精

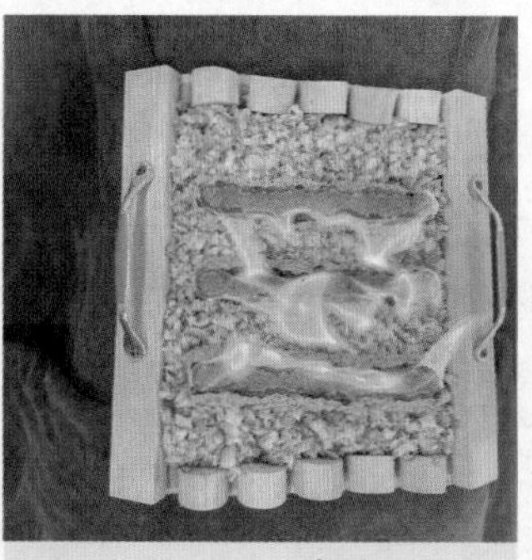
图 3–5　点火

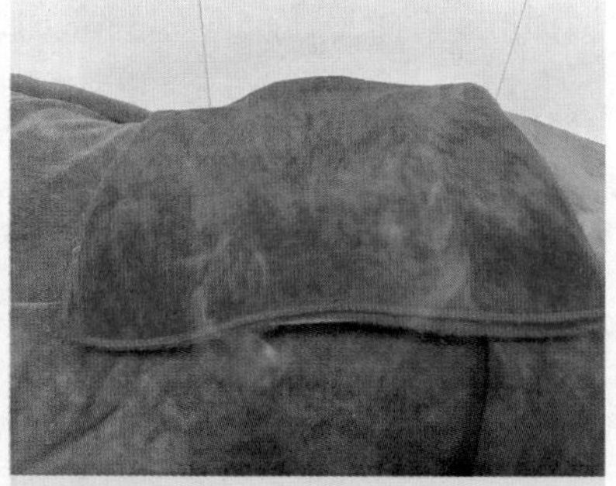
图 3–6　湿毛巾灭火

**4. 八髎灸操作注意事项**

（1）治疗前充分评估患者治疗部位、主要症状，相关因素、既往史及心理状。

（2）协助患者取合适体位，暴露治疗部位的皮肤，注意备屏风。如治疗部位有汗水，应擦干后治疗。

（3）根据治疗部位面积的大小选择合适的灸具，姜打成大小均匀的姜粒，艾绒采用专用器具制成艾条，将纱块充分浸泡药酒制成药棉置于治疗部位。

（4）根据患者的耐受程度，热度控制得当，以免发生烫伤。

（5）治疗过程中应经常观察、询问患者的反应及皮肤情况，做好隔热措施，治疗部位温度过高时应及时调整，出现头晕、心慌等不适时应停止治疗，及时处理。

（6）治疗结束后检查治疗部位的皮肤情况有无异常红晕或刺痛，必要时涂抹烫伤膏预防。

（7）详细交代注意事项。①治疗部位避风寒，治疗后4小时方可洗澡，避免用凉水。②治疗结束后宜饮用温开水1000mL。③告知患者治疗期间饮食需清淡，避免食用辛辣刺激之品。

## 三、按语

本例患者病久正气亏虚，气虚血运无力，血脉不畅，日久成瘀；适逢寒邪侵袭，寒湿凝滞，与瘀血搏结，成寒湿凝滞证候。其治疗应遵循活血化瘀消癥、除湿散寒止痛的原则。

经络刷以十二皮部为理论基础，将点燃的艾条或艾绒放置在人体经络、穴位所在位置的表层上，通过热和能量的输入，运用艾灸、刮痧、推拿等六大手法，引起人体“应激反应”，使机体自我调节，从而达到舒筋通络、祛风除湿、疏通脏腑、平衡阴阳之功效。八髎穴属足太阳膀胱经，与足三阴及足少阳、督脉关系密切，是支配盆腔内脏器官的神经血管汇聚之处，调节人一身气血的总开关。八髎穴位于膀胱经，是盆腔的位置所在，邻近胞宫，具有调理下焦、利湿止带、通经活络的作用[3]，是治疗许多妇科疾病的要穴。艾灸八髎穴治疗盆腔炎，温热的良性刺激可改善盆腔病灶处的血液循环以及病灶组织处的营养供给，促进新陈代谢，加快炎性分泌物的吸收与消退。

### 【知识小锦囊】

#### 温经通络推拿法

（1）所选位置：①八髎：乃支配盆腔内脏器官的神经血管汇聚之处。②腹部：居人体之中，为交通上下的枢纽。③督脉：起源于胞中，行于背部正中线，为阳脉之海，有督领一身阳气的作用。

（2）手法：①一指禅推法：具有较强的渗透力，作用于少腹部可使力量直达病所，松解局部粘连。②按揉法：以按揉法作用于腹部的穴位，如气海、关元等，可疏通足三阴经与冲、任二脉，温养元气，改善盆腔供血。③掌摩法：摩腹部具有温补下元、温宫散寒之功效。④掌擦法：是以一定的频率在受术部位进行往返摩擦的手法，适用用于面积较大的部位，具有产热均匀、柔和的特点。该法作用于人体督脉可增强机体抵抗力，具有扶正之功效；配合擦八髎穴可以通络止痛，温经活血。

**【参考文献】**

［1］高燕申，陈旦平．中医外治慢性盆腔炎的应用［J］．中国中医药现代远程教育，2022，20（22）：200-204.

［2］范强芳，王凤英，李灿华，等．中药隔姜八髎灸治疗中重度原发性痛经临床研究［J］．针灸临床杂志，2020，36（6）：51-55.

［3］弭艳红，唐卫红．脐针配合重灸八髎穴治疗寒湿凝滞型慢性盆腔炎疗效观察［J］．广西中医药，2018，41（5）：43-45.

# 案例2　雷火灸联合耳穴压豆改善宫颈癌术后神经源性尿潴留患者的症状

宫颈癌是妇科最常见的恶性肿瘤之一，全子宫切除术＋盆腔淋巴结清扫术是目前较常用的手术方式。该手术范围大，清除组织多，对盆腔内组织和周围神经丛创伤大，易影响尿道和膀胱的功能，出现下尿路功能障碍，发生率为17%～42%[1]。其中，神经源性尿潴留发生率为7.5%～44.9%[2]。尿潴留发生的原因除主要与手术所致神经损伤和宫旁组织缺损有关外，还与下腹部、会阴部、盆底肌锻炼不足，以及尿管留置时间等有关。部分患者因长时间不能自行排尿而长期留置导尿管，严重影响了生活质量及个人形象。宫颈癌术后神经源性尿潴留属于中医学“癃闭”范畴，发病的根本原因为膀胱气化功能失调。

## 一、案例导入

### （一）病例简介

王某，女，41岁，因“同房后出血伴间断阴道排液半年”步行入院。

**既往史：**2002年行经腹双侧输卵管结扎术，2007年行经腹双侧输卵管复通术（现存2个输卵管夹）；人乳头瘤病毒16型（HPV16）感染。

**现病史：**患者平素体健，月经尚规律，周期26～28天，量中等，无血块，无特殊不适。半年前同房后出现少量出血，间断阴道水样分泌物，色白，清稀，有异味，未予治疗。3天前来我院门诊就诊，予完善HPV、阴道子宫附件彩超、宫颈活检等检查。结果回报：HPV16（+），（宫颈活检）乳头状鳞状细胞癌。经阴道子宫附件彩超：宫颈实性占位性病变［大小约32mm×25mm×18mm，子宫内膜厚度（EM）11mm］，考虑宫颈癌的可能。现为求进一步手术治疗，由门诊以宫颈鳞状细胞癌收入院。

**入院诊断：**中医诊断：癥瘕——气滞血瘀证。西医诊断：①宫颈鳞状细胞癌。② HPV16型感染。

### （二）病程介绍（表 3–3）

表 3–3 病程介绍

| 住院节点 | 病情及诊治过程 |
| --- | --- |
| 入院 | 患者神清，精神可，少量阴道排液，无阴道流血，无腹痛腹泻，无发热恶寒，无鼻塞流涕，无咳嗽咳痰，无恶心呕吐，无头晕头痛，无胸闷心悸等，纳可，眠浅易醒，二便调。T 36.7℃，P 76 次 / 分，R 20 次 / 分，BP 129/76mmHg。予二级护理，普食，完善相关检查 |
| 住院第 3 天 | 患者行腹腔镜下广泛全子宫切除术 + 双侧输卵管切除术 + 盆腔双侧淋巴结清扫术 + 卵巢移位术，术后留置尿管、盆腔引流管、中心静脉导管（CVC），予术后一级护理 |
| 住院第 6 天 | 拔出盆腔引流管、CVC。术后第 10 天予定期夹闭尿管行膀胱功能锻炼 |
| 住院第 14 天 | 予拔除尿管，患者自主排尿不畅，B 超监测膀胱残余尿量 312mL。遵医嘱重新留置尿管，经医护一体化查房，予膀胱功能再锻炼 + 中医适宜技术进行干预 |
| 住院第 20 天 | 上午拔除尿管后患者能自行排尿，测膀胱残余尿量为 97mL，下午再行 B 超监测膀胱残余尿，约 30mL |
| 出院 | 患者自排小便顺畅，病情稳定出院，嘱继续妇科门诊随诊治疗 |
| 出院后 1 个月 | 对患者随访，二便调，纳眠可，治疗护理效果满意 |

## 二、分析与讨论

### （一）专科及中医护理评估（表 3–4）

表 3–4 专科及中医护理评估表

| 评估维度 | | 具体内容 |
| --- | --- | --- |
| 专科评估 | | 1. 腹部切口愈合，无红肿、渗液、疼痛 |
| | | 2. 留置尿管通畅，尿色清，色淡黄 |
| | | 3. 焦虑自评量表（SAS）评分 64 分，中度焦虑 |
| 中医护理评估 | 望诊 | 神：精神疲倦 |
| | | 面色：㿠白 |
| | | 形：发育正常，形体中等 |
| | | 态：无异常动作 |
| | | 舌：舌淡胖，苔白滑 |

续表

| 评估维度 | 具体内容 | | |
|---|---|---|---|
| 中医护理评估 | 闻诊 | 声音：少气懒言 | |
| | | 气味：无异常 | |
| | 问诊（十问歌） | 一问寒热 | 下肢冷，喜温 |
| | | 二问汗 | 自汗，量多 |
| | | 三问头身 | 乏力，腰酸 |
| | | 四问便 | 膀胱区胀痛不适，排尿无力、尿不尽感，大便溏 |
| | | 五问饮食 | 食纳一般 |
| | | 六问胸腹 | 无心慌胸闷 |
| | | 七问聋 | 无异常 |
| | | 八问渴 | 无口干口苦 |
| | | 九问睡眠记忆力 | 睡眠、记忆力正常 |
| | | 十问疼痛 | 无疼痛 |
| | 切诊 | 脉：沉细 | |

### （二）辨证施护

**1. 护理难点问题**

拔除尿管后排尿不畅。

**2. 辨证思路**

患者因房劳多产，素体亏虚，气血不足以致肾阳气虚，命门火衰，气不化火，无以温化水湿，导致膀胱气化无力；宫颈癌手术相当于金刃伤，伤气耗血，导致体虚劳倦，脾气虚弱，中气不足，运化无力，升降失度，加之术后经络损伤，瘀血阻络，阻滞气机，致膀胱气化功能受阻；又因心怀忧惧，精神紧张，气郁血瘀，而致肾开合功能失司，水道不通，从而导致“癃闭”。宫颈癌术后，正气大伤，先后天之气亦虚，小便难，小腹急胀不适，是机体气化失常，水液内停于膀胱所致；神疲乏力为脾气亏虚之象；面色㿠白，下肢冷，腰酸、大便溏，为脾肾亏虚表现；舌淡胖、苔白滑、脉沉细，为脾肾亏虚，水液内停之舌脉。综合四诊信息，患者证型为脾肾阳虚证，病位在膀胱，与脾、肾、肝密切相关，病机为本虚标实，宜温阳益气、活血利水，标本同治，使膀胱气化正常而小便自利。

**3. 证候施护**

（1）关注：尿色、尿量，有无尿频、尿急、尿不尽感。

（2）雷火灸：使用补法，小回旋手法，每日 1 次，每穴 1 ～ 2 分钟。主穴：肾俞、膀胱俞、大钟、关元、气海、中极。配穴：阴陵泉、三阴交、水道。将火头对准穴位，与皮肤保持 2 ～ 3cm 的距离，灸至皮肤发红，深部组织发热为度。

（3）耳穴压豆法：主穴膀胱、肾、三焦，配穴皮质下、腹、腰骶椎，根据症状加肺、脾以通调水道，运化水湿。消毒耳部皮肤后，用金属探棒刺激耳穴寻找敏感点，并将王不留行籽耳穴贴贴在相应穴位上，用拇指和食指轻压（揉）穴位，以产生酸、胀、麻、痛、热等感觉为宜。嘱患者每天自行按压（揉）每个穴位 3 ～ 5 次，每次 1 ～ 2 分钟，每 3 日更换 1 次，双耳交替进行。

（4）生活起居：起居有常，慎避外邪。

（5）饮食指导：患者基础疾病证型为气滞血瘀，其癃闭证型为脾肾阳虚，故指导进食健脾补虚、活血化瘀、温肾助阳之品。推荐食疗方：茯苓枸杞莲子粥、黑豆排骨汤、杜仲炒腰花、玫瑰花茶、佛手汤。

（6）情志调理：与患者多沟通交流。根据中医五行理论，指导患者选用羽调式曲目，如《流水行云》《紫竹调》等，每次 20 ～ 30 分钟。羽为冬音，属水主藏，正羽调式能促进全身气机的下降，调节肾与膀胱的功能。

（7）运动指导：利用视频教患者进行八段锦练习。指导患者行足厥阴肝经经络敲打，每日 1 次，每次拍打 15 分钟。

（8）代偿性排尿训练：在尿管夹闭的状态下，开始 Valsalva 动作（屏气、收紧腹肌等），屏气、收紧腹肌增加腹压时，缓慢开放尿夹，让尿液在腹压下排泄而出。前两天可由护士指导或控制尿夹，第三天患者掌握方法后由其自己掌控。

### （三）特色中医护理技术简介——雷火灸

雷火灸又叫雷火神针，是以中医经络学说为基础，通过辨证采用不同配伍的中药粉末加上艾绒制成药艾条，施灸于穴位上的一种明火悬灸疗法，具有活血化瘀、祛风除湿、消炎镇痛、消瘿散瘤等功效。相关现代研究发现，雷火灸既具有生物传热学特性、电学特性和红外热辐射效应的物理作用机制，又具有抗炎、镇痛、促进伤口愈合、扩张血管、改善微循环等化学作用机制。[3]

雷火灸药力峻猛，渗透力强，配合神阙、大椎、足三里等穴位，可以提高机体免疫功能，增强抗病能力，促进创面愈合。[4]

**1. 雷火灸适应证**

（1）痛症：损伤、风湿病、骨质增生、网球肘等引起的疼痛。

（2）鼻病：急慢性鼻炎、急慢性鼻窦炎、萎缩性鼻炎、过敏性鼻炎、肥大性鼻炎。

（3）近视：近视、远视、斜视、弱视、散光、青光眼、慢性角膜炎、白内障、视神经萎缩等。

（4）耳病：中耳炎、突发性耳聋、老年性耳鸣、耳聋等。

（5）脾胃病：胸腹胀满、慢性肠胃病等。

（6）妇科病：痛经、输卵管堵塞、子宫肌瘤、卵巢囊肿、慢性盆腔炎、月经不调、不孕症等。

**2. 雷火灸禁忌证**

（1）眼外伤。

（2）眼底有明显出血、充血症状者。

（3）高血压并发症。

（4）心力衰竭。

（5）发热患者。

（6）大血管处，孕妇腹部和腰骶部，皮肤感染、溃疡、瘢痕处。

**3. 雷火灸操作方法（图 3–7 ～图 3–12）**

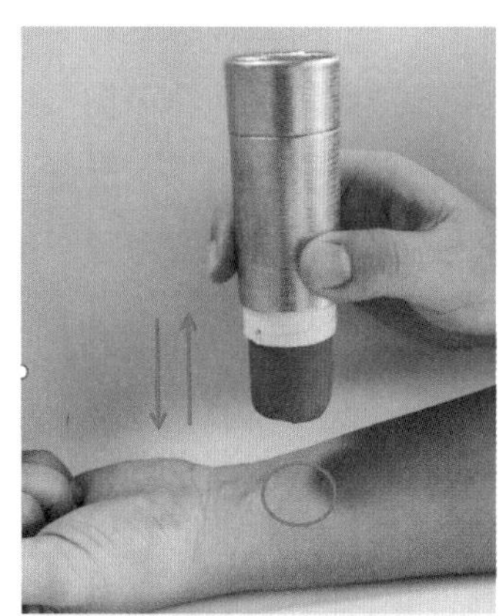

图 3–7　雀啄灸

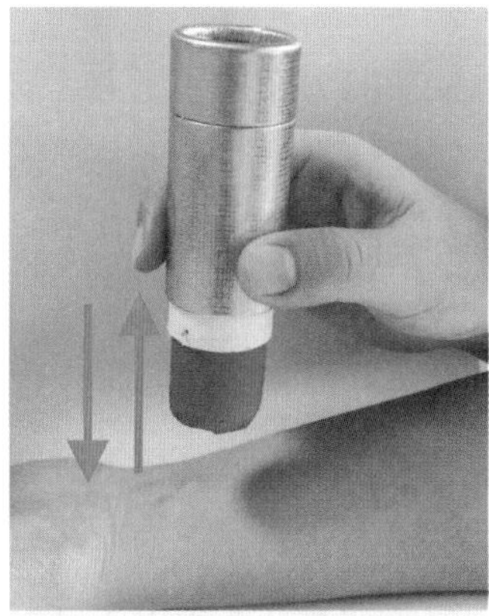

图 3–8　纵向灸

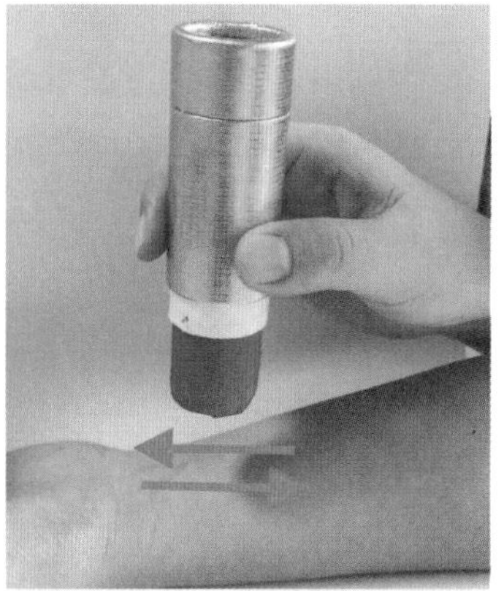

图 3–9　横向灸

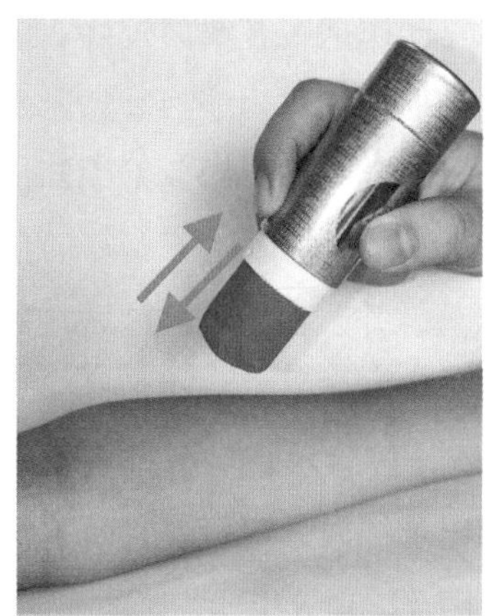

图 3–10　斜行灸

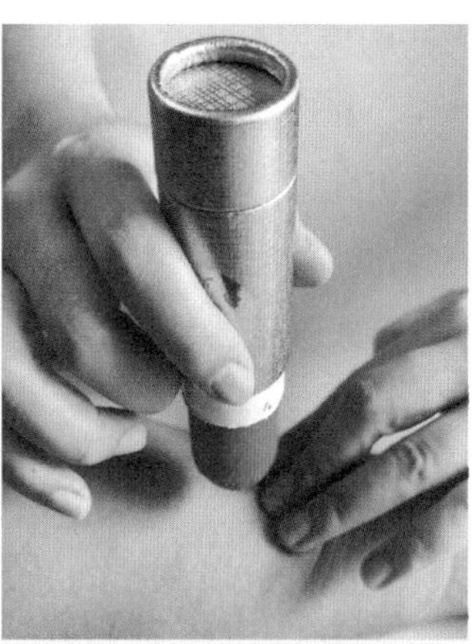

图 3–11　拉辣式灸

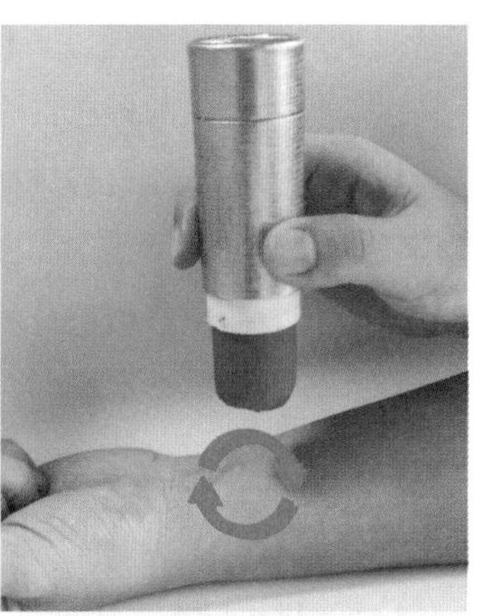

图 3–12　回旋灸

**4. 雷火灸操作注意事项**

（1）治疗前评估患者病情、当前主要症状、临床表现、既往史、有无感知觉迟钝、障碍，以及患者的体质、施灸处的皮肤情况、对热的敏感和耐受程度、心理状况，有无艾灸过敏史。

（2）协助患者取合适体位，体质虚弱或精神紧张者采取卧位。暴露施灸部位，注意遮挡和保暖。

（3）一般情况下，施灸顺序自上而下，先灸头部、腰背部，后灸胸腹部、四肢部。施灸时注意防止艾灰脱落烧伤皮肤或衣物。

（4）注意观察皮肤的情况，对糖尿病、肢体麻木及感觉迟钝的患者，尤应注意防止烧伤。

（5）治疗过程中随时询问患者的感受，以皮肤轻度潮红，不出水疱为度。

（6）灸后 4 ～ 6 小时内注意保暖，避免受凉，严禁湿水、吹空调，适当饮温开水。

## 三、按语

本例患者有孕产史，影响盆底肌肌力及控尿能力，加之手术造成膀胱神经损伤，括约肌松弛而导致排尿困难。从中医学角度看，患者素来体虚，加上手术损伤，使气血亏虚，膀胱经络受阻，下焦气化不利，致尿不得出。其中医辨病为癃闭，辨证为脾肾阳虚证，故患者的治护原则为温阳益气、活血利水。

患者在进行如中药汤剂、针灸等整体调理时，运用中医辨证施护的方法，做好护理评估和中医证候的观察与记录，并运用中医适宜技术对症状进行管理，促进患者症状的转归。同时本例从病机及患者证候出发，选择雷火灸，通过艾条燃烧时产生的热力和药化因子、物理因子作用于特定的经络和腧穴，调节膀胱括约肌功能，缓解膀胱颈、尿道括约肌痉挛，促进膀胱收缩能力增强和感觉功能恢复而利于排尿[4]。同时，指导患者进行膀胱功能再锻炼，通过多种方法的应用对比，Valsalva 屏气动作是患者掌握较好、应用较多、较为有效的排尿措施之一，其作用在于有效实现增加腹压而排出尿液。患者由于对拔除尿管后不能自行排尿非常担忧，过度的心理压力也会影响排尿，因此采用知信行模式对患者进行疾病知识讲解和健康指导，使患者疑惑顿解，同时建立了康复的信念，进行有效的康复锻炼行动，明显改善了膀胱功能障碍状况，并改善了不良预后，焦虑、烦心等不良情绪从根本上得到缓解。

患者经过 7 天的雷火灸联合针灸治疗及膀胱功能再锻炼，拔除尿管后自排小便顺畅，残余尿＜ 50mL。出院时指导患者掌握饮水计划、按时记录排尿日记等自我膀胱管理方法，出院后 1 个月随访，患者未再发生尿潴留现象，治疗及护理效果非常满意。

## 【知识小锦囊】

**1. 灸法补泻原则**

《灵枢·胀论》载："其于胀也，必审其胗，当泻则泻，当补则补，如鼓应桴……"艾灸和针刺一样讲究补泻，补泻对治疗效果有着极大的影响。《灵枢·背腧》曰："气盛则泻之，虚则补之。以火补者，毋吹其火，须自灭也；以火泻者，疾吹其火，传其艾，须其火灭也。"这是针对病情虚实，施以不同的操作方法来进行艾灸的补与泻。行艾灸补法时，让艾火自然地慢慢燃烧，火力徐缓而温和；行艾灸泻法时，医者吹旺艾火，火力加大而深透。很显然，《灵枢》是以艾火燃烧的速度徐疾和火力的缓急来区分补泻的。

**2. 灸感**

施灸过程中能够出现透热、扩热、传热、循经感传、局部不热或微热而远部较热等灸感，多为对灸法的热刺激较为敏感，其灸疗效果也好。

**3. 灸量**

《医宗金鉴·刺灸心法要诀》云："凡灸诸病，必火足气到，始能求愈。"表明灸量与疗效密切相关，达到一定的灸量才能产生一定的灸效。

## 【参考文献】

［1］党云，李致远，李天刚，等．广泛性子宫切除术对宫颈癌患者下尿路功能的影响研究［J］．兰州大学学报（医学版），2019，45（4）：25-28.

［2］陈忠平，赵立霞．间歇性导尿法联合卡孕栓对宫颈癌根治术后尿潴留的防治效果［J］．实用癌症杂志，2019，34（10）：1721-1723.

［3］沈妍姝．雷火灸治疗产后尿潴留的疗效观察［J］．中国中医药科技，2021，28（1）：147-148.

［4］冯群星，庙春颖，陈萍．雷火灸的临床应用机理研究进展［J］．浙江中医杂志，2017（7）：544-545.

# 案例3　运用捏脊疗法改善气阴两虚型妊娠恶阻患者的症状

妊娠剧吐指妊娠早期孕妇出现严重持续的恶心、呕吐症状，可引起体质量减轻、酮症、电解质紊乱、酸中毒等，是严重影响孕妇生活质量甚至生命安全的一种疾病[1]。其可能与绒毛膜促性腺激素水平增高、甲状腺功能亢进、焦虑、紧张等因素有关[2]。中医学将妊娠剧吐归属于“妊娠恶阻”范畴，认为其多因受孕后冲脉之气上逆，胃失和降所致，或因血聚胞宫致阴血虚少，虚热内生，胎热内生，肝胃失和所致，故治疗原则为理气和胃、降逆止呕。

## 一、案例导入

### （一）病例简介

谢某，女，35 岁，因“停经 52 天，恶心呕吐 7 天，加重 3 天”步行入院。

既往史：无。

现病史：患者停经 52 天，于停经 45 天后即有呕吐恶心，但近 3 天来恶心呕吐不止，病情加重，饮食不入，呕吐物中带咖啡色黏液，并带点状血丝，遂来我院就诊而入院。

入院诊断：中医诊断：妊娠恶阻——脾胃虚弱证。西医诊断：①妊娠剧吐。②低钾血症。

### （二）病程介绍（表 3–5）

**表 3–5　病程介绍**

| 住院节点 | 病情及诊治过程 |
|---|---|
| 入院 | 患者步行入院，神志清，精神疲倦，不食亦吐，伴乏力，眠差，呕吐量 560mL，血钾 3.39mmol/L，尿酮体（++++）。T 36.5℃，P 102 次 / 分，R 20 次 / 分，BP 105/67mmHg。予一级护理，暂禁食，补液、补钾、纠酸、营养支持，留陪人，完善相关检查。中医治疗予维生素 $B_1$ 穴位注射 |
| 住院第 3 天 | 患者恶心呕吐以下午及晚上为主，呕吐量 580mL，血钾 3.67mmol/L，尿酮体（++），能间断进食少量流食，乏力，眠差。维生素 $B_1$ 穴位注射出现过敏反应，停穴位注射，予中药口服、针灸以益气健脾 |

续表

| 住院节点 | 病情及诊治过程 |
| --- | --- |
| 住院第 6 天 | 患者诉静脉补钾时手臂疼痛难忍，恶心呕吐加重，吐清水痰涎，呕吐量 520mL，血钾 3.34mmol/L。患者强烈拒绝输液及针灸治疗，故予停静脉补钾，改口服补钾 |
| 住院第 8 天 | 患者精神萎靡，头晕乏力，不食亦吐，呕吐胃内容物伴血丝，腹胀，整夜未眠，心率 112 次 / 分，血压 95/50mmHg，呕吐量 890mL，皮肤干燥、弹性差，血钾报危急值 2.24mmol/L，尿酮体（++++）。患者极度焦虑、抑郁，拒绝治疗，并要求终止妊娠。予心电监护，继续口服补钾。请中医专科护理小组会诊，予捏脊疗法改善妊娠剧吐，并予个性化中医调护 |
| 住院第 15 天（出院） | 患者精神尚可，偶有恶心，无呕吐，每日进食量 1210mL，各项检查指标正常 |
| 出院后 2 周 | 对患者随访，偶有恶心、呕吐，无疲倦乏力，胃纳、睡眠尚可，治疗护理效果满意 |

## 二、分析与讨论

### （一）专科及中医护理评估（表 3–6）

**表 3–6 专科及中医护理评估表**

| 评估维度 | 具体内容 | | |
| --- | --- | --- | --- |
| 专科评估 | 1. 恶心呕吐妊娠专用量表（PUQE）评分 15 分，重度 | | |
| | 2. 焦虑自评量表（SAS）评分 70 分，中度 | | |
| | 3. Morse 跌倒风险评分 45 分，高风险 | | |
| 中医护理评估 | 望诊 | 神：少神，精神萎靡 | |
| | | 面色：少华 | |
| | | 形：发育正常，形体偏瘦 | |
| | | 态：行走乏力，无异常动作 | |
| | | 舌：舌淡，苔白 | |
| | 闻诊 | 声音：言语微弱，呼吸平稳 | |
| | | 气味：无异常 | |
| | 问诊（十问歌） | 一问寒热 | 无恶寒发热 |
| | | 二问汗 | 无汗 |
| | | 三问头身 | 头晕乏力 |

续表

| 评估维度 | 具体内容 | | |
|---|---|---|---|
| 中医护理评估 | 问诊（十问歌） | 四问便 | 尿少偏黄，大便4日未解 |
| | | 五问饮食 | 胃纳差，不食亦吐，呕吐胃内容物伴血丝 |
| | | 六问胸腹 | 腹胀 |
| | | 七问聋 | 无异常 |
| | | 八问渴 | 口干欲饮 |
| | | 九问睡眠记忆力 | 眠差，记忆力正常 |
| | | 十问疼痛 | 无疼痛 |
| | 切诊 | 脉：沉细滑 | |

### （二）辨证施护

**1. 护理难点问题**

持续剧吐。

**2. 辨证思路**

患者入院时为妊娠早期，出现严重的恶心呕吐，呕吐胃内容物、清水痰涎，不食亦吐，伴乏力，眠差，口淡乏味，舌淡，苔白，脉沉细滑，血钾3.39mmol/L，尿酮体（++++），诊断为“妊娠恶阻——脾胃虚弱证”。妊娠恶阻与冲脉气血不调，冲气上逆，胃失和降有关。本例患者属脾胃虚弱证，主要是孕后经血不泻，聚于冲任、胞宫以养胎，而冲脉隶属阳明，冲脉气盛，其气上逆则致胃失和降，发为恶阻。因呕吐日久，进食不足，气血生化乏源，阴液亏损、精气耗散发为气阴两虚，精神萎靡、头晕乏力、舌红少津、脉沉细弱为气阴两虚之征象。故患者的治疗护理应以健脾和胃、调气降逆为主。

**3. 证候施护**

（1）关注：恶心、呕吐、二便、进食量、电解质、尿酮体的变化。

（2）捏脊疗法：患者取俯卧位或侧俯卧位，坦露整个背部，先用推法推督脉和膀胱经1～2分钟，推至皮肤发热发红，再从长强至大椎穴提捏，最后2次提捏采用“三步一提捏”手法，重点刺激相应的背俞穴以增强疗效。每次捏脊6～9遍，每日2次，每次约20分钟。

（3）生活起居：起居有常，卧床休息，防跌倒。

（4）饮食指导：进食益气滋阴、健脾和胃之品。推荐食疗方：太子参麦冬瘦肉汤、陈皮砂仁粥、姜片含服、姜汁与果汁同服。

（5）情志调理：与患者多沟通交流。根据中医五行理论，治疗时间 16:00 ～ 22:00 播放角调式乐曲如《胡笳十八拍》以疏肝解郁、缓解焦虑，餐后半小时予播放宫调式乐曲如《春江花月夜》以调和脾胃、平和气血，每次 30 ～ 60 分钟。

## （三）特色中医护理技术简介——捏脊疗法

捏脊疗法是在中医理论的指导下，通过拿、捏、推、提、揉、擦、按等手法直接刺激背部皮肤以达到防治疾病的一种中医外治法，具有调阴阳、理气血、和脏腑、通经络、培元气的作用[3]。

**1. 捏脊疗法适应证**

（1）妊娠期恶心呕吐者。

（2）能配合治疗者。

**2. 捏脊疗法禁忌证**

（1）合并有先兆流产者。

（2）其他器质性疾病引起的恶心呕吐者。

（3）凝血功能异常、出血性疾病、肝肾功能损伤、心脑血管疾病、皮肤破损者或严重皮肤病变、严重代谢紊乱、甲状腺功能异常未经治疗或未控制者，以及精神障碍者等。

（4）骨性椎管狭窄者。

（5）有腰椎间盘突出症或曾腰椎行手术者。

（6）依从性差，不能配合治疗的患者。

**3. 捏脊操作手法（图 3–13，图 3–14）**

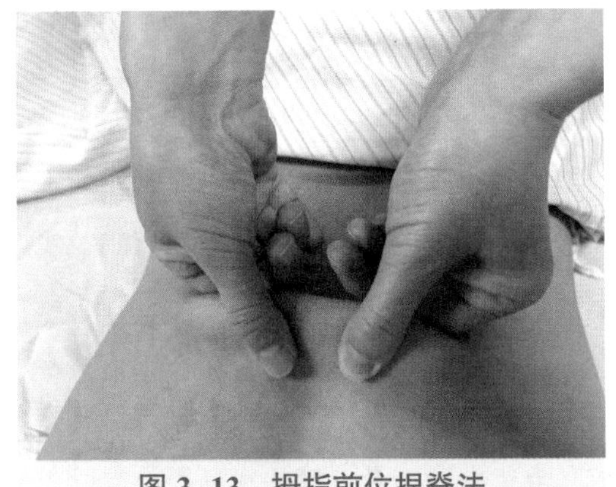

图 3–13　拇指前位捏脊法

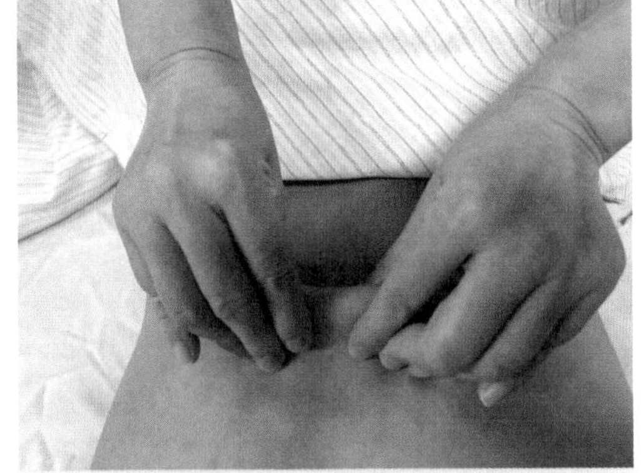

图 3–14　拇指后位捏脊法

**4. 捏脊操作注意事项**

（1）对于成人，可以适当增加次数，同时针对病因病机、患者症状选择重点背俞穴及其相应的夹脊穴予以深部用力提捏、按压，以加强手法的刺激作用。

（2）操作过程中捏拿力度应适当、均匀，手法宜轻柔，捏拿应连续无中断。对于初次捏脊者，应逐渐加大捏拿力度，适当减少捏脊遍数，切忌用力过大导致局部皮肤疼痛从而影响患者对该治疗的依从性。

## 三、按语

本例患者恶心呕吐严重、尿酮体（++++）、焦虑，伴低钾血症，入院诊断为脾胃虚弱，进而发展为气阴两虚，并伴有较重的焦虑情绪，严重影响其生活质量，故患者的治疗护理原则为益气滋阴、健脾和胃、疏肝解郁，形神共调。患者的妊娠剧吐一直无法缓解，选择捏脊疗法对脊旁的神经节、神经干进行刺激，对内脏的神经体液产生影响，以调整脏腑功能；同时刺激五脏六腑的背俞穴及督脉、夹脊穴、膀胱经，激发经气，促进脏腑经络气血流转，改善肠胃不适，以减轻妊娠剧吐。本病例从病机及患者证候出发，选择捏脊疗法、情志护理、饮食调理等个性化的中医调护，符合该患者的治疗护理原则。

经过治疗护理，患者偶有恶心、呕吐，无疲倦乏力，精神、胃纳、睡眠尚可。出院后 1 个月随访，患者症状未加重，效果非常满意。

## 【知识小锦囊】

### 捏脊疗法的补泻之说

一般的补泻是根据手法操作方向与督脉循行方向的关系而定的，“迎”向督脉循行方向，即从大椎至长强，便是泻；“随”着督脉循行方向，即从长强至大椎，便是补。膀胱经的循行与督脉相反，难道捏脊向上操作为补督脉而泻膀胱经，向下操作为泻督脉而补膀胱经？单从一条经的循行方向论补泻略显偏颇。捏脊的操作是“拈取其脊骨皮”，手指相对而提起皮肤，并没有“迎”“随”的方向性；捏脊主要作用于皮肤，较为表浅，达不到经脉的深度，因此“迎随补泻”的理论并不适用。捏脊手法遵循《肘后备急方》记载的操作方向，即由下至上操作更为妥善。该手法作用于督脉与膀胱经，属温热类手法，能振奋阳气[4]。

## 【参考文献】

［1］李子曦，周荣生，曹振平．穴位贴敷联合铝碳酸镁及补液治疗妊娠剧吐疗效观察［J］．安徽中医药大学学报，2023，42（1）：59-63.

［2］刘俐，王宇，李晶明，等．妊娠呕吐和剧吐的中西医治疗研究进展［J］．现代中西医结合杂志，2023，32（2）：265-270.

［3］蒋龙龙，刘昱材，李学超，等．捏脊疗法作用机制及作用特点探讨［J］．中华中医药杂志，2015，30（8）：2852–2856.

［4］赵娜，范青，王金贵．小儿捏脊手法操作与“药性”探讨［J］．天津中医药，2018，35（3）：186–187.

# 案例 4　运用温通刮痧疗法改善卵巢癌腹腔镜术后患者脾胃虚寒证之腹胀

腹腔镜手术因切口小、恢复快等优点被广泛应用于妇科手术。腹胀是腹腔镜术后常见的并发症，发生率为 81% ～ 92%[1]。中医理论认为，术后患者气血均处于亏虚状态，加之离经之血阻塞脉道经络，使气血运行不畅，导致脏腑功能严重失调，三焦不畅，运化乏力，肠道气机不利，腑气不通致脾胃气机紊乱，气滞中焦而致腹胀[2]。西医学认为，术后腹胀主要与腹腔镜手术前肠道准备使消化液量减少、术中 $CO_2$ 气腹造成胃肠道静脉高碳酸血症、术后疼痛呻吟咽下大量气体有关，而药物麻醉、术中肠系膜损伤、腹腔内炎症刺激均可引起腹胀。腹胀严重时可使腹内压升高，下腔静脉回流受阻，诱发下肢深静脉血栓形成。手术后迅速恢复肠蠕动是预防术后并发症的关键措施。

## 一、案例导入

### （一）病例简介

曾某，女，56 岁，因“体检发现宫颈病变 1 月余”步行入院。

**既往史**：发现高血压病 9 年，血压最高达 180/90mmHg，目前口服苯磺酸氨氯地平片、厄贝沙坦片，血压控制尚可。

**现病史**：患者已绝经 1 年，绝经后无阴道出血，无白带增多，无腹痛腹胀等不适。1 月余前患者因体检发现 HPV31（+），宫颈液基薄层细胞学检测（TCT）不除外非典型鳞状上皮细胞（ASC-H）。阴道镜 + 宫颈活检：（宫颈 10 点）鳞状上皮内瘤变（CIN）Ⅱ～Ⅲ级，上皮湿疣样变。（宫颈 6 点）黏膜鳞状上皮消失，见 CIN Ⅲ级累腺。为求系统治疗，遂来我院门诊就诊而收入院。

**入院诊断**：中医诊断：癥瘕——肾虚血瘀证。西医诊断：①右卵巢高级别浆液性乳头状癌 IA 期。②左卵巢滤泡囊肿。③盆腔粘连。④高血压 3 级（很高危）。

## （二）病程介绍（表 3-7）

**表 3-7　病程介绍**

| 住院节点 | 病情及诊治过程 |
|---|---|
| 入院 | 患者步行入院，神志清，精神可，已绝经 1 年，绝经后无阴道流血，无白带增多，无腹痛腹胀等不适，纳眠可，二便调，近期无体重下降，舌淡暗，苔薄白，脉弦细。T 36.5℃，P 68 次 / 分，R 20 次 / 分，BP 122/76mmHg。予二级护理，低盐低脂饮食，监测血压，完善相关检查。拟在气管插管麻醉下行腹腔镜下全子宫切除术 + 双侧输卵管切除术 + 盆腔粘连松解术 + 阴道残端悬吊术 |
| 手术日 | 在气管插管麻醉下行腹腔镜下全子宫切除术 + 双侧输卵管切除术 + 盆腔粘连松解术 + 阴道残端悬吊术，手术时间 7 小时，术后留置盆腔引流管、尿管各 1 根。予一级护理、心电监护和低流量吸氧，抗感染、补液及营养支持；予红外线、子午流注等中医特色理疗以温经活络止痛，促进术后恢复；予肢体气压治疗防止静脉血栓形成；予热敷中药封包促进术后胃肠蠕动 |
| 术后第 1 天 | 患者神志清，精神尚可，血压稳定，自觉腹部胀满，腹部手术切口 VAS 疼痛评分 4 分，肠鸣音弱（1 次 / 分），未排气未排便，腹围 85cm，头晕乏力，电解质检查示血清钾 3.22mmol/L。予中药封包热敷腹部促进胃肠蠕动，指导翻身、床上气腹操及肺功能锻炼，暂禁食禁水，静脉补钾治疗 |
| 术后第 2 天 | 患者自觉腹部胀满，较前稍加重，腹部手术切口 VAS 疼痛评分 3 分，肠鸣音弱（1 ～ 2 次 / 分），腹部叩诊鼓音，腹围 89cm，未排气未排便，头晕乏力，血清钾 3.68mmol/L。予开塞露，每次 1 支，每 8 小时 1 次，塞肛，以促胃肠道蠕动；继续中药封包热敷腹部以促进胃肠蠕动 |
| 术后第 3 天 | 患者自觉腹部胀满疼痛不适，腹部手术切口 VAS 疼痛评分 6 分，肠鸣音弱（1 次 / 分），腹胀如鼓，腹部叩诊鼓音明显，腹围 95cm，头晕乏力，胸闷，恶心，畏冷恶风，无排气，血清钾 3.87mmol/L，P 82 次 / 分，R 22 次 / 分，BP 146/88mmHg。予腹部平片检查：排除肠梗阻可能，中上腹大量积气。予肛管排气，排出少量气体。协助下床活动，但患者身体虚弱，不愿下床活动。通过辨证予温通刮痧治疗后患者肛门排气 7 次，肠鸣音活跃（3 ～ 5 次 / 分） |
| 术后第 4 天 | 患者已排气，解稀水样便，腹胀减轻，肠鸣音 3 ～ 5 次 / 分。予半流质饮食，继续温通刮痧治疗 |
| 出院 | 患者胃肠功能逐渐恢复，腹胀缓解，恢复正常饮食，手术切口拆线，病情稳定出院，嘱按医嘱服药，定期门诊复查 |
| 出院后 2 周 | 对患者随访，手术切口已愈合，无不适 |

## 二、分析与讨论

### （一）专科及中医护理评估（表 3–8）

**表 3–8　专科及中医护理评估表**

<table>
<tr><th>评估维度</th><th colspan="3">具体内容</th></tr>
<tr><td rowspan="3">专科评估</td><td colspan="3">1. 肠鸣音弱（1 次 / 分），腹胀如鼓，腹部叩诊鼓音明显，腹围 95cm</td></tr>
<tr><td colspan="3">2. 腹部手术切口 VAS 疼痛评分 6 分，中度疼痛</td></tr>
<tr><td colspan="3">3. Caprinin 血栓风险评估 5 分，高风险</td></tr>
<tr><td rowspan="18">中医护理评估</td><td rowspan="5">望诊</td><td colspan="2">神：神清，精神状态欠佳</td></tr>
<tr><td colspan="2">面色：少华</td></tr>
<tr><td colspan="2">形：发育正常，形体中等</td></tr>
<tr><td colspan="2">态：行走乏力，无异常动作</td></tr>
<tr><td colspan="2">舌：舌淡暗，苔白腻，舌下络脉无明显青紫、迂曲</td></tr>
<tr><td rowspan="2">闻诊</td><td colspan="2">声音：气息平顺，语言清楚，语声较虚</td></tr>
<tr><td colspan="2">气味：无异常</td></tr>
<tr><td rowspan="10">问诊<br>（十问歌）</td><td>一问寒热</td><td>畏冷恶风，手足不温，喜热饮</td></tr>
<tr><td>二问汗</td><td>无动则出汗，有盗汗</td></tr>
<tr><td>三问头身</td><td>头晕乏力</td></tr>
<tr><td>四问便</td><td>无大便，小便调</td></tr>
<tr><td>五问饮食</td><td>胃胀，纳差</td></tr>
<tr><td>六问胸腹</td><td>胸闷，腹胀</td></tr>
<tr><td>七问官窍</td><td>无异常</td></tr>
<tr><td>八问睡眠</td><td>夜寐差，多梦，易醒</td></tr>
<tr><td>九问经孕</td><td>育有 3 子，已绝经 1 年</td></tr>
<tr><td>十问旧病</td><td>高血压病史 9 年</td></tr>
<tr><td>切诊</td><td colspan="2">脉：沉细</td></tr>
</table>

### （二）辨证施护

**1. 护理难点问题**

腹腔镜术后重度腹胀。

**2. 辨证思路**

经常规治疗措施干预后患者的腹胀没有得到缓解，故从中医角度出发，对病因病机进行分析认为：手术导致患者的脏腑生理功能受损，体内阴阳平衡失调，气机升降失常，腑气不通，导致腹胀。结合患者畏冷恶风、手足不温、舌淡暗、苔白腻、脉沉细，考虑患者为脾胃虚寒证，故在治疗上予灸法温养脾胃，促进胃肠蠕动。

**3. 证候施护**

（1）关注：阴道流血的量、性质；手术部位的疼痛情况、性质；切口敷料的情况；各管道固定通畅的情况及性质。

（2）中药封包热敷：将装有小茴香、吴茱萸、大腹皮、厚朴、枳实的中药封包加热后外敷上、中、下脘，以行气降逆，健脾和胃。每日 2 次，每次 15 ～ 20 分钟。

（3）腹部温通刮痧疗法：将艾炷插入刮痧罐中固定，点燃艾炷；患者取侧卧位，清洁背部皮肤，涂润滑油，试温，待罐身发热后先灸大椎穴开穴升阳，再轻刮督脉及膀胱经至皮肤微红发热以提升阳气；重点取脾俞、胃俞进行灸疗，每穴灸 2 分钟；患者取平卧位，取中脘、天枢、足三里进行点按点灸，每穴 2 分钟；最后用发热的罐身在腹部进行顺时针揉刮 5 分钟。每日 1 次，每次治疗时间 25 ～ 30 分钟。

（4）生活起居：阴道流血患者需注意会阴部卫生，勤更换卫生巾或护垫，每天晚上睡前用温热的流动水冲洗外阴，避免合并感染。

（5）饮食指导：指导进食药膳粥如山药排骨粥、砂仁粥、黄芪瘦肉汤、陈皮泡水代茶饮以健脾益气行气。

（6）情志调理：与患者多沟通交流。根据中医五行理论，指导患者选用宫调式曲目如《无锡景》《沧海一声笑》等和徵调式曲目如《洞庭秋思》《渔歌》等，入脾心二经，以达补气健脾、调达升降、安神定志之效。分别于午休和晚上入睡前聆听，每次 20 ～ 30 分钟。

（7）运动指导：鼓励患者积极进行气腹操及呼吸功能锻炼；在病情允许的情况下，鼓励患者早期下床活动。

## 三、按语

患者行子宫全切手术，手术时间长、手术范围大、腔镜手术致 $CO_2$ 残留、麻醉药物的影响、低血钾及术后身体虚弱、活动减少都是导致术后发生腹胀的原因。从中医角度考虑，发生腹胀的原因主要是手术创伤导致气血亏损，且术后患者大多气血瘀滞，导致患者机体运化失调，胃肠功能发生了改变，不能正常进行胃肠蠕动。因此，患者的治疗护理应以健脾和胃、行气导滞为主。

结合患者的中医证型——脾胃虚寒证，在治疗上使用灸法可起到温阳补虚、行气活血、祛寒逐湿的作用，并且艾灸的药性及热力可以通过体表穴位进入体内，调节人体代谢能力及免疫功能，改善局部血液循环，符合辨证施护的原则。本案运用温通刮痧疗法，先灸大椎穴以开穴升阳，再刮督脉及膀胱经以提升阳气；重点灸疗脾俞、胃俞以调动全身气血，温补阳气，调理脏腑；再取平卧位揉刮中脘、天枢、足三里穴，以健脾温阳；为了增强疗效，最后用发热的罐身在腹部进行顺时针揉刮。该疗法将灸法、刮痧及推拿手法相结合，通过温热刺激促进腹部血液循环，从而达到了温经散寒、温养脾胃、促进排气的效果。

## 【知识小锦囊】

**脾胃为元气之本，生命之源**

脾胃是气血生化之源，元气之本。人体一切生命活动和脏腑功能均依靠气血的供应，而脾胃乃“气血阴阳之根蒂”，为产生气血之源泉。金元时期著名医学家李东垣在《脾胃论·脾胃虚实传变论》中提出：“元气之充足，皆由脾胃之气无所伤，而后能滋养元气。若胃气之本弱，饮食自倍，则脾胃之气既伤，而元气亦不能充，而诸病之所由生也。”由此可见，脾胃是元气之本，元气是健康之本，脾胃伤则元气衰，元气衰则疾病生。

## 【参考文献】

［1］向清华，杨海江，张瑶瑶. 远端取穴埋针对预防子宫肌瘤腹腔镜术后腹胀的效果［J］. 上海护理，2018，18（12）：65-66.

［2］文军英. 中药穴位贴敷应用于妇科腹腔镜术后腹胀的效果观察［J］. 天津护理，2020，28（1）：96-97.

# 案例5　应用蜜芽太极罐疗法改善百日咳综合征患儿的症状

小儿百日咳综合征是由腺病毒、呼吸道合胞病毒、肺炎支原体、巨细胞病毒感染等引起的难以与百日咳区别的一组症状群。中医学称百日咳综合征为“顿咳”，临床上以发作性痉挛性咳嗽、咳嗽末伴高音调鸡鸣样吼声为特征。中医学认为，其病因为外邪袭肺，邪热内陷，肺失肃降，肺气上逆，导致痰热痹阻于肺，从而出现咳喘、憋咳、气促等症状[1]。有研究显示，百日咳综合征的发病率较高，病程可长达几个月，是儿童常见的呼吸系统疾病，并具有传染性。临床上治疗此病的常用药物有祛痰药、抗病毒药物、止咳药及抗生素等，但长期用药导致的不良反应较多，且部分患儿疗效不佳[2]。近年来随着医学的发展进步，中西医内治法和外治法结合治疗的优势逐渐显现，患儿的接受度较高，其中中医外治法疗效显著，在临床的应用广泛[3]。

## 一、案例导入

### （一）病例简介

郭某，男，4岁，因“反复咳嗽半个月，加重伴发热3天”入院。

**既往史：**既往5次肺炎住院病史。

**过敏史：**牛奶、鸡蛋、小麦。

**现病史：**患儿半个月前无明显诱因出现咳嗽，有痰未咳出，咳甚则干呕，伴鼻塞，流清黄涕，无发热，无气喘气促，无寒战及抽搐，先后多次至我院门诊就诊，门诊检查示肺炎支原体（+）、百日咳IgM抗体（+），先后予阿奇霉素、罗红霉素、富马酸氯马斯汀口服，患儿咳嗽、流涕症状反复。3天前患儿咳嗽加重并伴持续性低热，热峰值38℃，今再次至我院门诊复诊，门诊医师予完善胸片检查后以支气管肺炎收住入院。

**入院诊断：**中医诊断：①顿咳——风热郁肺证。西医诊断：①百日咳综合征。②支原体肺炎。

## （二）病程介绍（表 3–9）

**表 3–9　病程介绍**

| 住院节点 | 病情及诊治过程 |
| --- | --- |
| 入院 | 患儿神清，精神萎靡，低热，体温 37.8℃，阵发性咳嗽，咽部充血疼痛，偶有黄痰伴质黏，进食少，偶有痉挛性咳嗽，咳嗽末无鸡鸣样吸气性吼声，咳甚则呕吐胃内容物，有痰未咳出，轻度鼻塞、流黄涕，无寒战抽搐，无皮疹，纳食、睡眠欠佳，小便可，大便偏稀。予一级护理，清淡饮食，飞沫隔离，单人房间，留陪护 1 人。中医外治法予穴位敷贴，每日 1 次，取穴肺俞、风门、曲池、足三里、中脘，以宣肺化痰、止咳利咽；小儿推拿，每日 1 次，以退热止咳；退热散泡脚，每日 2 次，以解表退热。中药治疗予麻杏石甘汤加减。西医治疗予抗生素头孢地嗪钠抗感染，盐酸左西替利嗪口服溶液、盐酸异丙嗪片、氨茶碱、克拉霉素片止咳、抗过敏，氨溴索化痰，维生素 C、维生素 $B_6$ 补液。同时予开喉剑喷雾剂喷喉、氧气雾化吸入，每日 3 次 |
| 住院第 2 天 | 患儿全天体温最高 37.5℃，血常规 +CRP+ 降钙素原感染指标升高，考虑细菌感染，予口服克拉霉素片抗感染，富马酸氯马斯汀 + 孟鲁司特钠咀嚼片抗过敏，氨茶碱片扩张支气管。患儿阵发性咳嗽，晨起及夜间明显，伴喉间痰鸣，痉挛性咳嗽 |
| 住院第 3 天 | 患儿全天体温正常，夜间仍然剧烈咳嗽，呕吐胃内容物 1 次，非喷射性，非咖啡样，予红外线照射腹部，中药治疗改用止嗽散合小青龙汤加减，停用穴位敷贴治疗，退热散泡脚改为白天和晚上睡觉前各 1 次，增加蜜芽太极罐疗法以宣肺降逆止咳，隔日 1 次，并行个性化中医调护 |
| 住院第 5 天 | 患儿晨服中药后呕吐 1 次，伴腹部不适，暂停服用中药，予红外线照射腹部，双歧杆菌三联活菌肠溶胶囊调节肠道菌群。患儿白天咳嗽较前好转，晨起偶咳，夜间仍咳嗽频繁，无痉挛性咳嗽，咳白色黏痰，胃口好转，能少量多次进食。复查降钙素原 + 血常规 +CRP，各项指标明显转好。肺功能检测示中度阻塞性潮气肺功能障碍 |
| 住院第 6 天 | 患儿频繁干呕，停服克拉霉素片，加用肌酐注射液护肝，碳酸氢钠纠正酸中毒，停用氨茶碱。患儿白天咳嗽明显好转，仍以夜间咳嗽为主，易惊醒，继续予蜜芽太极罐疗法，每日 1 次。纳食差，予参苓白术散加减健脾补气益肺 |
| 住院第 9 天 | 患儿咳嗽明显好转，咳嗽力度减轻，白天偶有短暂咳嗽，夜间阵发性咳嗽间歇时间变长 |
| 出院 | 患儿精神可，白天活动后偶有咳嗽，夜间无咳嗽，家属要求出院，嘱出院 3 日后门诊复诊 |

## 二、分析与讨论

### （一）专科及中医护理评估（表 3-10）

**表 3-10　专科及中医护理评估表**

<table>
<tr><th>评估维度</th><th colspan="3">具体内容</th></tr>
<tr><td rowspan="2">专科评估</td><td colspan="3">1. Humpty Dumpty 儿童跌倒风险评分 10 分，低风险</td></tr>
<tr><td colspan="3">2. 咳嗽症状评分 4 分，中度</td></tr>
<tr><td rowspan="18">中医护理评估</td><td rowspan="5">望诊</td><td colspan="2">神：神志清，精神萎靡，双目暗淡</td></tr>
<tr><td colspan="2">面色：萎黄</td></tr>
<tr><td colspan="2">形：发育正常，无异常动作</td></tr>
<tr><td colspan="2">唇：口唇淡红</td></tr>
<tr><td colspan="2">舌：舌质红，苔黄</td></tr>
<tr><td rowspan="2">闻诊</td><td colspan="2">声音：言语清晰，呼吸平稳，闻及咳嗽咳痰，呼吸音粗糙，可闻及湿啰音</td></tr>
<tr><td colspan="2">气味：无异常</td></tr>
<tr><td rowspan="10">问诊（十问歌）</td><td>一问寒热</td><td>无恶寒，间断性发热，外热内虚</td></tr>
<tr><td>二问汗</td><td>夜间虚汗</td></tr>
<tr><td>三问头身</td><td>形体正常，无异常动作</td></tr>
<tr><td>四问便</td><td>大便 1 ～ 2 天 1 次，大便偏稀，小便正常</td></tr>
<tr><td>五问饮食</td><td>食欲减退，偶有恶心欲吐</td></tr>
<tr><td>六问胸腹</td><td>无心慌胸闷</td></tr>
<tr><td>七问聋</td><td>无异常</td></tr>
<tr><td>八问渴</td><td>口干口臭</td></tr>
<tr><td>九问睡眠记忆力</td><td>睡眠浅，易咳醒，记忆力正常</td></tr>
<tr><td>十问疼痛</td><td>咽部充血，早起咽痛明显</td></tr>
<tr><td>切诊</td><td colspan="2">脉：浮</td></tr>
</table>

## （二）辨证施护

**1. 护理难点问题**

患儿夜间咳嗽频繁，咽部轻度疼痛，用药进食依从性差。

**2. 辨证思路**

本病主要病机为邪郁肺卫，与伏痰搏结，阻遏气道，肺气上逆为患。病位主要在肺，常犯胃、伤肝。患儿年弱，体禀不足，正气亏虚，不耐邪毒痰热之侵，在病之初期证多属实，后期则可见虚证或虚实夹杂之证。初咳期风邪从口鼻而入，袭侵于肺卫，可见发热，鼻塞流涕，咳嗽日渐增剧，入夜加重，痰白稀少或黏稠不易咳出。时邪有兼夹风热者，则痰稠不易咳出，苔薄黄。邪在卫表，故脉浮。此期多经历 1 周左右，以肺卫表证为主，治疗以疏风清热宣肺为主。若咳嗽较重，呕吐痰涎及乳食，有碍脾胃，运化失司，再滋生痰浊壅肺，又致痉咳，形成恶性循环，病程绵长不愈。肺气上逆，胃失和降，肺胃同病，是初咳期最常见的兼证，治以宣肺化痰为主，降逆和胃为辅．使肺胃之气同降，以达祛痰止呕之目的。在恢复期，宜益气养阴、补肺健脾以扶正固本。针对疾病不同时期的表现，给予不同的中医护理方法与用药。

**3. 证候施护**

（1）关注：患儿发热、汗出情况，定时测量体温，做好记录；指导家属协助患儿少量多次饮温水，出汗后及时更换衣物。

（2）咳嗽咳痰护理：端坐卧位或者侧卧位是有利于患儿咳嗽咳痰的卧位；痉咳时给予氧气雾化吸入；指导家属正确的背部叩击方法，即用力均匀，手握空心掌，由下至上，自两边往中间叩击数分钟，以协助分泌物的排出；咳嗽引起呕吐时，头偏向一侧，避免呛入气管，并及时清理呕吐物，保持口腔卫生。

（3）蜜芽太极罐疗法：选穴肺俞、风池、风门、大椎、太渊，以清热疏风解表，重点在肺俞进行闪罐数次以调理肺气。选择大小合适的罐。①刮项背（图 3–15）：沿督脉风府刮至身柱，沿双侧少阳胆经风池刮至肩井，沿双侧膀胱经天柱刮至肺俞，手法轻快，力度均匀，以出透痧为宜。在肺俞、风门留罐，每穴留 2 ～ 5 分钟，或出痧即可。②刮胸部：先沿着任脉从天突刮至膻中，然后横向刮拭肺部体表投影区，最后在天突定罐吸痧。③刮天突（图 3–16）：用走罐法自天突行至廉泉，自下而上地提拉走动（将蜜芽太极罐吸附到表皮，然后向相反的方向拉至皮肤绷紧，再将蜜芽太极罐沿经络走行提拉罐体，重复进行自下而上的提拉动作），以皮肤潮红为度。一般颈部中间走 10 遍，颈部左右两侧自气舍至人迎各走 10 遍。再用抖罐法向左右方向抖动数下，来松解穴位。④刮肺经：咳嗽有痰者刮肺经，从肺经肘关节处的尺泽开始，一直刮至大拇指桡侧的少商，力度由轻到重，微微出痧即止。

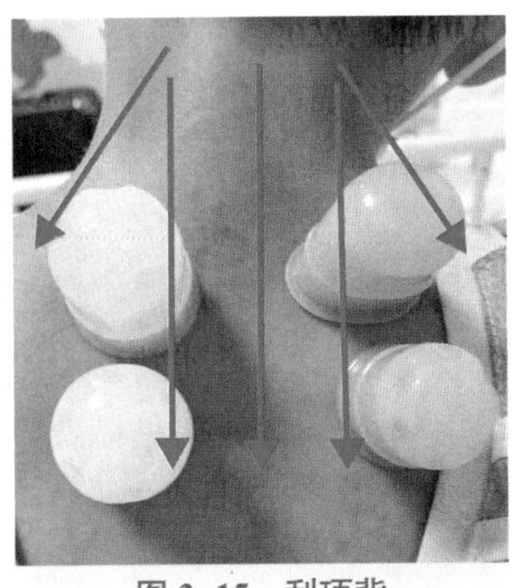
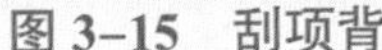

图 3-15　刮项背

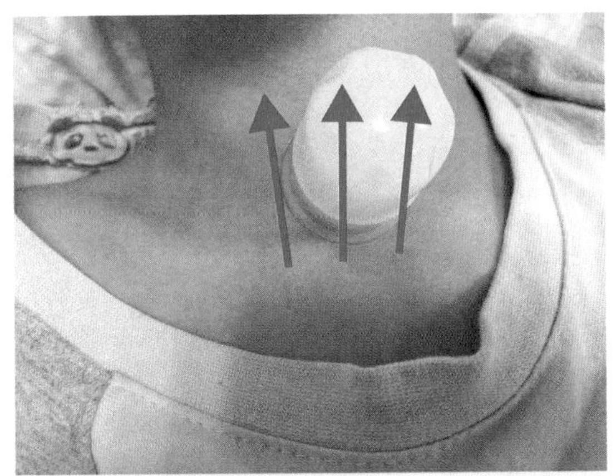

图 3-16　刮天突

（4）生活起居：环境安静舒适，保持室内温度、湿度适宜，温度维持在 18 ～ 22℃，湿度以 50% ～ 60% 为宜。加强室内通风换气，开窗通风。病房内使用空气负离子消毒器消毒，每日 2 次。减少家属探视，对患儿实行床旁隔离，并做好消毒隔离措施。

（5）饮食指导：忌肥腻、辛辣刺激之品；食物品种多样化，以增进食欲。推荐食疗方：核桃冰糖梨、沙参麦冬粥。

（6）情志调理：向家长讲解百日咳的病因、症状及护理措施，并向家长交代各项治疗的作用及注意事项，以减少家长的焦虑，建立良好的护患关系。与患儿多沟通交流，缓解患儿不适紧张的心理。

### （三）特色中医护理技术简介——蜜芽太极罐疗法

蜜芽太极罐从传统火罐演变而来，由硅胶材料制成，轻便、安全、使用简单。蜜芽太极罐疗法以中医经络腧穴理论为指导，通过负压使罐体刺激经络穴位，通过反复刮拭、拔罐、定罐等，使局部皮肤表面出痧，逐邪外出。其有不同颜色及型号的硅胶罐，针对儿童娇嫩的体质专门研发。蜜芽太极罐疗法集拔罐、刮痧于一体，既有拔罐之功能，又兼具刮痧之效果，是对传统刮痧拔罐进行延伸和创新的一种疗法。其通过经络的传导作用，起到祛除体表之邪、疏通脏腑经气之功[4]，可用于治疗发热、咳嗽、感冒、呕吐、便秘、泄泻等实证疾病，并可根据患儿的耐受程度随时调整手法轻重，具有出痧快、耗时短、疼痛感小的特点。

**1. 蜜芽太极罐疗法适应证**

（1）感冒、咳嗽、哮喘、肺炎、支气管炎等呼吸系统疾病。

（2）消化不良、腹胀、腹痛、积滞、便秘、腹泻等消化系统疾病。

**2. 蜜芽太极罐疗法禁忌证**

（1）急性病、传染性疾病慎用。

（2）白血病、血小板减少症慎用。

（3）刮治部位的皮肤有溃烂、损伤、炎症者不宜用。

（4）大病初愈、重病、气虚血亏及饱食、饥饿状态下不宜用。

（5）严重外伤、缝合伤口局部、治疗部位有金属异物者禁用。

**3. 操作方法**

一般 5 岁以下儿童常用 1 号、2 号罐；3 号罐适用于 5 岁以上的儿童或者体形比较结实的儿童。操作：①1 号罐（最小的罐）刮痧：先把刮痧油涂于罐口凹陷处，共涂圆周的 1/4，挤压罐身吸住皮肤，向下拉动。一般刮 20 ～ 30 次即可出痧。②拔罐：用 2 号罐，先把罐放在皮肤表面，用拇指按压，直至罐中央接触到皮肤表面，然后放手。用 3 号罐把罐往内翻，使罐中央接触到皮肤表面后，先把罐外翻，使罐边缘紧贴皮肤后放手。拔罐时间：小于 1 岁者 1 ～ 2 分钟，大于 3 岁者不超过 8 分钟。

**4. 操作注意事项**

（1）治疗后局部会出现红紫色痧点或瘀斑，为正常表现，数日可消除。

（2）治疗结束后嘱患儿饮用一杯温水，以补充体内消耗的津液，促进新陈代谢。

（3）注意保暖，4 小时内不宜洗澡，以免感受风寒之邪。

（4）刮痧后身体轻微的疲惫感属正常的反应，不必紧张，注意多卧床休息。

（5）蜜芽太极罐每次使用后用清水清洗，送供应室消毒备用。

## 三、按语

百日咳综合征临床多表现为痉挛性咳嗽，咳嗽剧烈时出现面色潮红、呕吐等，且夜间多发，尤其在情绪波动、咽部检查时会诱发。而百日咳综合征合并支气管肺炎的临床表现更加明显，除对症治疗外，还需相应的护理干预。蜜芽太极罐可以有效提高临床疗效，缩短病程，提升舒适感。

### 【知识小锦囊】

**清咽利喉第一穴——天突**

天突穴属任脉，又名玉户、天瞿，为阴维、任脉之会，位于颈前区，前正中线上，胸骨上窝中央。本穴内应肺系，外通气窍，为气息出入之要塞，可通利肺气、宽胸理气、清咽开音，主治咽喉部多种疾病，临床上应用较多的是咽喉炎、支气管炎、支气管哮喘、肺炎、甲状腺肿大等。在天突穴针刺、艾灸、按摩、敷贴，往往可有立竿见影的效果。

## 【参考文献】


［1］孙婷，沈佳颖，韩海琼．倪菊秀治疗小儿百日咳痉咳经验探析［J］．中国中西医结合儿科学，2020，12（6）：559-561.

［2］张向峰，陆凤霞，李会娟，等．灯台叶颗粒治疗类百日咳综合征临床研究［J］. 中西医结合研究，2021，13（1）：8-10.

［3］赵文琴．中西医结合治疗百日咳综合征的效果分析［J］．当代医药论丛，2023，21（8）：15-17.

［4］黄燕芳，游晓珊．蜜芽罐刮痧在外感发热患儿高热期的护理干预效果实验［J］. 智慧康，2022，8（31）：184-188.

# 案例6　运用砭石灸疗法改善五迟患儿功能性便秘

《诸病源候论》载有“头发不生候”“齿不生候”“四五岁不能语候”“数岁不能行候”，以及“胯骨弱，则不能立矣”。《张氏医通》曰：“五迟者，立迟、行迟、齿迟、发迟、语迟是也。”五迟为小儿生长发育迟缓的疾病，多因患儿先天禀赋不足，后天喂养失宜，中焦脾胃功能失调，气血生化乏源，导致脏腑肌肉均失于濡养而发病。其脏腑功能失调，大肠传导糟粕失司，导致多数患儿伴有便秘，给患儿的生长发育及临床治疗带来困难[1]。小儿功能型便秘在临床上更为常见，占小儿便秘的90%以上。[2]中医学认为，五迟患儿禀赋不足，加之后天失调，脾虚气虚是其特发性便秘的重要病机，治疗护理以补中益气、补脾益肠为主。

## 一、案例导入

### （一）病例简介

龚某，女，3岁，因“发现眼神异常、运动发育落后2年余”步行入院。

**既往史：**先天性心脏病手术病史，反复呼吸道感染、喘息性支气管炎病史，习惯性便秘半年余。

**过敏史：**鸡蛋、牛奶。

**现病史：**家属于患儿5月龄时发现其眼神不看人，7月龄时不会坐，于外院治疗（具体不详），间断行康复治疗后症状有所好转，现因未规律治疗致症状反复，由门诊以全面发育迟缓收入我科。

**入院诊断：**中医诊断：五迟——脾肾两虚证。西医诊断：①全面发育迟缓。②染色体异常。

### （二）病程介绍（表 3–11）

**表 3–11　病程介绍**

| 住院节点 | 病情及诊治过程 |
| --- | --- |
| 入院 | 患儿入院症见：①认知与理解方面：听指令可，可指认五官及常见物品，能分辨大小、颜色，数数可 1～20，不认识方位。②言语方面：可主动语言，以双字词为主，能说 5～6 字短句，缺乏逻辑性，发音欠清晰，可用手势表达需求。③运动方面：可快走，可手扶两步一阶上下楼梯，不会跑、跳，可扔球，可串珠子，搭积木只会搭高，不会模仿搭形状，不会模仿画图形。④社交方面：眼神对视可，有社交欲望，能与同龄儿童玩追逐游戏，缺乏社交技巧，不畏生人。⑤自理方面：可示意二便，如厕需辅助，可用勺子吃饭。患儿 3 天未解大便，腹部胀满，遵医嘱予开塞露通便，解黄色硬结便 1 次。中医治疗以补益脾肾、安神益智为治法，予中药熏洗、针灸、口服中药等；西医予感觉统合训练、运动发育迟缓训练、听力整合及言语训练、作业疗法、手功能训练，心理治疗配合冲动行为干预，行为矫正治疗 |
| 住院第 3 天 | 患儿 3 日未解大便，腹部胀满，予增加腹舒贴（贴神阙穴）及小儿推拿 |
| 住院第 4 天 | 患儿仍未解大便，腹部胀满，纳差。查阅文献，医护讨论，更改方案，予砭石灸疗法熨烫腹部 |
| 住院第 5 天 | 患儿自行解黄色硬便 1 次，继续予砭石灸疗法熨烫腹部，隔日 1 次 |
| 出院 | 患儿本阶段治疗完成，言语、运动方面有所进步，每 1～2 天可自行解大便 1 次，大便性状、排便困难程度、排便时间、腹部胀满情况均明显改善，遵嘱予办理出院 |
| 出院后 1 个月 | 随访，患儿神清，精神可，眼神对视可，有社交欲望，能与同龄儿童玩追逐游戏，认知较前提高，主动语言增多，情绪稳定，排便情况同出院时，效果满意 |

## 二、分析与讨论

### （一）专科及中医护理评估（表 3–12）

**表 3–12　专科及中医护理评估表**

| 评估维度 | 具体内容 |
| --- | --- |
| 专科评估 | 1. Bristol 大便分类法 Ⅰ 型 |
| | 2. Wexner 便秘量表评分 18 分 |
| | 3. Humpty Dumpty 儿童跌倒风险评分 17 分，高风险 |

续表

| 评估维度 | 具体内容 | | |
|---|---|---|---|
| 中医护理评估 | 望诊 | 神：神清，精神可 | |
| | | 面色：面白少华 | |
| | | 形：形体适中 | |
| | | 态：无异常动作 | |
| | | 舌：舌淡，苔薄白，舌下络脉未见异常 | |
| | 闻诊 | 声音：言语欠清晰，呼吸平稳 | |
| | | 气味：无异常 | |
| | 问诊（十问歌） | 一问寒热 | 平素四肢偏凉，尤冬季畏寒怕冷 |
| | | 二问汗 | 无异常 |
| | | 三问头身 | 无头晕头痛 |
| | | 四问便 | 大便难解，每周 1 ～ 2 次，质干硬，小便正常 |
| | | 五问饮食 | 胃纳可 |
| | | 六问胸腹 | 无胸闷，腹部胀满 |
| | | 七问聋 | 听力正常 |
| | | 八问渴 | 口不渴 |
| | | 九问睡眠记忆力 | 寐眠一般，眠时喜翻动，记忆力一般 |
| | | 十问因 | 先天禀赋不足，后天失养 |
| | 切诊 | 脉：沉细 | |
| | | 腹部：腹壁胀满，无压痛及反跳痛，无包块 | |

### （二）辨证施护

**1. 护理难点问题**

患儿顽固性功能性便秘。

**2. 辨证思路**

肾主骨生髓，先天不足肾精亏虚，后天失养气血乏源，发为血之余，故见发迟；肝主筋，血虚不能濡养筋脉，筋失所养则致立迟、行迟；心为君主之官，心血亏虚，不能濡养心神，言为心声，故见语迟。患儿先天禀赋不足，后天喂养失宜，小儿心肝有余而脾肾常虚，中焦脾胃失养则气血生化乏源，气虚无力推动运化、血虚不能濡养肠道则大便干结难下；阳气亏虚、失于温煦则畏寒肢冷；血虚无以荣养则面白少华；患儿舌淡、苔薄白、脉沉细为脾肾两虚之象。本病病位在脾、肾，与肝、心关系密切。砭石灸疗法以脐部神阙穴为枢纽，基于脐与任脉外连，与五脏六腑相通的原理，通过砭石对腹部神阙、中脘、天枢、气海、关元等穴位的刺激，可激发全身经气，促进肠道蠕动，起到补肾健脾、调理肠道之功。

**3. 证候施护**

（1）小儿推拿：推拿手法选取补脾经、顺运外八卦、顺摩腹、推下七节骨、捏脊、推三关、揉肾俞和按揉足三里，每日 1 次，每次 30 分钟，以疏通经络、补益气血、补肾健脾益气、理肠通便。

（2）穴位敷贴疗法：将含有大黄、芒硝、泽泻等成分的腹舒贴贴于神阙穴，每日 1 次，每次贴 4 小时，以泻下导滞、行气通腑。

（3）砭石灸疗法：于 9 ～ 11 时（脾经当令）行砭石灸治疗。操作方法：以烫熨、点按、揉的手法，在神阙、上脘、中脘、下脘、天枢、气海、大横、关元等穴位进行熨烫，隔日 1 次，每次 15 分钟。

（4）生活起居：调整作息，养成定时排便的习惯，鼓励患儿早晨 5 ～ 7 时如厕（大肠经气血旺盛，最有利于排泄）。

（5）饮食指导：多吃纤维素含量高的食物，主食不可太精细，多食蔬果谷类，多饮水。

（6）情志护理：宫音雄伟可入脾，选取《生命之根》《万象之母》《大地的爱恋》；羽音入肾，选取《洗净灵魂的深处》《生命源泉》等。二音可有效通调血脉，刺激患儿的脑部神经，稳定患儿情绪[3]。晚上临睡前聆听，每次 30 分钟。

### （三）特色中医护理技术简介——砭石灸疗法

砭石灸疗法，是集砭石、艾灸、推拿、按摩、熨烫于一体的疗法，其以中医经络腧穴理论为指导，利用砭石与艾火的交互作用，通过对人体穴位或其他部位进行温热刺激，使热力渗透传导至体内，达到调理气血、温经通络、祛湿逐寒、理气止痛、温运脾胃、通调肠腑的效果，目前已应用于诸多慢性病的治疗[4]。

**1. 砭石灸疗法适应证**

（1）呼吸系统疾病，如肺炎、急慢性支气管炎。

（2）消化系统疾病，如慢性功能性便秘。

（3）关节疼痛、痛经等痛症。

**2. 砭石灸疗法禁忌证**

（1）过饥、过饱、过劳、情绪不稳者禁用。

（2）艾绒、烟雾过敏者禁用。

（3）实热证或阴虚发热等热证禁用。

（4）小儿未闭合的囟门处、孕妇腰骶部、皮肤破溃处禁用。

**3. 腹部操作方法（图 3–17 ~ 图 3–22）**

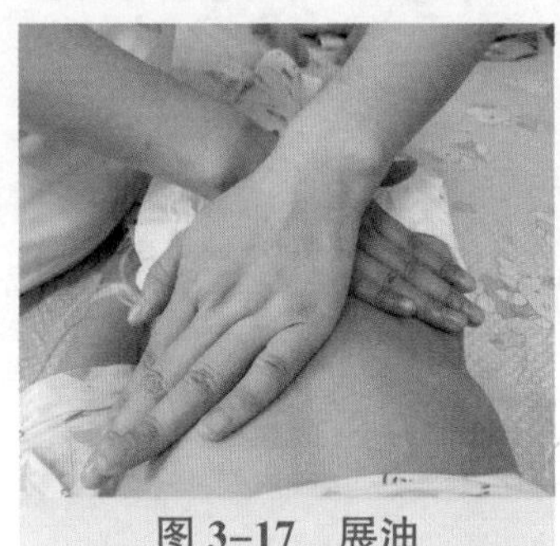

图 3–17　展油

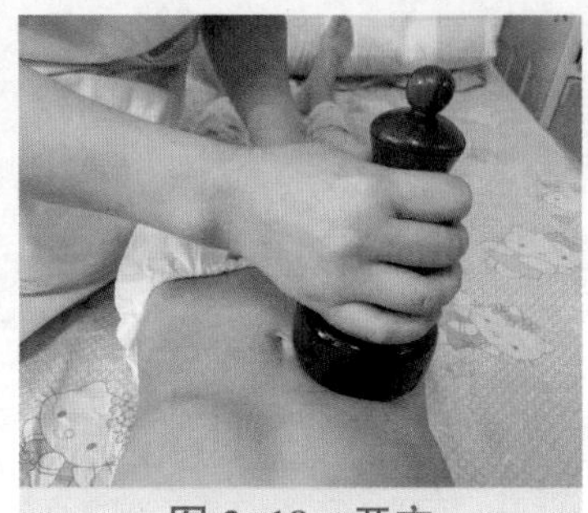

图 3–18　开穴

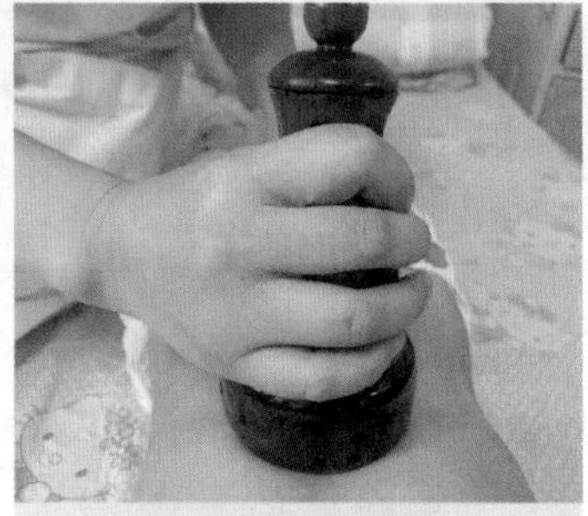

图 3–19　直推

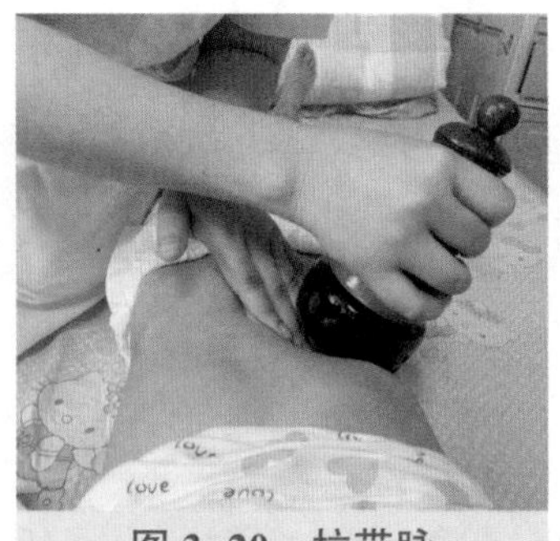

图 3–20　拉带脉

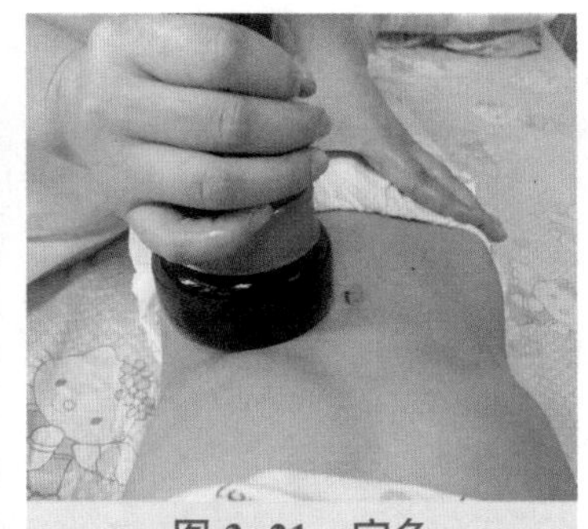

图 3–21　定灸

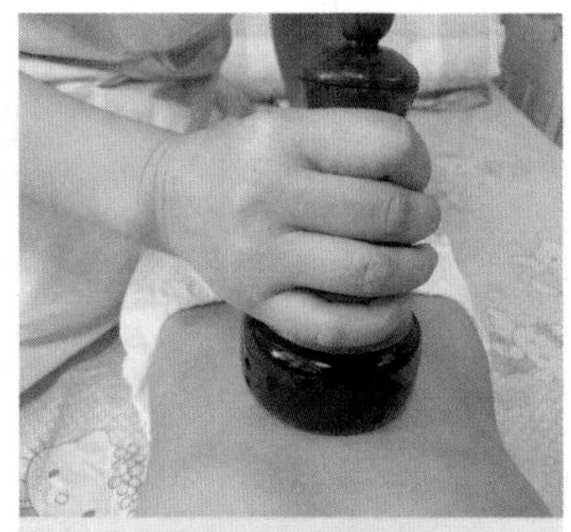

图 3–22　回旋灸

**4. 操作注意事项**

（1）砭石灸结束后，多饮温开水；4 小时内不沐浴，避免风扇、空调直吹，避免受风寒。

（2）不宜食用生冷食物。

## 三、按语

小儿功能性便秘的中医临床治疗重在调理气血津液，不仅能有效缓解病情，而且不易产生药物依赖性。砭石灸疗法通过砭石的热辐射渗透结合艾灸的温热升阳作用，可激发经气，使气血流通于五脏六腑，起到调和阴阳、运脾通肠的作用。腹舒贴贴于神阙穴，可辅助增强肠道蠕动，改善便秘情况。本案例通过对患儿健康状况的全面评估，从饮食调护、中医特色疗法等方面进行精心的中医干预护理和治疗，使其康复达到了满意效果。

## 【知识小锦囊】

### 吐纳法

吐纳法有补气、行气、养血的功效，气可生血，亦可生津，故吐纳法具有养血行气、补血生津的效果，可调畅气机，缓解便秘症状。

操作方法：患者取仰卧位，放松身心，两手叠加置于脐下 3 寸的丹田部位，指导患者将意念集中于丹田，舌体轻抵上腭，口齿轻闭，鼻吸气，口呼气。吸气时将气慢慢引至丹田（小腹随吸气渐渐鼓起），自然地稍作停顿；呼气时口齿略开，口呼气，气慢慢呼出。如此循环操作，每次训练 15 分钟，每日 2 次。

## 【参考文献】

[1] 王梦雪，任勤. 任勤辨治小儿便秘经验采撷 [J]. 中国民间疗法，2021，29（13）：49–51.

[2] 杨雪，陈耀华，韩常安，等. 中医外治法治疗小儿功能性便秘的研究进展 [J]. 内蒙古中医药，2023，42（2）：117–118.

[3] 刘娟，李昕，龙霏，等. 五音疗法结合针刺促进小儿脑瘫康复的效果观察 [J]. 湖南中医杂志，2020，36（2）：105–106.

[4] 张琳琳，彭思萍，杨海燕. 砭石温灸联合红外 / 红光治疗仪对糖尿病周围神经病变的临床效果分析 [J]. 中外医疗，2023，42（8）：32–35，40.

# 案例7　运用雷火灸疗法改善风寒袭络型周围性面瘫患儿的症状

周围性面瘫（peripheral facial paralysis，PFP），主要以颜面部表情肌瘫痪为临床特点，任何年龄均可发病，在儿童中较为常见，近年发病率有持续上升的趋势[1]。周围性面瘫临床西医治疗以抗病毒、糖皮质激素、营养神经等药物为主，但副作用明显[2]，儿童服药依从性差，使得西药在面瘫患儿中的应用受限，给治疗带来困难。该病在中医学中属于“口㖞”“卒口僻”及“面瘫”等范畴。中医学认为，该病多因体内正气不足，外邪侵袭头面，局部气血不畅，致颜面经络筋脉失养，肌肉松弛不收而发为口眼歪斜[3]，临床主要证型为风寒袭络证、风热袭表证、风痰阻络证，其中儿童周围性面瘫以风寒袭络证最为常见。

## 一、案例导入

### （一）病例简介

乔某，女，13岁，因“右眼睑闭合不全3天”步行入院。

**既往史：**无。

**现病史：**患儿于3天前一觉醒来出现右侧眼睑闭合不全，伴嘴角不能闭合、眉毛一高一低、口角歪斜、半边脸麻木，为求诊治，来我院门诊就诊而收入院。

**入院诊断：**中医诊断：面瘫——风寒袭络证。西医诊断：周围性面神经麻痹（右侧）。

### （二）病程介绍（表3-13）

**表3-13　病程介绍**

| 住院节点 | 病情及诊治过程 |
|---|---|
| 入院 | 患儿右眼睑闭合不全约3mm，右侧额纹消失，睡觉露睛，右侧鼻唇沟变浅，口角左歪，鼓腮、吹气时右侧口角漏气，进食时右侧牙缝遗留食物残渣，舌体右后侧味觉消失，纳眠一般。T 36.6℃，P 82次/分，R 22次/分，BP 107/65mmHg。体重45kg。予一级护理；西医予营养神经治疗；中医治疗以疏风散寒通络为法，方药予牵正散加减，中医外治予针刺联合拔罐 |

续表

| 住院节点 | 病情及诊治过程 |
|---|---|
| 住院第 3 天 | 患儿神清，睡觉露睛现象未见明显好转，右侧眼睑闭合不全约 3mm，口角左歪缓解，鼓腮吹气时右侧口角漏气稍有好转，舌体右后侧味觉稍有恢复 |
| 住院第 4 天 | 患儿神清，睡觉露睛现象稍好转，右侧眼睑闭合不全约 2mm，其他症状同前。请中医专科护理小组会诊，增加雷火灸、穴位按摩以加强舒筋活络、温经散寒之效，改善面部血液循环，促进患者面部神经改善。指导患儿进行面瘫康复训练 |
| 住院第 6 天 | 患儿睡觉露睛现象明显好转，右眼睑闭合不全约 1mm，口角左歪明显好转，鼓腮吹气时右侧口角漏气明显好转，舌体右后侧味觉恢复 |
| 出院 | 患儿病情稳定，准予出院，嘱门诊随诊及坚持面瘫康复训练 |
| 出院后 1 个月 | 对患儿随访，面瘫症状基本消失，治疗护理效果满意 |

## 二、分析与讨论

### （一）专科及中医护理评估（表 3–14）

**表 3–14　专科及中医护理评估表**

| 评估维度 | 具体内容 | | |
|---|---|---|---|
| 专科评估 | 1. 面神经功能分级（House–Brackmann）18 分，Ⅲ级，中度功能障碍 | | |
| | 2. 贝尔（Bell）征（+），右眼闭合不全，睡觉露睛 | | |
| | 3. Humpty Dumpty 儿童跌倒风险评分 8 分，低风险 | | |
| 中医护理评估 | 望诊 | 神：神清，精神一般，双目灵活，明亮有神 | |
| | | 面色：光明润泽 | |
| | | 形：形体适中，无异常动作，右侧额纹消失，右眼睑闭合不全，睡觉露睛，右侧鼻唇沟变浅，口角左歪，鼓腮、吹气时右侧口角漏气 | |
| | | 态：无异常动作 | |
| | | 舌：舌淡，苔白腻，舌下络脉未见异常 | |
| | 闻诊 | 声音：言语清晰，呼吸平稳 | |
| | | 气味：无异常 | |
| | 问诊（十问歌） | 一问寒热 | 稍怕冷，畏寒 |
| | | 二问汗 | 偶有汗出 |
| | | 三问头身 | 无 |

续表

| 评估维度 | 具体内容 | | |
|---|---|---|---|
| 中医护理评估 | 问诊（十问歌） | 四问便 | 二便调 |
| | | 五问饮食 | 纳食一般 |
| | | 六问胸腹 | 无心慌胸闷 |
| | | 七问聋 | 无异常 |
| | | 八问渴 | 无口干口苦 |
| | | 九问睡眠记忆力 | 睡眠一般，记忆力正常 |
| | | 十问疼痛 | 无疼痛 |
| | 切诊 | 脉：浮紧 | |

## （二）辨证施护

**1. 护理难点问题**

患者眼睑闭合不全未见好转。

**2. 辨证思路**

小儿脾常不足，脾胃为气血生化之源，脾不足则气血生化亦不足，导致脉络空虚，一旦起居不慎，则易致外邪乘虚而入。本病患儿因外感风寒而发病，风性开泄，可致肌肤腠理毛孔打开，故有汗；寒性收引，可致经脉拘紧，风邪易袭阳面，风寒同时侵袭人体头面，故见口角歪斜，畏寒。本病病位在面部经络，病性属本虚标实。面瘫的内因为机体的气血亏虚、正气不足、脉络空虚，外因为风寒之邪侵袭头面部的手、足阳经，内因与外因共同作用使面部气血运行失调，经络失养，筋肉纵缓不收而发生面瘫。其中医辨证为风寒袭络证，治则为疏风散寒通络。

**3. 证候施护**

（1）关注：患儿眼睑闭合的情况。

（2）穴位按摩：重点按揉阳白、太阳、下关、颊车、四白、迎香、地仓，每日 1 次，每次 15 ～ 20 分钟。

（3）雷火灸疗法：患者取舒适体位，将艾条点燃，固定在单头灸具上。距离皮肤 2 ～ 3cm，先灸患侧眼部及双侧面部，用横向灸或纵向灸法均可，每晃动灸 10 次，用手压一下皮肤，以所灸部位灸红灸热为度；用雀啄法，距离穴位 1.5cm，灸患侧穴位（鱼腰、四白、迎香、颊车、下关、合谷），每雀啄 9 次为 1 壮，每壮之间用手压一压，每穴各雀啄灸 7 壮；用螺旋灸法，灸患侧耳部，距离皮肤 2 ～ 3cm，每旋转 8 次为 1 壮，每壮之间用手按压一下，灸至前后耳郭发红。每日 1 次，每次 15 ～ 20 分钟。

（4）拔罐疗法：①取患侧穴位（阳白、颧髎、太阳、四白、颊车、地仓）闪罐，每穴闪 3 ～ 5 次，以皮肤微红为度。②沿地仓→下关→太阳→阳白穴→发际处走罐，每处游走 3 ～ 5 次，以皮肤微红为度。每日 1 次，每次 15 ～ 20 分钟。

（5）饮食护理：治疗期间，可选食大豆、葱白、生姜等辛温祛风散寒之品，禁食油腻、生冷瓜果及冷饮。

（6）起居护理：采取避风措施，注意面部保暖。因灸疗后头面部的血管处于舒张状态，容易受到风寒侵袭而加重病情，故需嘱患儿避免冷风直吹面部，减少外出，外出时要加戴口罩和墨镜。指导患儿按时休息，保证充足的睡眠。

（7）情志调理：与患者多沟通交流。根据中医五行理论，可选商、角、宫、徵调式音乐，如《小胡笳》《江河水》《姑苏行》《鹧鸪飞》《蓝色多瑙河》《春之声圆舞曲》《江南好》《春江花月夜》《月儿高》等，入肺、肝、脾、心四经，以达补气健脾、调达升降、安神定志之效，分别于午休和晚上入睡之前聆听，每次 20 ～ 30 分钟。

（8）康复护理：指导患儿进行面瘫康复训练，包括抬眉训练、闭眼训练、耸鼻训练、示齿训练、努嘴训练、鼓腮训练等，每个动作做 10 ～ 20 次，每日 2 ～ 3 次。

## 三、按语

面瘫患者的康复护理是一个循序渐进的过程，可靠的防治措施不只限于常规的用药治疗，对患者实施早期的中西医联合康复管理，可以加快恢复面部表情肌的功能。另外，采用中医特色护理技术雷火灸配合穴位按摩等方法，可起到祛风通络、散寒祛湿、疏调经筋之功，有效促进风寒袭络型面瘫患者面部功能的恢复，减轻患者的痛苦。

## 【知识小锦囊】

### 周围性面瘫的病位

《灵枢·经筋》记载："足之阳明、手之太阳，筋急则口目为噼，眦急则不能卒视，治皆如右方也。"明确指出眼睑不能闭合、口角歪斜多为足阳明和手太阳经筋失调所致，故治疗面瘫可选足阳明经和手太阳经穴位，如睛明、颊车、地仓、颧髎、巨髎、四白、承泣。

## 【参考文献】

［1］钟永英，曾金兰，黎爱珍．雷火灸在风寒证面瘫病人护理中的应用［J］．当代护士（中旬刊），2022，29（3）：35-37.

［2］刘兴国，周晟芳．针药结合分阶段治疗周围性面瘫风寒袭络证的临床疗效观察［J］．新疆医科大学学报，2023，46（5）：695-700.

［3］张宇．雷火灸手三里穴联合针刺治疗面瘫（风寒证）的临床疗效观察［D］．长春：长春中医药大学，2021.

# 案例 8　金黄散敷贴在缓解小儿口疮咽部疼痛中的应用

口疮，即疱疹性咽峡炎，是一种由肠道病毒引起的急性传染性疾病，多由柯萨奇病毒 A 组病毒引起[1]，以 1 ～ 7 岁儿童发病率最高，起病急，呈散发或流行性，夏秋季为高发流行季节。临床表现为高热，咽喉痛，咽峡部疱疹等症状[2]。其中优势株柯萨奇病毒 A6 引起的主要临床表现为明显咽痛，影响患儿进食，严重者导致水、电解质紊乱，给患儿带来很大的痛苦。疱疹性咽峡炎属于中医学“口疮”“风热喉痹”等范畴。中医学认为疱疹性咽峡炎的发病机制为外感风热时毒，侵犯至肺，循经上逆，夹胃热时毒上攻咽喉，进而导致咽喉出现疱疹，故治疗护理以清热解毒、利咽透疹为主[3]。

## 一、案例导入

### （一）病例简介

庄某，男，3 岁，因“发热、咽痛 2 天”步行入院。

**既往史：**既往有热性惊厥、肺炎、不完全性川崎病病史。

**现病史：**家属诉患儿 2 天前起居不慎后出现发热，体温最高 40℃，予口服退热药后体温不能降至正常，波动在 38.1 ～ 40℃，鼻塞流涕。家属遂携患儿至我院急诊就诊，考虑患儿反复高热，为求进一步诊治，急诊以疱疹性咽峡炎收入院。

**入院诊断：**中医诊断：小儿口疮——风热乘脾证。西医诊断：疱疹性咽峡炎。

### （二）病程介绍（表 3-15）

**表 3-15　病程介绍**

| 住院节点 | 病情及诊治过程 |
|---|---|
| 入院 | 患儿步行入院，神清，精神疲倦，发热，少许鼻塞流涕，头痛，咽痛，乏力，无畏寒寒战，无抽搐皮疹，拒食，二便尚可。T 37.7℃，P 110 次 / 分，R 23 次 / 分。体重 19.5kg。予一级护理，清淡易消化饮食，忌食生冷刺激之品，留陪护一人，完善相关辅助检查。中医治疗以疏风清热、清热利咽为法，中药以银翘散加减，静脉滴注喜炎平注射液抗病毒、清热消炎；西医予抗感染、补液等对症治疗 |
| 住院第 2 天 | 患儿反复发热，咽峡部散在疱疹，扁桃体Ⅱ度肿大，有明显咽痛，拒食，2 天未解大便。予中药喷喉，每日 2 次 |

续表

| 住院节点 | 病情及诊治过程 |
|---|---|
| 住院第 4 天 | 患儿偶有低热，咽痛较前缓解不明显，进食困难，4 日未解大便，予开塞露后排少许大便。通过查阅文献及医护一体化查房后增加金黄散进行穴位敷贴，每日 1 次 |
| 住院第 6 天 | 患儿体温正常，咽痛明显缓解，进食无障碍，咽峡部未见疱疹，双侧扁桃体 I 度肿大 |
| 出院 | 患儿无咽痛，双侧扁桃体无肿大，大便调，遵医嘱予出院，行出院宣教 |

## 二、分析与讨论

### （一）专科及中医护理评估（表 3–16）

**表 3–16　专科及中医护理评估表**

| 评估维度 | 具体内容 | | |
|---|---|---|---|
| 专科评估 | 1. VAS 疼痛评分 5 分，中度疼痛 | | |
| | 2. Humpty Dumpty 儿童跌倒风险评分 10 分，低风险 | | |
| 中医护理评估 | 望诊 | 神：神志清，神疲，双目灵活 | |
| | | 面色：潮红 | |
| | | 形：发育正常，形体适中 | |
| | | 舌：舌红，苔黄 | |
| | | 唇：深红 | |
| | 闻诊 | 声音：正常，语言清楚 | |
| | | 气味：未闻及异常气味 | |
| | 问诊（十问歌） | 一问寒热 | 无畏寒寒战 |
| | | 二问汗 | 无出汗 |
| | | 三问头身 | 头痛 |
| | | 四问便 | 小便正常，大便秘结 |
| | | 五问饮食 | 纳差（咽痛拒食） |
| | | 六问胸腹 | 无胸闷腹痛 |
| | | 七问聋 | 无 |
| | | 八问渴 | 口不渴 |
| | | 九问睡眠记忆力 | 眠一般，记忆力正常 |
| | | 十问疼痛 | 咽痛 |

续表

| 评估维度 | 具体内容 | |
|---|---|---|
| 中医护理评估 | 切诊 | 脉：浮数 |
| | | 腹部：平软 |

## （二）辨证施护

**1. 护理难点问题**

患儿咽部疼痛，拒食。

**2. 辨证思路**

本病缘于患儿形气未充，失于调护，外感风热之邪，卫表失和，邪正相争，则反复发热；风热疫毒之邪伤人从口鼻而入，上结于咽喉，外邪与咽部气血相搏结，内乘心脾，或虚火上浮，循经上炎，熏灼于咽喉，致咽部红肿疼痛，咽峡部可见疱疹或溃疡；舌红、苔黄、脉浮数均为风热之证。综上所述，本病病位在脾，病性属实。

**3. 证候施护**

（1）咽痛：饭前饭后用淡盐水漱口；中药喷喉后含漱 2 分钟，15 分钟内避免进食水；予穴位敷贴金黄散于天突、合谷、涌泉、曲池穴（图 3–23 ～图 3–26），以达清热、消肿、利咽之效，每日 1 次，每次 4 小时。

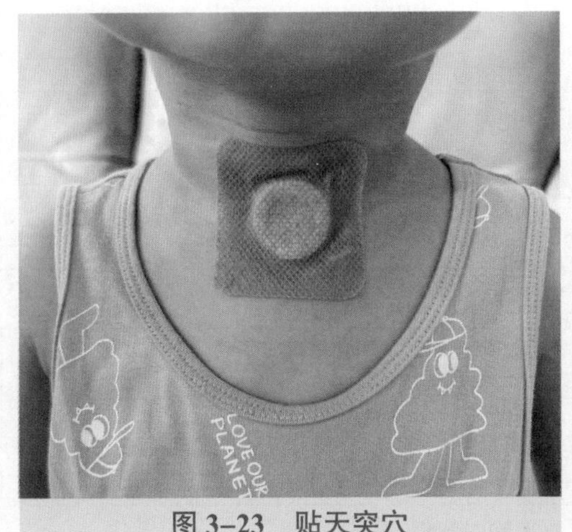

图 3–23　贴天突穴

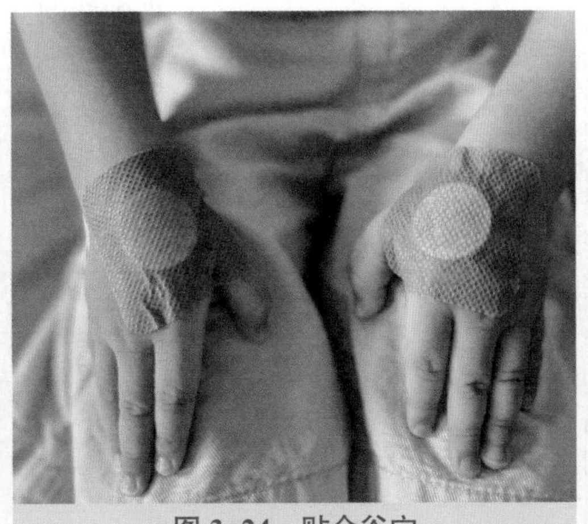
图 3–24　贴合谷穴

（2）发热：密切观察体温的变化情况，发热急性期每小时测体温 1 次，缓解期每 4 小时测体温 1 次；予退热散泡脚 30 分钟，以辅助发汗退热；小儿推拿予开天门、推坎宫、清肺经、揉太阳、清天河水、捏脊及揉曲池、大椎、合谷等，以辅助退热。

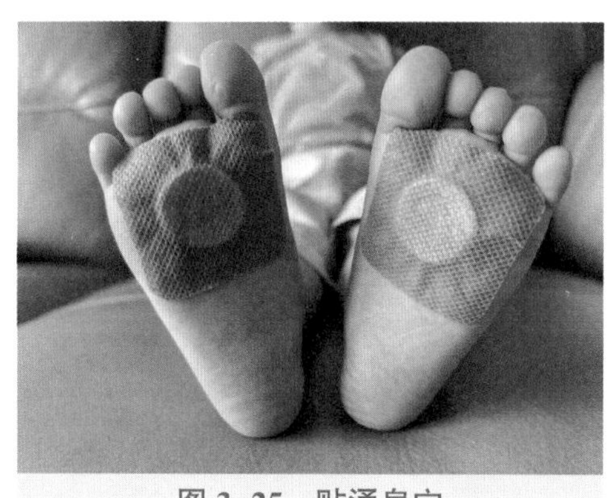

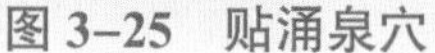

图 3–25　贴涌泉穴

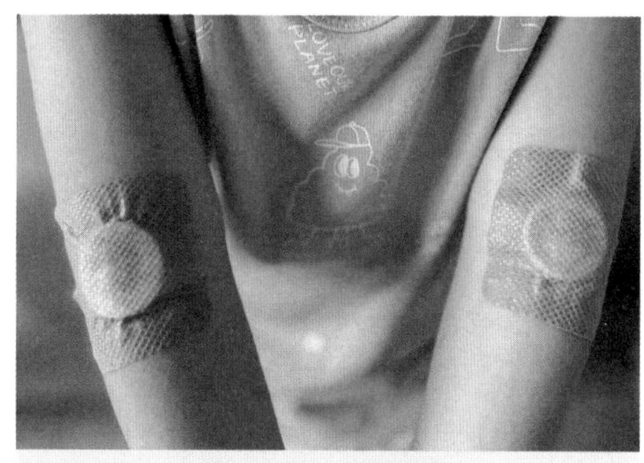

图 3–26　贴曲池穴

（3）便秘：顺时针按摩腹部，每日 2 次，每次 300 下；鼓励患儿勤喝温开水，100mL/h。

（4）预防调护：保持口腔清洁，注意饮食卫生，避免不必要的口腔擦拭，以免损伤口腔黏膜；宜食流质或半流质易消化饮食，平素多食新鲜蔬菜，保持大便通畅，不宜过食肥甘厚腻之品；加强身体锻炼，增强体质，避免感染。

## 三、按语

本例患儿反复高热，咽喉肿痛，是由于风热之邪侵袭肌表，引起肌表气营失调，同时风热之邪侵袭脾胃，循经上炎，风热邪毒搏结咽喉而致。其中医辨证为小儿口疮之风热乘脾证。故患儿的治疗护理应遵循清热解毒、疏风散邪的原则，以达清热利湿、健脾和胃、养阴生津、调理脏腑之功效。

中医学认为人体是一个有机的整体，通过外敷药物或局部刺激等作用于皮肤、腧穴，可达调整阴阳平衡，促进机体功能恢复之功，从而达到治疗疾病的目的。故患儿经过清热解毒、利咽等常规治疗后，予增加金黄散穴位敷贴以清热解毒、活血祛瘀、清泄湿热。通过严密观察病情，患儿有发热、便秘、饮食欠佳等症状，予退热散泡脚以发汗退热，予小儿推拿促进肠道蠕动、改善肠道气血运行、调理脾胃，并且进行预防调护，加强口腔护理、饮食护理和针对性的健康教育，使患儿及家属进一步掌握疱疹性咽峡炎的相关知识，避免感染及病情进一步加重。

经治疗后，患儿无咽痛，双侧扁桃体无肿大，大便调，饮食可，取得了良好的护理效果。综上所述，使用金黄散穴位敷贴，不仅取得了明显的效果，并且护理安全系数高，无毒副作用，操作简易，还能降低患儿在治疗过程中的不适感，提升患儿治疗的舒适度及依从性，值得推广。

## 【知识小锦囊】

**1.“面口合谷收”**

“面口合谷收”最早出自《乾坤生意》一书，是中医学在医疗实践中的经验总结[4]。《灵枢·经脉》记载：“大肠手阳明之脉，起于大指次指之端，循指上廉，出合谷两骨之间……其支者，从缺盆上颈贯颊，入下齿中，还出夹口，交人中，左之右，右之左，上夹鼻孔……”根据经脉的循行部位，手阳明大肠经的经脉、经别、经筋均上行于头面，而合谷为手阳明大肠经原穴，为本经经气汇聚之所，因此临床上合谷可用于治疗头、面颊、鼻、口腔、齿、咽喉等多种病证。

**2.“收”并非只收敛**

合谷是手阳明大肠经的原穴，具有清热止痛的作用，而且手阳明大肠经与手太阴肺经相表里，当肺和大肠有热时，可以通过刺激合谷来达到泄热的作用。因此，合谷对于头面部疾病，如头痛、牙痛、咽喉肿痛、面神经麻痹等有很好的治疗效果。

## 【参考文献】

［1］陈顺珍，李学敏．疱疹性咽峡炎患儿的护理及健康教育［J］. 当代护士（中旬刊），2020，27（6）：68–69.

［2］黄秀英，梁丽娜，周念．60 例疱疹性咽峡炎病情严重程度影响因素及标准化护理干预总结［J］. 中国标准化，2023（6）：229–232.

［3］张来，郎翔，朱依，等．银翘散加减方水煎保留灌肠联合针刺治疗小儿疱疹性咽峡炎 51 例［J］. 浙江中西医结合杂志，2020，30（11）：938–939.

［4］何晓玲，彭伟钦，杨一玲，等．从功能重组探讨“面口合谷收”理论基础［J］. 针灸临床杂志，2019，35（8）：1–3.

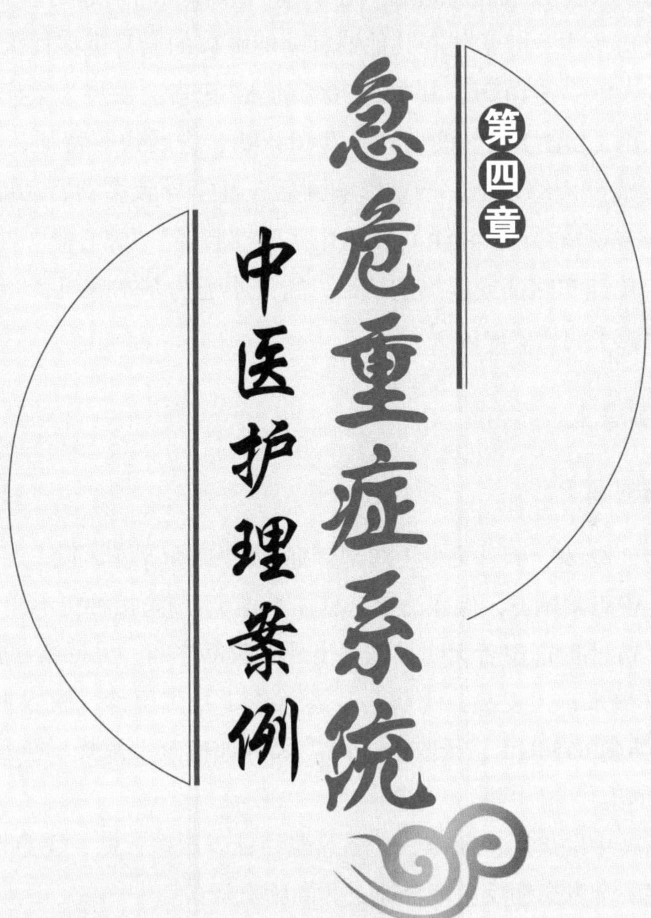

# 第四章 急危重症系统中医护理案例

# 案例1　重症急性胰腺炎全身炎症反应综合征患者腹胀腹痛的个案护理

急性胰腺炎（acute pancreatitis，AP）是由多种病因引起的胰酶异位激活，即以胰腺局部炎症反应为主，并常伴有其他器官功能障碍的全身炎症性疾病。AP在全世界每年的发病率为13～45/10万，其中约20%的AP患者会发展为重症急性胰腺炎（severe acute pancreatitis，SAP）[1]。该病具有发病急骤、进展快等特征，且随着疾病的进展，可出现全身炎症反应综合征，严重影响预后，甚至导致多器官功能衰竭，危及患者生命。根据临床表现及特征，SAP可归为中医学“腹痛”“脾心痛”“胰瘅”等范畴。SAP的主要证候为单纯实热证或湿热蕴结证，腑气不通为基本病机，“瘀毒内蕴”是本病错综复杂、治疗棘手的重要原因[2]。

## 一、案例导入

### （一）病例简介

黄某，男，72岁，因“突发上腹部疼痛14小时”平车入院。

**既往史：**曾患阑尾炎，保守治疗（具体不详）。预防接种史不详。

**现病史：**14小时前患者无明显诱因出现上腹部疼痛，呈持续性胀痛，无放射痛，恶心，呕吐少许酸水，无发热，无腹泻，遂就诊于我院急诊，胰腺炎相关检查示淀粉酶2110U/L、脂肪酶6550U/L，予收治入院。因各项检查结果提示重症坏死性胰腺炎，转至ICU监护治疗。

**转入诊断：**中医诊断：胰瘅——湿热蕴结证。西医诊断：①急性胰腺炎（重症，高甘油三酯血症）全身炎症反应综合征。②高脂血症。

### （二）病程介绍（表4-1）

**表4-1　病程介绍**

| 住院节点 | 病情及诊治过程 |
| --- | --- |
| 转入 | 患者平车入科室，神志清，精神疲倦，腹胀腹痛，呼吸急促，肠鸣音减弱，尿量少。T 36.8℃，P 136次/分，R 30次/分，BP 142/96mmHg。血氧饱和度95%。予特级护理，禁食禁饮，告病危，重症监护，血氧饱和度监测，心电监测，血糖监测，记24小时出入量，胃肠减压，完善相关检查。西医予抗感染、护胃、抑制胰液分泌、促进钾内流、控制心率、连续性肾脏替代治疗（CRRT）联合血液灌流（HP）等对症治疗 |

续表

| 住院节点 | 病情及诊治过程 |
| --- | --- |
| 住院第 2 天 | 患者仍精神疲倦，腹胀腹痛未缓解，腹压高，经膀胱测腹内压 28cm$H_2O$。予增加行气通腑的中药汤剂鼻饲，以及大承气汤中药灌肠，经处理后，全天解黏液便 3 次，量少；中药封包（三黄膏）外敷腹部；西医继续予 CRRT 联合 HP 治疗。辅助检查示有明显转好 |
| 住院第 3 天 | 患者神志清，精神尚可，继续予大承气汤中药灌肠，解稀水便 5 次，量约 600mL，但腹胀腹痛未见明显改善，腹压仍高，停胃肠减压及中药封包，予芒硝粉外敷腹部，每日 3 次；继续予 CRRT 治疗 |
| 住院第 7 天 | 患者无明显腹痛，腹胀减轻，大便通畅，肠鸣音稍活跃，经膀胱测腹内压 21cm$H_2O$。继续予芒硝外敷 |
| 住院第 10 天 | 患者神志清，精神一般，腹胀腹痛基本消失，大便正常，肠鸣音正常 |
| 转出第 13 天 | 患者腹部平坦，肌肉柔软，检验结果较前明显转好，病情平稳，嘱转普通病房继续治疗 |

## 二、分析与讨论

### （一）专科及中医护理评估（表 4-2）

**表 4-2　专科及中医护理评估表**

| 评估维度 | 具体内容 | |
| --- | --- | --- |
| 专科评估 | 1. Caprinin 血栓风险评估 2 分，低风险 | |
| | 2. Braden 压疮评分 17 分，低风险 | |
| | 3. Morse 跌倒风险评分 35 分，中风险 | |
| 中医护理评估 | 望诊 | 神：神清，精神差 |
| | | 面：痛苦面容，面色如常 |
| | | 形：发育正常，形体中等 |
| | | 态：卧床 |
| | | 舌：舌红，苔黄厚腻 |
| | 闻诊 | 声音：言语清晰，呼吸促 |
| | | 气味：无异常 |

续表

| 评估维度 | 具体内容 | | |
|---|---|---|---|
| | 问诊（十问歌） | 一问寒热 | 无恶寒发热 |
| | | 二问汗 | 动则汗出 |
| | | 三问头身 | 头晕，头部昏沉不适 |
| | | 四问便 | 有排气，2 日未排便，小便正常 |
| | | 五问饮食 | 胃纳差 |
| | | 六问胸腹 | 腹胀腹痛，拒按 |
| | | 七问聋 | 无异常 |
| | | 八问渴 | 口干口苦 |
| | | 九问睡眠记忆力 | 眠差，记忆力正常 |
| | | 十问疼痛 | 腹痛 |
| | 切诊 | 脉：滑 | |

### （二）辨证施护

**1. 护理难点问题**

腹胀腹痛。

**2. 辨证思路**

患者发病前有暴饮暴食病史，胃主受纳腐熟水谷，脾主运化，为胃行其津液。暴饮暴食导致脾胃受损，脾胃运化功能失常导致痰湿内生，痰湿蕴而化热，湿热蕴结中焦导致中焦气机不畅，气机壅滞不通导致腹痛剧烈拒按；湿热蕴结中焦，耗伤津液，津液不能上承于口故患者口干口苦；湿热蕴结大肠，加之胃中饮食积滞，湿热与积食互结，故可见大便闭结；舌质红，苔黄腻，脉滑数亦为湿热蕴结之征象。故该患者的治疗护理应以通理攻下，泄热化瘀，润肠通便，攻补兼施为原则。患者在服用表里双解剂的葛根芩连汤及施用中药封包后，其腹痛腹胀症状改善不明显。后因考虑患者的腹痛腹胀主要为三焦受累，故采用了中药口服联合芒硝外敷腹部的方法。芒硝性寒，味咸、苦，归胃、大肠经，具有泻下攻积、清热泻火、凉血解毒、逐瘀通经、清利湿热的功效，常用于治疗实热积滞、腹满胀痛、大便燥结、肠痈肿痛。芒硝外敷于脐周可透过皮肤直达胃肠道，使药物由表及里，起到润燥软坚、泻下通便、疏导糟粕的作用，从而改善胃肠功能，缓解腹痛腹胀的症状[3-4]。

**3. 证候施护**

（1）关注：患者腹胀腹痛的变化。

（2）芒硝外敷疗法：根据患处皮肤面积的大小，取芒硝 500g（以能敷满患处为宜，厚度约为 0.2cm），用纱布包起来，将装有芒硝粉的纱布包敷于脐部（图 4–1，图 4–2）。每日 3 次，每次 30 分钟左右。注意药物结块时需更换。

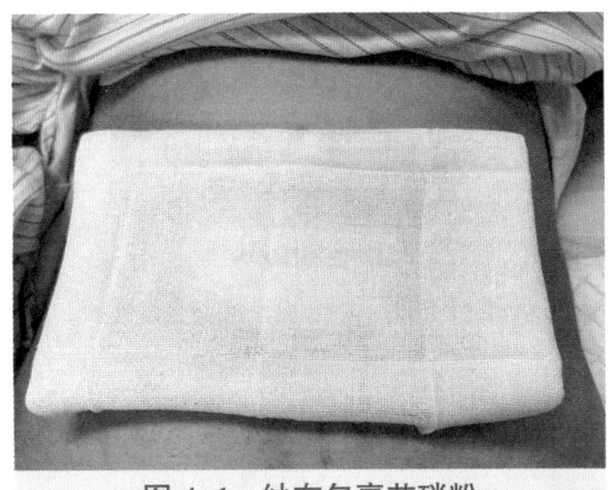
图 4–1　纱布包裹芒硝粉

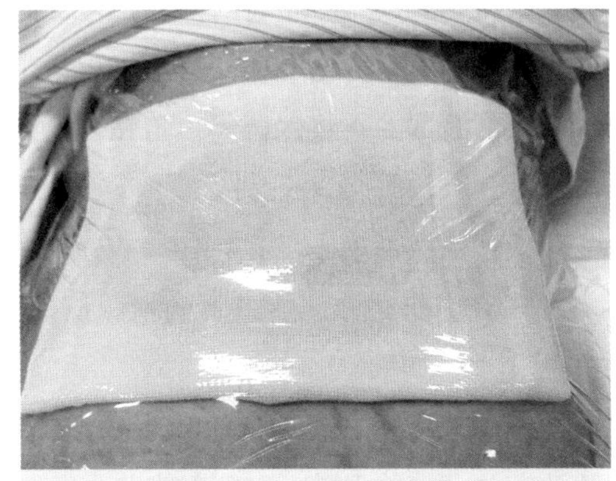
图 4–2　固定于脐部

（3）生活起居：起居有常，慎避外邪。

（4）饮食指导：避免暴饮暴食；少食肥甘厚腻之品，如动物内脏等；少食易胀气的食物，如萝卜、洋葱、干豆类等；选择易消化、低脂、无刺激性的食物。

（5）情志调理：与患者多沟通交流。根据中医五行理论，嘱患者畅情志，避免肝气郁结，肝木克土而加重病情。

（6）运动指导：指导患者卧床期间用手掌顺时针轻轻按摩腹部，顺序为天枢→中脘→天枢→气海，根据患者的耐受能力多次施行。

## （三）特色中医护理技术简介——芒硝外敷疗法

芒硝外敷疗法是中医特色疗法之一，具有活血化瘀、解毒消肿、清热散积等功效。芒硝外敷用可用于丹毒、乳痈等体表疾病，亦可用于阑尾炎、盆腔炎、急性胰腺炎、急性腹膜炎等腹部炎性反应性疾病[5]。

**1. 芒硝外敷适应证**

各种原因引起的皮下瘀血肿痛、静脉炎、乳腺炎、便秘，以及腹部手术后等。

**2. 芒硝外敷禁忌证**

（1）既往对芒硝过敏者禁用。

（2）孕妇禁用。芒硝虽然无毒，但孕妇不宜外敷芒硝，以免对自身及胎儿带来不利影响。

（3）皮肤破溃者禁用。

（4）脾胃虚寒者禁用。

**3. 操作方法**

（1）物品准备：芒硝适量（实际取量根据患者腹部面积决定），纱布袋1个，防过敏胶布，保鲜膜。

（2）将芒硝放入纱布袋内，用胶布封口，纱布袋表面喷洒少量水。

（3）以神阙穴为中心向四周用湿巾清洁皮肤，将制作好的装有芒硝的纱布袋敷于腹部，覆盖住脐部，再将保鲜膜覆盖在芒硝袋上，裹住腹部，以防芒硝结晶，影响治疗效果。每日3次，每次30分钟。

**4. 操作注意事项**

（1）治疗前充分评估患者病情、皮肤情况、对操作的接受程度，选择合适的治疗时机。

（2）芒硝易受热潮湿，有水珠渗出，治疗过程中应经常观察患者的皮肤情况，保持皮肤及床单、被单干燥，避免着凉。

（3）芒硝外敷一般无需加水搅拌，无需加热。

（4）患者可取半卧位，可配合按揉，动作宜缓慢轻柔，以患者能接受为宜。

（5）芒硝潮解后易变硬，需及时更换。

## 三、按语

本案例在患者的治疗护理中注重标本兼顾，内外并治，整体与局部相结合的原则。在口服中药汤剂整体调理时，善于运用中医辨证施护的方法，从病机及患者证候出发，选择芒硝外敷疗法，药证相符，在发病部位直接给药，具有显著的局部治疗作用，符合该患者的治疗原则。经过13天的治疗，患者腹胀腹痛症状消失，病情平稳，治疗护理效果满意。

## 【知识小锦囊】

**天枢穴——理肠消疾特效穴**

天枢穴属足阳明胃经腧穴，位于腹部，脐中旁开2寸，左右各一。《针灸大成》记载："天枢，主内伤脾胃，赤白痢疾，脾泄及脐腹鼓胀，癥瘕。"[6]天枢穴又为大肠募穴，因此与大肠腑病联系紧密，对调节肠腑有明显的双向作用，既能止泻，又能通便。按压刺激此穴，可疏调肠腑、理气消滞、通便。

【参考文献】

［1］张飞虎，刘阳，牟海波，等. 浅析“急性虚证”概念的提出及对重症急性胰腺炎治疗的指导作用［J］. 中国中西医结合急救杂志，2023，30（2）：129–131.

［2］黄梦遥，陈国忠，郑日辉，等. 中医常用外治法治疗重症急性胰腺炎研究进展［J］. 中国中医药信息杂志，2023，30（2）：178–180.

［3］林震群，黄泽辉，周文博. 大黄芒硝散外敷对重症急性胰腺炎肠功能障碍患者肠功能的影响［J］. 中国医院用药评价与分析，2019，19（8）：937–939.

［4］黄浩，朱良华，方长太. 重症急性胰腺炎应用大黄、芒硝的临床研究［J］. 皖南医学院学报，2019，38（6）：563–566.

［5］付云强，韩晓伟，陈艳，等. 芒硝外敷治疗在腹部常见炎性疾病中的应用价值［J］. 菏泽医学专科学校学报，2023，35（1）：56–58.

［6］杨才雅，黄静，李安洪.《针灸大成》中天枢穴的临床应用浅析［J］. 按摩与康复医学，2023，14（3）：90–92，96.

# 案例2　气管切开呼吸机依赖患者的肺康复

慢性阻塞性肺疾病（chronic obstructive pulmonary disease，COPD）是一种以持续存在的气流受限和相应的呼吸系统症状为主要特征，呈进行性发展，临床较为常见的慢性疾病。COPD 在我国具有患病率高、死亡率高的特点[1]。机械通气是救治重症 COPD 患者的重要治疗手段，但若患者呼吸肌疲劳使呼吸能力减退，就会出现撤机困难，出现呼吸机依赖（dysfunctional ventilatory weaning response，DVWR）。呼吸机依赖的患者在综合 ICU 有创通气患者中所占的比例为 54.2%，此类患者脱离呼吸机后不能自行调节，从而干扰并延长了脱机过程[2]，且长期在镇静镇痛下使用呼吸机会抑制患者的咳嗽、排痰能力，增加肺部感染的机会和途径，增加患者的病死率。中医学认为呼吸机依赖患者喘息日久，一方面肺气亏虚，渐致金不生水；另一方面病邪深入，直耗肾精，使肾中元气无以生发，无纳气之根，所以气不接续，必须依靠机械辅助通气。[3]因此，联合有效的康复锻炼，增强心肺等脏腑功能是减少呼吸机使用时间、缩短住院天数、降低医疗成本、减轻患者并发症的重要途径。

## 一、案例导入

### （一）病例简介

陈某，男，85 岁，因“反复咳嗽咳痰 23 年，气喘 6 年，加重伴发热 1 天”平车入院。

**既往史：**2 型糖尿病，高血压病。

**现病史：**患者于 23 年前无明显诱因开始反复出现咳嗽咳痰，多呈季节性发作，考虑慢性支气管炎，曾多次到当地医院住院治疗。6 年前患者开始出现活动后气促，休息后可缓解，外院曾诊断为慢性阻塞性肺疾病，给予抗炎、解痉平喘、止咳化痰等治疗好转后，此后上症仍反复发作。半年前患者因气促发作至我院住院治疗，其间经抗炎、平喘、气管切开、呼吸机支持等治疗后，病情稳定，可间断停用呼吸机，保留气管切开出院。1 天前患者受凉后出现咳嗽咳痰、气喘加重，今晨开始出现发热，体温 38.5℃，遂由 120 送至我院急诊，以慢性阻塞性肺疾病急性加重期收入 ICU 监护治疗。

**入院诊断：**中医诊断：肺胀——痰瘀阻肺证。西医诊断：①慢性阻塞性肺疾病急性加重（气管切开状态，呼吸机依赖）。② 2 型糖尿病。③高血压病 2 级（中危组）。

### （二）病程介绍（表 4-3）

**表 4-3　病程介绍**

| 住院节点 | 病情及诊治过程 |
| --- | --- |
| 转入 | 患者因病情危重平车转入 ICU，神志清，呼吸急促，听诊双肺部呼吸音粗，左下肺呼吸音稍弱，闻及少量湿啰音。T 38℃，P 102 次 / 分，R 30 次 / 分，BP 157/84mmHg。气管切开状态，血氧饱和度 88%，予立即呼吸机辅助呼吸，模式为 VC-AC。告病重，予重症护理常规。中医治疗以健脾化痰、宣肺平喘为法，中药以二陈汤加减，中药外治法予耳穴压豆、穴位敷贴。西医予抗感染、化痰、解痉平喘等对症治疗 |
| 住院第 1 周 | 患者病情好转，呼吸机模式调为自主呼吸模式（SPONT），6 小时后患者出现心率、呼吸增快，潮气量下降，自主呼吸试验（SBT）失败，调回同步间歇指令通气模式（SIMV），行被动肢体功能锻炼 |
| 住院第 2 周 | 指导患者行主动肢体锻炼，患者拒绝，并拒绝药物治疗。予情志护理，安抚患者后，患者配合功能锻炼，如双手持 500mL 生理盐水做高于肩部的各方位运动，手持打气囊为瑜伽球打气 |
| 住院第 4 周 | 患者呼吸喘促，呼吸机报警，自诉上腹部疼痛，查体患者腹胀明显，由胃管内回抽出 200mL 气体。暂停营养液鼻饲，予胃肠减压。请中医专科护理小组会诊，增加中药热罨包疗法，并指导患者行坐式八段锦锻炼，每日 2 次 |
| 住院第 6 周 | 患者病情稳定，尝试白天脱机，其间无明显喘促，夜间继续呼吸机辅助通气，逐渐减低呼吸机支持参数。继续予腹部按摩、中药热罨包疗法，指导患者行坐式八段锦锻炼，并辅以针灸推拿康复理疗，改善呼吸功能 |
| 住院第 8 周 | 患者撤机成功并拔除气切套管，改鼻导管低流量吸氧，转肺病科继续治疗 |
| 出院后 1 周 | 对患者随访，患者呼吸平顺，偶有喘促，能自主完成各种康复锻炼，对治疗护理效果满意 |

## 二、分析与讨论

### （一）专科及中医护理评估（表 4-4）

**表 4-4　专科及中医护理评估表**

| 评估维度 | 具体内容 |
| --- | --- |
| 专科评估 | 1. Caprinin 血栓风险评估 6 分，高风险 |
| | 2. 基本日常生活活动能力（BADL）评分 35 分，生活需要大量帮助 |
| | 3. 上肢肌力Ⅳ级，下肢肌力Ⅲ级 |

续表

| 评估维度 | 具体内容 | | |
|---|---|---|---|
| 中医护理评估 | 望诊 | 神：神志清 | |
| | | 面色：苍白 | |
| | | 形：消瘦 | |
| | | 皮肤：完好无殊 | |
| | | 舌：舌暗红，苔白腻 | |
| | 闻诊 | 声音：可闻及哮鸣音 | |
| | | 气味：无异常 | |
| | 问诊（十问歌） | 一问寒热 | 无恶寒发热 |
| | | 二问汗 | 不易出汗 |
| | | 三问头身 | 偶有头晕 |
| | | 四问便 | 二便调 |
| | | 五问饮食 | 胃纳差 |
| | | 六问胸腹 | 腹部稍胀满 |
| | | 七问聋 | 无异常 |
| | | 八问渴 | 无口干口苦 |
| | | 九问睡眠记忆力 | 夜间间断入睡，记忆力正常 |
| | | 十问疼痛 | 无疼痛 |
| | 切诊 | 脉：弦涩 | |

### （二）辨证施护

**1. 护理难点问题**

长期呼吸机依赖，脱机失败。

**2. 辨证思路**

肺为娇脏，喜润恶燥，为五脏之华盖，开窍于鼻，外合皮毛，主一身之表，有保护诸脏、抵御外邪的作用。患者素体亏虚，抗邪无力，“六淫”之邪反复侵袭，肺先受之，致肺气受损，肺伤而气弱，痰饮留滞，气道不畅，肺津受灼，卫外不固，肺失宣肃则患者出现反复咳嗽。脾为生痰之源，肺为贮痰之器，久病脾虚，痰邪内生，上贮于肺，有形之痰停于肺，影响气机，气机不畅而生喘促。患者咳喘与肺脾关系密切，如清代沈金鳌的《杂病源流犀烛·咳嗽哮喘源流》记载："肺不伤不咳，脾不伤不久咳……"患者久病导致肾气亏虚，肾不纳气，故气喘气促加重。自古有"久病多瘀"之说，患者久病之后，气血耗损，气血运行不畅，加之痰饮阻滞，气血运行失调，瘀血内生，使得咳嗽气喘迁延难愈，舌暗红为内有瘀血之佐证。故该患者的治理护理应以健脾化痰、宣肺平喘为主。患者在服用降气平喘的二陈汤及使用健脾和胃的穴位敷贴后，其脱机仍然失败。另外久病气血耗损，气血运行不畅，加之患者久卧，"久卧伤气"，气机不畅，气机留滞在腹部则生腹胀。故在调理肺脾时可采用推拿、中药热罨包的方法，以温经通络，调理气机。八段锦可运行气血、锻炼身形，帮助患者恢复脏腑气血功能而脱离呼吸机。

**3. 证候施护**

（1）关注：呼吸的频率、节律、深度，呼气与吸气的时间比例等。

（2）坐式八段锦：先整理好呼吸机管路，避免锻炼过程中管道脱落。协助患者盘腿而坐，腰背挺直，双手轻握，置于小腹前的大腿根部。先静坐 3 ～ 5 分钟，接着分步练习叩齿、鸣天鼓、摇天柱、鼓漱、搓腰肾、摇轱辘、托天、攀足。练习初期患者可自然呼吸，动作不正确时帮助纠正，待熟练后，指导患者腹式呼吸。动作要求轻柔徐缓，不可过于用气用力。每日 2 次，每次 20 ～ 30 分钟。

（3）中药热罨包疗法：将装有吴茱萸、炒莱菔子、丁香、制川乌、桂枝、紫苏子的热罨包加热后外敷脐部，配合滚、推、搓、揉等手法来回熨烫，力度均匀，以行气降逆，健脾和胃。每日 1 次，每次 15 ～ 20 分钟。

（4）生活起居：不宜疲劳及过量运动，适寒温，避外邪，切忌对流风。

（5）饮食指导：宜食化痰降气之品，如生姜、丝瓜、肉桂等，忌过甜、过凉的食物。

（6）情志调理：给予患者情感支持，完成功能锻炼计划后立即给予鼓励和肯定，制订奖励计划。

（7）运动指导：渐进式锻炼，第一周逐步抬高床头，从被动四肢锻炼到双手手持瑜伽球打气，第二周开始每日床上坐式八段锦，每次 20 分钟，每日 3 次，逐步过渡到下床站立步行每次 30 分钟，每日 4 次。

### （三）特色中医护理技术简介——坐式八段锦

坐式八段锦是一种坐着练习并以呼吸吐纳和自我按摩为主要形式的养生功法，最早见于宋代的《夷坚志》中。八段锦属于养生功法中的导引，导的是气，引的是体。中医哲学认为，气是天地万物的本原，也是构成宇宙万物包括人体的精微物质。体，形也。导引，就是用运动的方法影响人体的气与形，使人体达到气和、形柔的状态。《圣济总录·导引》指出："斡旋气机，周流营卫，宣摇百关，疏通凝滞，然后气运而神和，内外调畅，升降无碍，耳目聪明，身体强壮，老者复壮，壮者益治。”八段锦通过运行气血、锻炼身形，综合影响人体的脏腑经络，通过伸展肢体与呼吸相配合来调心、调息、调身，平秘阴阳、调和气血、疏通经络、培育元气、鼓舞正气，从形、神层面保养人体使之健康[4]。

**1. 坐式八段锦适应证**

（1）适合慢性、虚弱性疾病的调摄，如神经衰弱、慢性气管炎、慢性胃炎、冠心病、肺气肿、溃疡病、胃下垂、腰肌劳损、慢性肾炎、肾虚腰痛等。

（2）适合各类人群增强体质，尤其是中风活动受限、年老体弱或是疾病恢复期的患者。

（3）对于久病卧床、行动不便者，有助于提高体力，恢复生活自理能力。

**2. 坐式八段锦禁忌证**

（1）不明病因的急性脊柱损伤者忌练。

（2）患有脊髓疾病者忌练。

（3）患有严重心、脑、肺疾病者忌练。

（4）因八段锦属于健身气功，需要配合呼吸来练习，故过于体虚、气力不足者需要在医护的指导下练习。

（5）过于饥饿、饱腹的状态忌练。

（6）忌在空气污浊的环境中练习。

**3. 练习方法（图 4–3 ～图 4–10）**

（1）第一式：闭目冥心坐，握固静思神，叩齿三十六，两手抱昆仑，左右鸣天鼓，二十四度闻。轻闭双目，盘腿而坐（或双腿垂于地面），背挺直。拇指扣于四指中，成拳状（握固），置于双膝上。舌尖上挑，轻抵上腭。腹式呼吸，自然地用意念将吸入之气缓缓压入腹部，缓缓吐出，静坐 3 ～ 5 分钟。上下牙齿相叩作响 36 次，待唾液充满，分 3 次咽下。双手手指交叉，抱住后项（抱昆仑），呼吸 9 次（与叩齿同时做）。将双手手掌扣于双耳后缘处，食指叠于中指之上，用力弹脑后，状如击鼓（鸣天鼓），弹击 24 次。

（2）第二式：微摆撼天柱。双手手指交叉，手心向上，放于大腿根处，低头扭颈向左右后方侧视，肩也随之左右摇摆，各 24 次。

（3）第三式：赤龙搅水津，鼓漱三十六，神水满口匀，一口分三咽，龙行虎自奔。用舌在口中上下左右搅动，使其生津液，在口中鼓漱 36 次，分 3 次咽下，要汩汩有声。

（4）第四式：闭气搓手热，背摩后精门，尽此一口气，想火烧脐轮。以鼻吸气闭之，双手互搓至发热，迅速用手摩擦后腰两侧（精门），边按摩边呼气。如此反复 24 次，后收手握固。吸气后闭气，想象火下烧丹田，感觉丹田发热，鼻呼气。

（5）第五式：单关辘轳转。左手叉在左腰，低头，左臂像摇辘轳般自后向前做圆转运动 36 次，右侧亦如此，转 36 次。

（6）第六式：双关辘轳转。双手叉腰，低头，双肩与双臂同时做圆转运动 36 次，后伸平双腿。

（7）第七式：盘腿托天顶上举。双手相搓，用口呵掌心 5 次，手指交叉，反掌向上用力托，如托重物在手，腰身均极力上耸，后缓缓落下双臂，重复 9 次。

（8）第八式：低头攀足频。双手手心相对，尽力向前伸直，慢慢俯下上身，双手用力扳脚心，同时身体前倾、低头，然后缓慢起身坐直，重复 12 次。然后盘膝而坐，双手握固，闭目静心，舌抵上腭，待津液满口，鼓漱 36 次，分 6 次咽下。

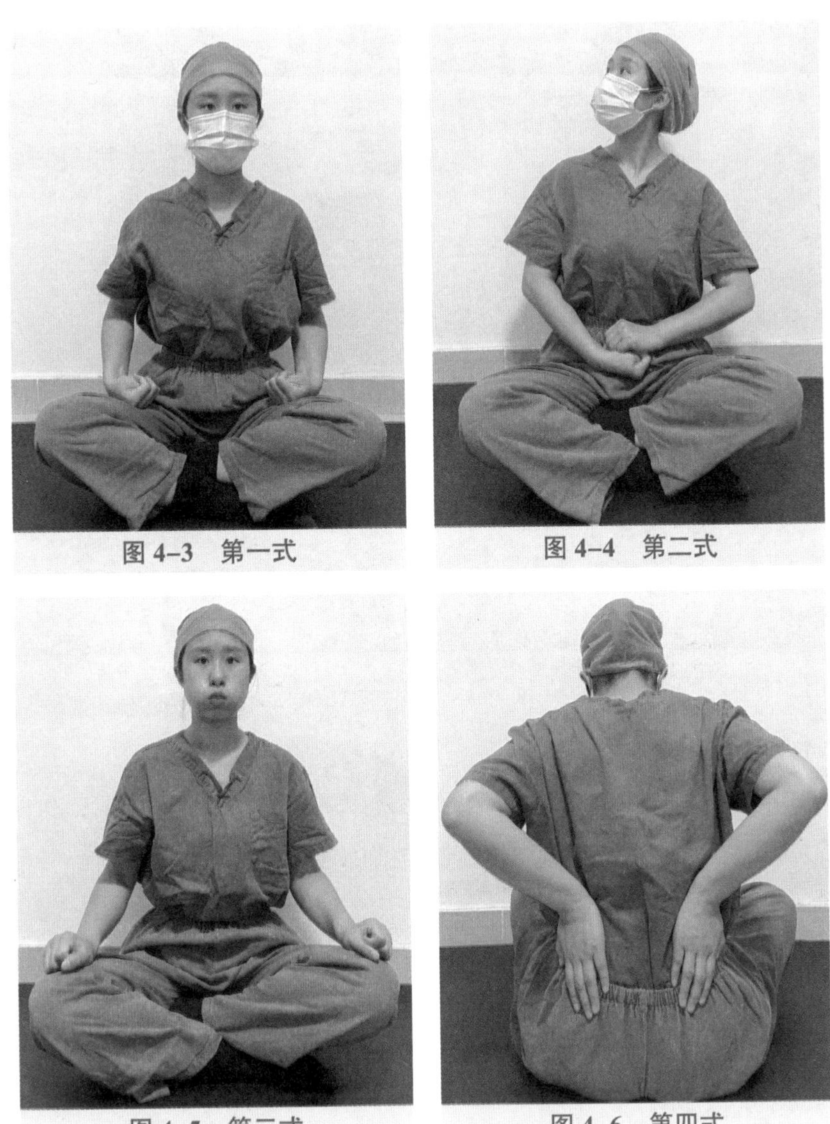

图 4-3　第一式

图 4-4　第二式

图 4-5　第三式

图 4-6　第四式

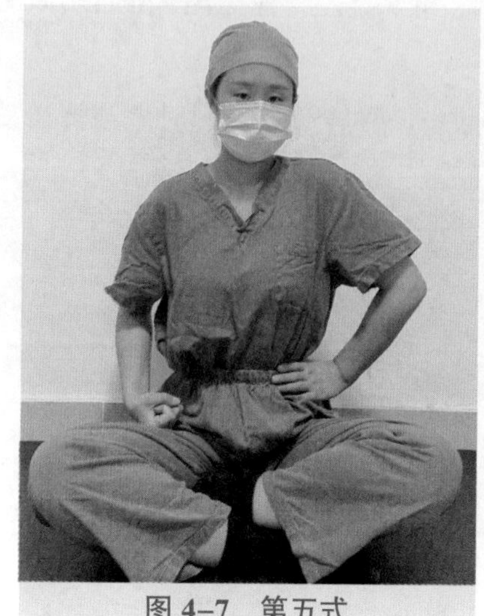
图 4-7　第五式

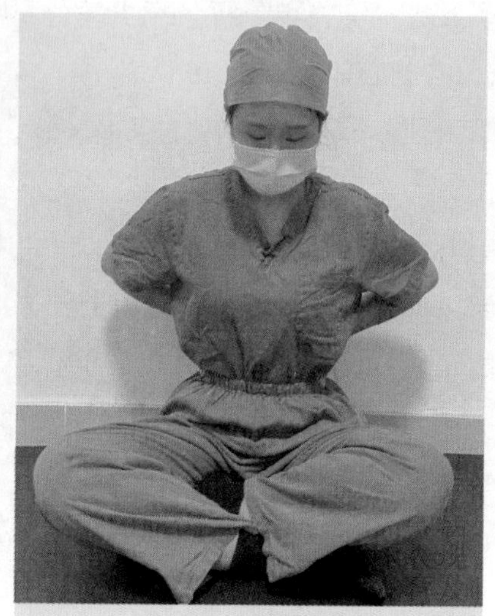
图 4-8　第六式

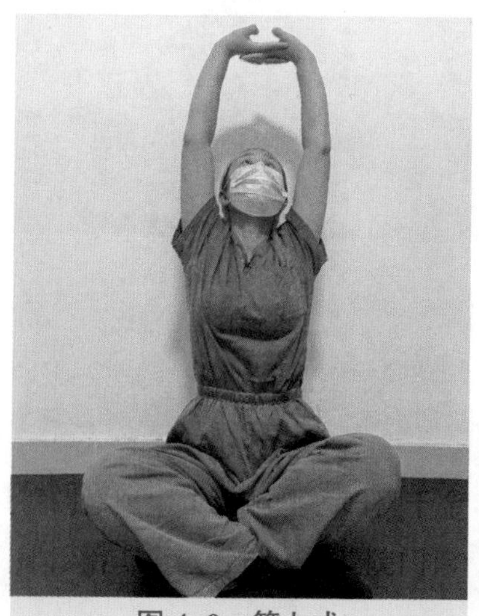
图 4-9　第七式

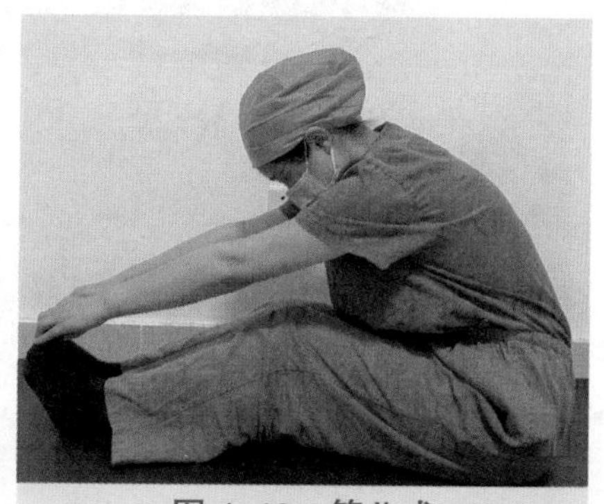
图 4-10　第八式

**4. 注意事项**

（1）练功时间：子后午前行。《抱朴子》云："夫行气当以生气之时，勿以死气之时也。"也就是说，从半夜至第二日中午这段时间内为人体真气生长之时，对练功将大有裨益，可起到事半功倍之效。

（2）练功前：选择空气清新、环境安静的场所练功；练功前不可过饥过饱；应排净二便，且松衣松带尽最少束，以保证肌肉的放松和气血运行的畅通。

（3）练功过程中：需心无杂念，呼吸时心静神宁，但也不必过分集中注意力，否则大脑会因紧张而产生疲劳。

（4）练功完毕后：应缓缓而起，并适当散步，以调整机体，切勿做剧烈活动。练功后 30 分钟内不可进食、进水，以确保练功的效果。

（5）对于男性练功者：由于该功法具有提升肾阳之功，且练功者会精力大增，故应注意节制房事，最好在练功期间适当禁欲。

（6）对于初练功者及体弱者：由于不能较好地控制呼吸运动中的运气、提气等方法，可以先将八段锦作为一种高级体操，做肢体运动，循序渐进，待有了一定的根基后再配合呼吸。

## 三、按语

本例患者因慢性阻塞性肺疾病迁延不愈，长期卧床，心肺功能逐渐减弱，致呼吸机依赖，并出现脾胃功能失调引起的腹胀，严重影响其生活质量。其中医辨证为痰瘀阻肺证，故患者的治疗护理原则为燥湿化痰、降气平喘、健脾和胃。

治疗慢性阻塞性肺疾病所致的心肺功能减弱，使患者成功摆脱呼吸机依赖，应注重被动治疗与主动锻炼相结合。该患者在初始治疗阶段存在明显的负性情绪，且有抗拒配合治疗的倾向，故注重其情志调摄，使接下来的治疗更为顺利。

患者经过 2 个多月的重症监护治疗及中医常规护理联合坐式八段锦的练习，最终撤机成功并拔除气切套管，转肺病科继续治疗。出院 1 周随访，患者呼吸平顺，偶有喘促，能自主完成各种康复锻炼，对治疗护理效果满意。

## 【参考文献】

［1］李传苍，周雅冰．2010—2020 年中国居民慢性阻塞性肺疾病死亡趋势分［J］．郑州大学学报（医学版），2023，58（2）：269-273.

［2］张金峰，王爱民．呼吸机依赖患者呼吸康复锻炼的研究进展［J］．中华护理杂志，2011，46（10）：1034-1037.

［3］吴倩，许峰，邓扬嘉．中医集束化治疗对呼吸机依赖患者的影响研究［J］．中国中医急症，2021，30（2）：253.

［4］李家晗．八段锦的历史源流与养生原理研究［D］．北京：中国中医科学院，2019.

# 案例3 凉血解毒膏联合刺血拔罐疗法改善竹叶青蛇咬伤患者的肢体肿胀

竹叶青蛇是一种具有很强毒性的蛇，人被咬伤后，会发生组织肿胀、血小板减少、横纹肌溶解症及急性肾功能衰竭，严重影响生活质量[1]。被咬伤患者的临床表现为伤口剧痛、肿胀、起水疱以及患肢肿胀，伤口周围皮肤出现血疱、瘀斑甚至坏死；同时伴有恶寒发热、口燥咽干、胸闷烦躁、大便干结、小便短赤或尿血等全身症状。抗蛇毒血清是毒蛇药物的特效药，在毒蛇咬伤中的效果已得到广泛认可，但相关研究报道，单纯应用抗蛇毒血清对局部症状的改善不明显。为减轻患肢肿胀、预防组织坏死和溃疡，以及减少和延缓蛇毒在体内的扩散，有效的局部干预对于改善全身中毒症状和防止致残显得尤为重要[2]。

## 一、案例导入

### （一）病例简介

吴某，男，36岁，因“毒蛇咬伤右足踝致局部肿痛1小时”步行入院。

**既往史：**无。

**现病史：**患者于1小时前在马路草边意外被青色毒蛇咬伤，右足踝部伤口肿胀疼痛，未予处理，自行辗转两家医院后就诊于我院急诊科而办理入院。

**入院诊断：**中医诊断：毒蛇咬伤——火毒证。西医诊断：毒蛇咬伤。

### （二）病程介绍（表4-5）

**表4-5 病程介绍**

| 住院节点 | 病情及诊治过程 |
|---|---|
| 入院 | 患者步行入院，神志清，情绪急躁，右足踝可见4处针尖样伤口，间距1cm，周围软组织肿胀，触痛（+），皮温高，左右足背围（cm）25/27.5，无皮下瘀血瘀斑，右下肢腘窝、腹股沟未触及明显肿大的淋巴结，其余各关节活动正常，四肢肌力、肌张力正常。T 36.6℃，P 81次/分，R 20次/分，BP 111/74mmHg。予患处刺络放血、清创、抗蛇毒血清、解毒等急救处理，一级护理，告病重，清淡饮食，卧床休息，观察患者的神志、伤口红肿、患肢麻木等情况，完善相关检查。中医治疗以清热祛风、凉血解毒为法，中药以十味蛇伤清毒丸口服及凉血解毒膏外敷 |

续表

| 住院节点 | 病情及诊治过程 |
| --- | --- |
| 住院第 2 天 | 患者焦虑，诉右足踝部伤口疼痛较前稍好转，皮温稍高，左右足背围（cm）25/27.5，无改善。辅助检查：凝血酶原活动度 123%（↑），D- 二聚体 2.74μg/mL（↑），血钾 3.37mmol/L（↓）。再予刺络放血，以及凉血解毒膏外敷促进患肢消肿，并行饮食调护，卧床休息，减少患肢活动 |
| 住院第 3 天 | 患者情绪渐趋平稳，诉右足踝部伤口疼痛较前好转，皮温正常，左右足背围（cm）25/26.8，右大腿内侧可见大小 20cm×18cm 的瘀斑。辅助检查：纤维蛋白原 1.59g/L（↓），D- 二聚体 6.98μg/mL（↑）。行个性化中医调护 |
| 住院第 5 天 | 患者右踝部伤口疼痛明显缓解，左右足背围（cm）25/25.5，右大腿内侧仍有瘀斑。辅助检查：D- 二聚体 0.86μg/mL（↑） |
| 出院 | 患者右踝部伤口偶有轻度疼痛，左右足背围（cm）25/25.5，右大腿内侧有散在瘀斑，病情稳定予出院，嘱 1 周后复诊 |
| 出院后 1 周 | 对患者随访，患肢肿胀已完全消退，D- 二聚体＜ 0.01μg/mL，治疗护理效果满意 |

## 二、分析与讨论

### （一）专科及中医护理评估（表 4–6）

**表 4–6　专科及中医护理评估表**

| 评估维度 | 具体内容 | |
| --- | --- | --- |
| 专科评估 | 1. 患肢肿胀评估 2 级 | |
| | 2. 患肢 VAS 疼痛评分 3 分 | |
| | 3. 患肢皮温升高 | |
| | 4. 焦虑自评量表（SAS）评分 50 分，抑郁自评量表（SDS）评分 53 分 | |
| 中医护理评估 | 望诊 | 神：得神 |
| | | 面色：红润含蓄 |
| | | 形：发育正常，形体适中 |
| | | 态：动静姿态、动作灵活协调，坐而仰首，卧则仰卧伸足，无异常动作 |
| | | 舌：舌红，苔黄 |
| | 闻诊 | 声音：言语清晰，呼吸平稳 |
| | | 气味：无异常 |

续表

| 评估维度 | 具体内容 | | |
|---|---|---|---|
| 中医护理评估 | 问诊（十问歌） | 一问寒热 | 无恶寒发热 |
| | | 二问汗 | 无自汗盗汗 |
| | | 三问头身 | 正常 |
| | | 四问便 | 二便调 |
| | | 五问饮食 | 正常 |
| | | 六问胸腹 | 无心慌胸闷 |
| | | 七问聋 | 无异常 |
| | | 八问渴 | 无口干口苦 |
| | | 九问睡眠记忆力 | 睡眠，记忆力正常 |
| | | 十问疼痛 | 右足踝部伤口疼痛 |
| | 切诊 | 脉：弦 | |

### （二）辨证施护

**1. 护理难点问题**

右踝部伤口肿胀难消退。

**2. 辨证思路**

该案患者被毒蛇咬伤后，抗蛇毒血清的应用虽然解除了其全身中毒症状，但局部肿胀仍难以消除。若肿胀继续发展，则可使局部组织细胞死亡，间隙压力过高，易形成骨筋膜室综合征，甚至导致肢体功能障碍和残疾，所以在治疗毒蛇咬伤的初始就应注重对肿胀的处理。

竹叶青毒蛇咬伤属于中医学“毒蛇咬伤”范畴。中医学认为，蛇毒系风、火二毒，风者善行数变，火者生风动血，耗伤阴津。风火相煽，则毒邪鸱张，必内客营血或内陷厥阴。患者为竹叶青蛇咬伤，结合临床症状与舌脉，其证属于火毒证，病机为火毒炽盛，毒损络脉。《素问·至真要大论》记载：“诸热瞀瘛，皆属于火……诸逆冲上，皆属于火……诸躁狂越，皆属于火……诸病胕肿，疼酸惊骇，皆属于火……”蛇毒为阳热之邪，蛇毒侵袭人体，熏蒸气血肌肉，则患肢皮温升高；气血壅滞，故患部肿胀；气血瘀滞于内，不通则痛，故患肢疼痛；火毒入血，迫血妄行，离经之血留于腠理则见瘀斑隐隐。故本病的病位在血液，病性属于实证。

《普济方》记载：“夫蛇，火虫也，热气炎极，为毒至甚……”以火热毒为主者，治疗宜清热凉血解毒、消肿活络。深圳市著名蛇伤专家曾仲意从"热者寒之"的角度提出了火毒证地治则——清热解毒、凉血止血[3]。我院在总结中医药治疗毒蛇咬伤经验的基础上，依据火毒证蛇咬伤的病因病机，制成了由重楼、半边莲、黄芩、白茅根、大黄等中药组成的凉血解毒膏。其中大黄性寒、味苦，可攻积导滞、泻火凉血、活血祛瘀。重楼、半边莲均能清热而解蛇毒，是治疗毒蛇咬伤之要药。黄芩、白茅根等药凉血止血，且白茅根能利尿，促使蛇毒的排出。以上诸药并用，共奏清热解毒、凉血止血、消肿止痛之功效。

火毒入侵，经络阻滞，则局部肿胀疼痛。采用刺血拔罐疗法，可在一定程度上促使毒素的排出，减少蛇毒的吸收，且可以减轻肢体肿胀，起到活血化瘀、清毒止痛的作用，有效地改善炎症和凝血指标。

**3. 证候施护**

（1）关注：患肢肿痛、血运及感觉的变化。

（2）刺血拔罐疗法：选八风、八斜穴刺血，或在伤口周围点刺，加拔罐，出血 3 ～ 5mL，留罐 5 ～ 10 分钟。

（3）凉血解毒膏外敷：将凉血解毒膏敷于伤口以上 6cm 的肢体（小腿），厚度为 0.2 ～ 0.4cm，外敷无菌纱布一层并用胶带固定，每 4 ～ 6 小时 1 次，每日 2 次。外敷时要注意暴露伤口，以利于蛇毒引流；同时注意观察肿胀的情况，如肿胀范围扩大，应及时扩大敷药范围。

（4）耳穴压豆：取肾俞、交感、心、肝、脾等穴，每穴每次按揉 1 ～ 2 分钟，每天 3 ～ 5 次。一般埋豆 1 次，保留 3 天，左右耳交替进行。同时注意留籽期间如有脱落应及时补上，贴至患肢肿痛消退。

（5）疼痛护理：指导患者卧床休息，解释病情，安慰患者，摆放舒适体位，必要时报告医生应用药物止痛。

（6）饮食指导：指导患者高蛋白质、高纤维素、易消化饮食，避免海鲜、牛羊肉、辛辣刺激性饮食，禁饮酒。可用小叶三点金草 100 ～ 200g 煎水代茶饮。

（7）情志调理：根据中医学"恐伤肾"理论，选用羽调式曲目如《梅花三弄》，最佳聆听时间 7:00 ～ 11:00，每次 20 ～ 30 分钟。

（8）功能锻炼：入院后第 3 天，由护士指导患者行功能锻炼，促使静脉回流，减轻患肢肿胀。方法：患者取平卧位，全身放松：①患肢膝部伸直，直腿抬高 45°，停顿 2 ～ 3 秒，将肢体放平。②双下肢屈髋屈膝，再伸直，停顿 2 ～ 3 秒，将肢体放平。③患肢伸直，膝部尽量贴床，先屈各足趾关节，再伸各足趾关节。④患肢伸直，膝部尽量贴床，向内旋转踝关节和向外旋转踝关节。每日 3 次，早、中、晚各 1 次，每次每个动作做 15 ～ 30 次。

（9）潜在并发症护理措施：观察患者足背动脉及胫前动脉血运情况，以及是否存在牵扯痛。若患者出现剧痛、牵扯痛、无脉等情况，需立即报告医生，进行相应的处理。指导并协助患者保持肢体功能位置，避免发生畸形。

## 三、按语

患者被蛇咬伤后未处理，自行辗转两家医院才到达本院，不清楚哪家医院能救治蛇伤，因此宣传蛇伤院前急救知识与措施是十分重要的。院前急救早期、有效的处理是蛇伤救治的关键。应加强蛇伤疾病知识宣传教育，普及蛇伤防治工作（如拍照留样或携带蛇样，方便对症急救处理），使人们在意外发生蛇伤时，懂得自救、呼救、互救。

## 【知识小锦囊】

**毒蛇咬伤现场急救**[4]

（1）脱离：立即远离被蛇咬的地方，如蛇咬住不放，可用棍棒或其他工具促使其离开；在水中被蛇（如海蛇）咬伤，应立即将受伤者移送到岸边或船上，以免发生淹溺。

（2）认蛇：尽量记住蛇的基本特征，如蛇形、蛇头、蛇体和颜色，有条件者拍摄致伤蛇的照片，避免裸手去捕捉或拾捡蛇，以免被二次咬伤。

（3）解压：去除受伤部位的各种受限物品，如戒指、手镯/脚链、手表、较紧的衣裤袖、鞋子等，以免因后续的肿胀导致无法取出，加重局部伤害。

（4）镇定：尽量保持冷静，避免慌张、激动。

（5）制动：尽量全身完全制动，尤其是受伤肢体，可用夹板固定伤肢以保持制动，伤口相对低位（保持在心脏水平以下），使用门板等担架替代物将伤者送至可转运的地方，并尽快送医疗机构诊治。

（6）包扎：绷带加压固定是唯一推荐用于神经毒类毒蛇咬伤的急救方法，该方法不会引起局部肿胀，但操作略复杂。其余类型毒蛇咬伤局部可用加压垫法，其操作简单、有效。这两种方法对各种毒蛇咬伤均有较好的效果。

（7）禁忌：除有效的负压吸毒和破坏局部蛇毒的措施外，避免迷信草药和其他未经证实或不安全的急救措施。

（8）呼救：呼叫急救车，尽快将伤者送至医院。

（9）止痛：如有条件，可给予对乙酰氨基酚或阿片类口服止痛，避免饮酒止痛。

（10）复苏：急救人员到达现场急救时，原则上应在健侧肢体建立静脉通道，并留取血标本备检，根据情况给予生命体征监测，必要时给予液体复苏。如患者出现恶心、呕吐现象，应将其置于左侧卧位，并密切观察气道和呼吸，随时准备复苏。如患者意识丧失、呼吸心跳停止，应立即进行心肺复苏。

【参考文献】

［1］张燕，刘强，黄培颖，等. 以中药制剂蛇伤凉血合剂为主治疗竹叶青蛇咬伤的回顾性分［J］. 中国中医急症，2020，29（4）：675–677.

［2］芦春红，王庆玲，杨其芬，等. 刺血拔罐改良局部伤口护理联合凉血解毒膏在竹叶青蛇咬伤患者中的应用效果［J］. 中西医结合护理（中文），2023，9（1）：53–56.

［3］刘小娟，文丹，何卫东. 中医治疗竹叶青毒蛇咬伤的研究进展［J］. 蛇志，2022，34（2）：155–158，162.

［4］中国蛇伤救治专家共识专家组 . 2018 年中国蛇伤救治专家共识［J］. 蛇志，2018，30（4）：561–567.